中医学教学医案选编

Selected Traditional Chinese Medicine Teaching Cases

主　编　郝　军

编　委（按姓氏汉语拼音排序）

姜　娜　雷海燕

史海霞　游　捷

U0294813

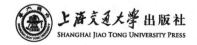
上海交通大学出版社
SHANGHAI JIAO TONG UNIVERSITY PRESS

内容提要

  本书分为上、下两篇。上篇为中医学基础理论,内容包括阴阳五行学说、藏象学说、病因病机、诊法、防治原则与治法等,基本涵盖了中医学基本知识、基本理论。下篇重点为中医学临床的综合运用,内容包括内科病证、妇科病证、儿科、皮肤科病证等。本教材是作为医学院校临床医学专业本科中医学医案教学法(PBL教学法)的配套使用教材,其创新和特点是以临床医案诠释中医理论,使西医院校学生容易理解和掌握基础理论,激发学习中医学的兴趣;又可训练中医临床思维,在整合发展基础理论的同时,沟通理论与临床联系,深化辨证方法,培养学生综合能力,使中医学基础理论知识和临床技能应用得以更好的融合。

图书在版编目(CIP)数据

中医学教学医案选编/郝军主编. —上海:上海
交通大学出版社,2018
ISBN 978-7-313-19453-4

Ⅰ.①中⋯ Ⅱ.①郝⋯ Ⅲ.①中医临床-医案-汇编
-中国 Ⅳ.①R249.1

中国版本图书馆 CIP 数据核字(2018)第 106386 号

中医学教学医案选编

主　　编:郝　军
出版发行:上海交通大学出版社　　　　　　地　　址:上海市番禺路 951 号
邮政编码:200030　　　　　　　　　　　　电　　话:021-64071208
出 版 人:谈　毅
印　　制:上海天地海设计印刷有限公司　　经　　销:全国新华书店
开　　本:787 mm×1092 mm　1/16　　　　印　　张:13.75
字　　数:298 千字
版　　次:2018 年 6 月第 1 版　　　　　　印　　次:2018 年 6 月第 1 次印刷
书　　号:ISBN 978-7-313-19453-4/R
定　　价:48.00 元

版权所有　侵权必究
告读者:如发现本书有印装质量问题请与印刷厂质量科联系
联系电话:021-64366274

前　言

　　《中医学教学医案选编》是作为临床医学专业本科中医学医案教学法(PBL 教学法)的配套使用教材,目的是以临床医案诠释中医学理论,使西医院校学生容易理解和掌握基础理论,激发学习中医学的兴趣;又可训练中医学临床思维,在整合发展基础理论的同时,沟通理论与临床联系,深化辨证方法,培养学生综合能力,使中医学基础理论知识和临床技能应用得以更好的融合。

　　本教材以中医学基础理论为核心,并紧密结合临床综合运用,给每个与临床关联的理论配以相应的教学医案,以便于加深学习者对中医学理论的认识及更好地理论联系实际。全书分为上、下两篇。上篇为中医学基础理论,内容包括阴阳五行学说、藏象学说、病因病机、诊法、防治原则与治法等,基本涵盖了中医学基本知识、基本理论。下篇重点为中医学临床的综合运用,内容包括内科病证、妇科病证、儿科、皮肤科病证等。

　　医案是具有中医学特色的医疗文书。章太炎先生指出:"中医之成绩,医案最著"。清代名医周学海也说:"每家医案中,必各有一生最得力处,细心遍读,是能粹众家之长"。中医医案约始于秦汉,发展于宋金元,成熟于明清。现存最早的中医医案为《史记·扁鹊仓公列传》所载的仓公"诊籍"。至唐代,医书中开始出现医案,于方论之间,附有医案;《千金要方》《千金翼方》中载有孙思邈经治医案。宋金元以后,医案学日趋发展,许叔微撰《伤寒九十论》为最早的医案专著,明代出现研究医案的类书《名医类案》。《古今医案按》选录古今名医验案,分类辑录,并加按语。清代的《临证指南医案》于每门之后附大论一篇,精妙绝伦,启医案总评之先河。

　　本教材医案从中医学典籍名医医案著作、高质量的中医学术期刊中有针对性地进行筛选。在选择过程中遵循真切性、代表性、恰当性三个基本原则。真切性是指所选医案应来自临床第一手资料,这种真实性可以使学生有身在其中的感觉。代表性是着重选择既符合学生现有基础知识和认知能力,又满足教学大纲要求,并与教学目标能保持基本一致的医案。对于中医学专业基础课程而言,此时学生还不具备完整中医学基础理论知识,未完全形成辨证论治的思维,所选医案应特别重视突出病史、临床症状、证候分析等内容;而对中医学专业课程而言,选择与所讲内容密切相关,又能体现中医学辨证思维和遣方用药完整过程的医案。恰当性指所选医案的难度合适,并随教学进度层层推进,由浅入深,由易入难,以符合学生的认知规律和中医学的教学规律。主要以中医学阴阳五行学说、藏象学说、病因学、发病学、病机学、辨证学、治疗学为主线引入医案阐释中医学理论的,用现代语言来描述古老的中医学理论,以使学生能够在最短的时间内理解、领会和掌握中医学基础知识,全面反映当前病证结合、理论实践结合、古代现代结合的中西医结合大趋势,充分体现科学性、实用性和趣味性原则,使学生在已经掌握西医理论的基础上进一步学习中医学理论,不仅学习起来比较容易接受,而且更加贴近西医院校学生的思维特点以及将来的临床实际需要。

本教材的重要优势不在于学习大量的临床知识,而是借助医案使学生所学中医学基础理论知识能在医案中加以验证,使中医学基础理论知识和临床技能应用得以更好的融合,以临床医案诠释中医学理论,使学生在已经掌握西医理论的基础上进一步学习中医学理论,更加贴近西医院校学生的思维特点以及将来的临床实际需要,提高学生对于中医学的正确认识。

郝 军

2017 年 11 月 30 日

目　录

上篇　中医学基础理论

下篇　中医学临床综合运用

上 篇

中医学基础理论

导　论

中医学是研究人体生理、病理、疾病的诊断与防治,以及摄生康复的一门传统医学科学,它有独具特色的理论体系。中医学理论体系是由中医学的基本概念、基本原理,以及按照中医学逻辑演绎程序从基本原理推导出来的科学结论,即科学规律而构成的,是以中国古代的唯物论和辩证法思想,即气一元论和阴阳五行学说为哲学基础,以整体观念为指导思想,以脏腑经络的生理和病理为核心,以辩证论治为诊疗特点的独特的医学理论体系。《黄帝内经》与张仲景的《伤寒杂病论》分别是中医学基本理论和辩证论治的奠基之作,两者与《神农本草经》《难经》一起,被历代医家奉为经典,由此而确立了中医学独特的理论体系,给后世医学的发展以深远的影响。中医学理论体系的基本特点是整体观念和辩证论治。

中医学的整体观念,对于观察和探索人体及人体与外界环境的关系和临床诊治疾病,具有重要的指导意义。中医学在整体观念指导下,认为人体正常生命活动一方面要靠各脏腑发挥自己的功能,另一方面要靠脏腑间相辅相成的协同作用才能维持。每个脏腑各自协同的功能,又是整体活动下的分工合作,这是局部与整体的统一。这种整体作用只有在心的统一指挥下才能生机不息,"主明则下安……主不明则十二官危""凡此十二官者,不得相失也"(《素问·灵兰秘典论》)。经络系统则起着联系作用,它把五脏、六腑、肢体、官窍等联系成为一个有机的整体。精气神学说则反映了功能与形体的整体性。中医学还通过"阴平阳秘"和"亢则害,承乃制,制则生化"的理论来说明人体阴阳维持相对的动态平衡。五行相制是正常生理活动的基本条件,五行生克制化理论则揭示了脏腑之间的相反相成、制约互用的整体关系。这种动态平衡观、恒动观、制约观,与现代系统论有许多相通之处,对发展生理学有重要的意义。

中医学不仅从整体来探索生命活动的规律,而且在分析疾病的病理机制时,也首先着眼于整体,着眼于局部病变所引起的病理反映,把局部病理变化与整体病理反映统一起来。既重视局部病变和与之直接相关的脏腑,更强调病变与其他脏腑之间有关系,并根据生克制化理论来揭示脏腑间的疾病传变规律。用阴阳学说来综合分析和概括整体功能失调所表现出来的病理反应。阳胜则阴病,阴胜则阳病;阳胜则热,阴胜则寒;阳虚则寒,阴虚则热。阴阳失调是中医学对病理的高度概括。在病因学和发病学上,中医学十分强调机体正气对于疾病发生与否的决定作用。"正气存内,邪不可干"(《素问·刺法论》),"邪之所凑,其气必虚"(《素问·评热病论》),"两虚相得,乃客其形"(《灵枢·百病始生》)。这种病因学、发病学的整体观,对医疗实践有重要的意义。

在诊断学上,中医学强调诊断疾病必须结合致病的内外因素加以全面考察。对任何疾病所产生的症状,都不能孤立地看待,应该联系四时气候、地方水土、生活习惯、性情好恶、体质、年龄、性别、职业等,运用四诊的方法,全面了解病情,加以分析研究,把疾病的病因、病位、性质及致病因素与机体相互作用的反应状态概括起来,然后才能做出正确的诊断。故曰:"圣人之治病也,必知天地阴阳,四时经纪,五脏六腑,雌雄表里,刺灸砭石,毒药所主,从容人事,以明经道,贵贱贫富,各异品理,问年少长,勇怯之理,审于分部,知病本始,八正九候,诊必副矣"(《素问·疏五过论》)。人体的局部与整体是辩证的统一,人体的任一相对独立部分,都寓藏着整个机体的生命信息。所以人体某一局部的病理变化,往往蕴涵着全身脏腑气血阴阳盛衰的整体信息。如舌通过经络直接或间接与五脏相通。故曰:"查诸脏腑图,脾、肝、肺、肾无不系根于心。核诸经络,考手足阴阳,无脉不通于舌,则知经络脏腑之病,不独伤寒发热有苔可验,即凡内伤杂证,也无一不呈其形、著其色于其舌"(《临证验舌法》)。可见舌就相当于内脏的缩影。"四诊合参""审察内外"就是整体观念在诊断学上的具体体现。

中医防治学强调人与外在环境的统一,以及人体的整体性。预防和治疗疾病必须遵循人体内外环境相统一的客观规律。人的机体必须适应气候季节的变化,与昼夜阴阳变化相适应。"春夏养阳,秋冬养阴",方能保持健康,预防疾病。治病"必知天地阴阳,四时经纪"(《素问·疏五过论》),"必先岁气,勿伐天和"(《素问·五常政大论》)。否则"治不法天之纪,不用地之理,则灾害至矣"(《素问·阴阳应象大论》)。故称:"凡治病不明岁气盛衰,人气虚实,而释邪攻正,实实虚虚,医之罪也;凡治病而逆四时,生长化收藏之气,所谓违天者不祥,医之罪也"(《医门法律》)。所以,治疗疾病必须以天人一体观为指导思想,采取适宜的治疗方法,才能取得预期的疗效。人体是一个有机的整体,局部和整体之间保持着相互制约、相互协调的关系。因此,治疗疾病必须着眼于全局,注意对整体的调节,避免"头痛医头,脚痛医脚"。如"从阴引阳,从阳引阴""以左治右,以右治左"(《素问·阴阳应象大论》),"病在上者下取之,病在下者上取之"(《灵枢·终始》)等,都是在整体观念指导下而确定的治疗原则。

辨证论治为辨证和论治的合称,既是中医学认识疾病和治疗疾病的基本原则,又是诊断和防治疾病的基本方法,是中医学学术特点的集中表现,也是中医学理论体系的基本特点之一。证是中医学的特有概念,是中医学认识和治疗疾病的核心;是对疾病处于某一阶段的各种临床表现,结合环境等因素进行分析、归纳和综合,从而对疾病的致病因素、病变部位、疾病的性质和发展趋势,以及机体的抗病反应能力等所做的病理概括。证是由症状组成的,但它不是若干症状的简单相加,而是透过现象抓住了具有本质意义的辨证指标(症状),弄清其内在联系,从而揭示疾病的本质。病,又称疾病,是在病因的作用下,机体邪正交争,阴阳失调,出现具有一定发展规律的演变过程,具体表现出若干特定的症状和各阶段的相应证候。辨证,就是将四诊(望、闻、问、切)所收集的资料、症状和体征,通过分析、综合,辨清疾病的原因、性质、部位,以及邪正之间的关系,概括、判断为某种性质的证候。论治,又称施治,就是根据辨证的结果,确定相应的治疗原则和方法,也是研究和实施治疗的过程。辨证论治是在中医学理论指导下,对四诊所获得的资料进行分析综合,概括判断出证候,并以证为据确立治疗原则和方法,付诸实施的过程。

　　《中医学教学医案选编》以中医学基础理论为核心,并紧密结合临床综合运用,给每个与临床关联的理论配以相应的教学医案,以便于加深学习者对中医内科学理论的认识及更好地理论联系实际,医案主要选自中医典籍名医医案著作、高质量的中医学术期刊。本教材对比全国高等学校五年制临床医学专业《中医学》规划教材,对中医学基础理论配以相应的教学医案,可使教师将枯燥的中医学理论引申到有趣的临床医案中,学生学习起来比较容易接受,将中医学理论课程内容以病案学的形式形成有特色的教材。目前,国内西医院校还没有中医学教学医案教材,本教材对比国内中医院校中医医案类教材,更加贴近西医院校学生的思维特点及未来临床实际需要,使中医学基础理论知识和临床技能应用得以更好的融合,提高了知识结构的系统性和对知识的综合运用能力。在西医院校中医教材改革取得突破,可作为临床医学专业本科中医学医案教学法(PBL 教学法)的使用教材。

第一章 中医学的哲学基础

中医学属于中国古代自然科学范畴,以中国古代朴素的唯物论和自发的辩证法思想,即气一元论、阴阳学说和五行学说为哲学基础来建构理论体系,并使之成为中医学理论体系的重要组成部分。中医学吸取了汉代以前的哲学成果,直接大量地引用气、阴阳、五行、形神、天人关系等重要的哲学概念和学说,以阐明医学中的问题,使之成为中医学的重要概念和理论。把哲学理论与医学理论熔铸成为一个不可分割的有机整体,体现出中国古代东方的特殊思维方式。中国古代哲学为中医学理论的形成和发展奠定了世界观和方法论基础,而中医学理论的形成和发展又丰富和发展了中国古代哲学。

第一节 阴阳学说在中医学中的应用

阴阳学说贯穿于中医学理论体系的各个方面,用来说明人体的组织结构、生理功能、病理变化,并指导临床诊断和治疗。

一、说明人体的组织结构

阴阳学说阐释人体的组织结构,认为人是一个有机整体,是阴阳对立的统一体。人体的一切组织结构,既是有机联系的,又可以划分为相互对立的阴、阳两部分。阴阳学说对人体的部位、脏腑、经络、形气等的阴阳属性,都进行了具体划分。人体部位,上半身为阳,下半身属阴;体表属阳,体内属阴;体表的背部属阳,腹部属阴;四肢外侧为阳,内侧为阴。按脏腑功能特点分,心、肺、脾、肝、肾五脏为阴,胆、胃、大肠、小肠、膀胱、三焦、六腑为阳。五脏之中,心、肺为阳,肝、脾、肾为阴;心肺之中,心为阳,肺为阴;肝、脾、肾之间,肝为阳,脾、肾为阴。而且每一脏之中又有阴阳之分,如心有心阴、心阳,肾有肾阴、肾阳,胃有胃阴、胃阳等。在经络之中,也分为阴阳。经属阴,络属阳,而经之中有阴经与阳经,络之中又有阴络与阳络。就十二经脉而言,就有手三阳经与手三阴经之分、足三阳经与足三阴经之别。在血与气之间,血为阴,气为阳。在气之中,营气在内为阴,卫气在外为阳等。

二、说明人体的生理功能

人体的正常生命活动,是阴阳两个方面保持着对立统一的协调关系,使阴阳处于动态平衡状态的结果。人体生理活动的基本规律可概括为阴精(物质)与阳气(功能)的矛盾运动。没有物质(阴)不能产生功能(阳),没有功能也不能化生物质。这样,物质与功能、阴与阳共处于相互对立、依存、消长和转化的统一体中,维持着物质与功能、阴与阳的相对的动态平衡,保证了生命活动的正常进行。气化活动是生命运动的内在形式,是生命存在的基本特征。升降出入是气化活动的基本形式。阳主升,阴主降。阴阳之中复有阴阳,所以阳虽主升,但阳中之阴则降;阴虽主降,但阴中之阳又上升。阳升阴降是阴阳固有的性质,阳降阴升则是阴阳交合运动的变化。气化正常,则升降出入正常,体现为正常的生命活动。否则,气化失常,则升降出入失常,体现为生命活动的异常。

三、说明人体的病理变化

阴阳的平衡协调关系一旦受到破坏而失去平衡,便会产生疾病。因此,阴阳失调是疾病发生的基础。疾病的发生发展过程就是邪正斗争的过程。邪正斗争导致阴阳失调,而出现各种各样的病理变化。无论外感病或内伤病,其病理变化的基本规律不外乎阴阳的偏盛或偏衰。

(一) 阴阳偏盛

即阴盛、阳盛,是属于阴阳任何一方高于正常水平的病变。

1. 阳盛则热

阳盛是病理变化中阳邪亢盛而表现出来的热的病变。阳邪致病,如暑热之邪侵入人体可造成人体阳气偏盛,出现高热、汗出、口渴、面赤、脉数等表现,其性质属热,所以说"阳盛则热"。因为阳盛往往可导致阴液的损伤,如在高热、汗出、面亦、脉数的同时,必然出现阴液耗伤而口渴的现象,故称"阳盛则阴病"。阳盛则热是指因阳邪所致的疾病的性质;阳盛则阴病是指阳盛必然损伤人体的正气(阴液)。

2. 阴盛则寒

阴盛是病理变化中阴邪亢盛而表现出来的寒的病变。阴邪致病,如纳凉饮冷,可以造成机体阴气偏盛,出现腹痛、泄泻、形寒肢冷、舌淡苔白、脉沉等表现,其性质属寒,所以说"阴盛则寒"。阴盛往往可以导致阳气的损伤,如在腹痛、泄泻、舌淡苔白、脉沉的同时,必然出现阳气耗伤而形寒肢冷的现象,故称"阴盛则阳病"。阴盛则寒是指因阴邪所致疾病的性质;阴盛则阳病是指阴盛必然损伤人体的正气(阳气)。

(二) 阴阳偏衰

阴阳偏衰即阴虚、阳虚,是属于阴阳任何一方低于正常水平的病变。

1. 阳虚则寒

阳虚是人体阳气虚损,根据阴阳动态平衡的原理,阴或阳任何一方的不足,必然导致另一方相对的偏盛。阳虚不能制约阴,则阴相对偏盛而出现寒象:如机体阳气虚弱,可出现面色苍白、畏寒肢冷、神疲蜷卧、自汗、脉微等表现;其性质亦属寒,所以称"阳虚则寒"。

2. 阴虚则热

阴虚是人体的阴液不足。阴虚不能制约阳,则阳相对偏亢而出现热象。如久病耗阴或素体阴液亏损,可出现潮热、盗汗、五心烦热、口舌干燥、脉细数等表现;其性质亦属热,所以称"阴虚则热"。

（三）阴阳互损

根据阴阳互根的原理，机体的阴阳任何一方虚损到一定程度必然导致另一方的不足；阳虚至一定程度时，因阳虚不能化生阴液，而同时出现阴虚的现象，称"阳损及阴"。同样，阴虚至一定程度时，因阴虚不能化生阳气，而同时出现阳虚的现象，称"阴损及阳"。阳损及阴或阴虚及阳最终导致阴阳两虚，即阴阳的对立处在低于正常水平的平衡状态，属病理状态而不是生理状态。

（四）阴阳转化

在疾病的发展过程中，阴阳偏盛偏衰的病理变化可以在一定的条件下各自向相反的方向转化。即阳证可以转化为阴证，阴证可以转化为阳证。阳损及阴、阴损及阳也是阴阳转化的体现。

四、用于指导疾病的诊断

中医学诊断疾病的过程，包括诊察疾病和辨别证候两个方面。"察色按脉，先别阴阳"（《素问·阴阳应象大论》）。阴阳学说用于诊断学中，旨在分析通过四诊而收集来的临床资料辨别证候。

（一）阴阳是分析四诊资料之目

如色泽鲜明者属阳，晦暗者属阴；语声高亢洪亮者属阳，低微无力者属阴；呼吸有力、声高气粗者属阳，呼吸微弱、声低气怯者属阴；口渴喜冷者属阳，口渴喜热者属阴；脉之浮、数、洪、滑等属阳，沉、迟、细、涩等属阴。

（二）阴阳是辨别证候的总纲

如八纲辨证中，表证、热证、实证属阳；里证、寒证、虚证属阴。在临床辨证中，只有分清阴阳，才能抓住疾病的本质，做到执简驭繁。所以辨别阴证、阳证是诊断的基本原则，在临床上具有重要的意义。在脏腑辨证中，脏腑气血阴阳失调可表现出许多复杂的证候，但不外阴阳两大类，如在虚证分类中，心有气虚、阳虚和血虚、阴虚之分，前者属阳虚范畴，后者属阴虚范畴。总之，由于阴阳偏盛偏衰是疾病过程中病理变化的基本规律，所以疾病的病理变化虽然错综复杂，千变万化，但其基本性质可以概括为阴和阳两大类。

五、用于指导疾病的防治

（一）指导养生防病

阴阳学说主张顺应自然，通过保持机体内外界环境之间的阴阳平衡，达到增进健康、预防疾病的目的。"法于阴阳，和于术数"（《素问·上古天真论》），具体为春夏养阳、秋冬养阴。

（二）用于疾病的治疗

由于疾病发生发展的根本原因是阴阳失调，因此，调整阴阳、补偏救弊，促使阴平阳秘，恢复阴阳相对平衡，是治疗疾病的基本原则。阴阳学说用以指导疾病的治疗，一是确定治疗原则,二是归纳药物的性能。

1.确定治疗原则

阴阳偏盛的治疗原则:实者泻之。阳盛则热属实热证,宜用寒凉药以制其阳,治热以寒,即"热者寒之"。阴盛则寒属寒实证,宜用温热药以制其阴,治寒以热,即"寒者热之"。由于阳盛则阴病,阳盛则热,阳热盛易于损伤阴液;阴盛则阳病,阴盛则寒,阴寒盛易于损伤阳气,故在调整阴阳的偏盛时,应注意有无相应的阴或阳偏衰的情况存在。若其相对一方有偏衰时,则当兼顾其不足,配合以扶阳或益阴之法。

阴阳偏衰的治疗原则:虚者补之。阴阳偏衰,即阴或阳的虚损不足,或为阴虚,或为阳虚。阴虚不能制阳而致阳亢者,属虚热证,治当滋阴以抑阳。一般不能用寒凉药直折其热,须用"壮水之主,以制阳光"(《素问·至真要大论》)的方法,补阴即所以制阳。即用滋阴降火之法,以抑制阳亢火盛。如肾阴不足,则虚火上炎,此非火之有余,乃水之不足,故当滋养肾水。《内经》称这种治疗原则为"阳病治阴"(《素问·阴阳应象大论》)。若阳虚不能制阴而造成阴盛者,属虚寒证,治当扶阳制阴。一般不宜用辛温发散药以散阴寒,须用"益火之源,以消阴翳"(《素问·至真要大论》)的方法,即用扶阳益火之法,以消退阴盛。如肾主命门,为先天真火所藏,肾阳虚衰则现阳微阴盛的寒证,此非寒之有余,乃真阳不足,故治当温补肾阳,消除阴寒,《内经》称这种治疗原则为"阴病治阳"(《素问·阴阳应象大论》)。

2.归纳药物的性能

阴阳学说应用于疾病的治疗,不仅用以确立治疗原则,而且也用来概括药物的性味功能,作为指导临床用药的依据。中药的性能,是指药物具有四气、五味、升降浮沉的特性。四气(又称四性),有寒、热、温、凉。五味有酸、苦、甘、辛、咸。四气属阳,五味属阴。四气之中,温热属阳,寒凉属阴。五味之中,辛味能散、能行,甘味能益气,故辛甘属阳,如桂枝、甘草等;酸味能收,苦味能泻下,故酸苦属阴,如大黄、芍药等;淡味能渗泄利尿(物质的浓淡对比而言,浓属阴,淡属阳),故属阳,如茯苓、通草;咸味药能润下,故属阴,如芒硝等。按药物的升降浮沉特性分,药物质轻,具有升浮作用的属阳,如桑叶、菊花等;药物质重,具有沉降作用的属阴,如龟板、赭石等。治疗疾病,就是根据病情的阴阳偏盛偏衰,确定治疗原则,再结合药物的阴阳属性和作用,选择相应的药物,从而达到"谨察阴阳所在而调之,以平为期"(《素问·至真要大论》)的治疗目的。

六、医案

阴盛格阳案

【原文】毛履和之子介堂,暑病热极,大汗不止,脉微肢冷,面赤气短,医者仍作热证治。余曰:"此即刻亡阳矣,急进参附以回其阳。"其祖有难色。余曰:"辱在相好,故不忍坐视,亦岂有不自信而尝试之理,死则愿甘偿命。"方勉饮之。一剂而汗止,身温得寐,更易以方,不十日而起。同时,东已许心一之孙伦五,病形无异,余亦以参附进,举室皆疑骇,其外舅席际飞笃信余,力主用之,亦一剂而复。但此证乃热病所变,因热甚汗出而阳亡,苟非脉

微足冷,汗出舌润,则仍是热证,误用即死。(《洄溪医案》)

【译文】清朝名医徐大椿碰到一位这样的患者:酷暑时节,患者"暑病热极,大汗不止",而且"脉微肢冷,面赤气短"。众多医生按照"热症"来治,给患者开出"寒凉之药"。徐大椿的诊断却完全相反,认为这是"寒症",必须服用"温热之药"。结果患者的家人面有难色,不知道该听哪位医生的话。毕竟,夏天酷暑,患者大汗,似乎按照"热症"来治更加稳妥一些。而徐大椿则开出完全相反的药物,万一有误,岂不是火上浇油?!徐大椿斩钉截铁地说:"哪里有不自信而仅做尝试的道理,如果患者出现问题,我愿意以死来偿命!"结果患者勉强喝下徐大椿开的"大热之药",一剂药汗就止住了,冷凉的身体变得温暖,也能够很好地睡觉了。随后,调节药方,不到十天就病愈了。

【医理】患者虽有"大汗、面赤"热症是假,而"肢冷"寒症是真,切脉"脉微"欲绝,辨证属真寒假热证,治疗原则是寒者热之,需要用"参附汤"大热性质药物进行救治。从阴阳的角度来说,本病属阳虚,阳虚到极致,则阴盛格阳于外,若阴阳离绝,则产生"亡阳",属重症,需要用"参附汤"补阳救逆,使阴阳恢复平衡,这就是治病求本。

第二节　五行学说在中医学中的应用

五行学说是中国古代的一种朴素的唯物主义哲学思想,属元素论的宇宙观,是一种朴素的普通系统论。五行学说认为:"宇宙间的一切事物,都是由木、火、土、金、水五种物质元素所组成,自然界各种事物和现象的发展变化,都是这五种物质不断运动和相互作用的结果。"中医学把五行学说应用于医学领域,以系统结构观点来观察人体,阐述人体局部与局部、局部与整体之间的有机联系,以及人体与外界环境的统一,加强了中医学整体观念的论证,对中医学特有的理论体系的形成具有巨大的推动作用,成为中医学理论体系的哲学基础之一和重要组成部分。

五行学说在中医学领域中的应用,主要是运用五行的特性来分析和归纳人体的形体结构及其功能,以及外界环境各种要素的五行属性;运用五行的生克制化规律来阐述人体五脏系统之间的局部与局部、局部与整体,以及人与外界环境的相互关系;用五行乘侮胜复规律来说明疾病发生、发展的规律和自然界五运六气的变化规律,用于指导临床疾病的诊断、治疗和人体的养生康复。五行学说的应用,加强了中医学关于人体以及人与外界环境是一个统一整体的论证,使中医学所采用的整体系统方法更进一步系统化。

一、说明脏腑的生理功能及其相互关系

(一)人体组织结构的分属

中医学在五行配五脏的基础上,又以类比的方法,根据脏腑组织的性能、特点,将人体的组织结构分属于五行,以五脏(肝、心、脾、肺、肾)为中心,以六腑(实际上是五腑:胃、小肠、大肠、膀胱、胆)为配合,支配五体(筋、脉、肉、皮毛、骨),开窍于五官(目、舌、口、鼻、

耳),外荣于体表组织(爪、面、唇、毛、发)等,形成了以五脏为中心的脏腑组织的结构系统,从而为脏象学说奠定了理论基础。

(二) 说明脏腑的生理功能

五行学说,将人体的内脏分别归属于五行,以五行的特性来说明五脏的部分生理功能。如:木性可曲可直,条顺畅达,有生发的特性,故肝喜条达而恶抑郁,有疏泄的功能;火性温热,其性炎上,心属火,故心阳有温煦之功;土性敦厚,有生化万物的特性,脾属土,脾有消化水谷、运送精微,营养五脏、六腑、四肢百骸之功,为气血生化之源;金性清肃、收敛,肺属金,故肺具清肃之性,肺气有肃降之能;水性润下,有寒润、下行、闭藏的特性,肾属水,故肾主闭藏,有藏精、主水等功能。

(三) 说明脏腑之间的相互关系

中医五行学说对五脏五行的分属,不仅阐明了五脏的功能和特性,而且还运用五行生克制化的理论,来说明脏腑生理功能的内在联系。五脏之间既有相互滋生的关系,又有相互制约的关系。如木生火,即肝木济心火。肝藏血,心主血脉,肝藏血功能正常有助于心主血脉功能的正常发挥。火生土,即心火温脾土。心主血脉、主神志,脾主运化、主生血统血,心主血脉功能正常,血能营脾,脾才能发挥主运化、生血、统血的功能。土生金,即脾土助肺金。脾能益气,化生气血,转输精微以充肺,促进肺主气的功能,使之宣肃正常。金生水,即肺金养肾水。肺主清肃,肾主藏精,肺气肃降有助于肾藏精、纳气、主水之功。水生木,即肾水滋肝木。肾藏精,肝藏血,肾精可化肝血,以助肝功能的正常发挥。这种五脏相互滋生的关系,就是用五行相生理论来阐明的。用五行相克说明五脏间的相互制约关系:如心属火,肾属水,水克火,即肾水能制约心火,如肾水上济于心,可以防止心火之亢烈。肺属金,心属火,火克金,即心火能制约肺金,如心火之阳热,可抑制肺气清肃之太过。肝属木,肺属金,金克木,即肺金能制约肝木,如肺气清肃太过,可抑制肝阳的上亢。脾属土,肝属木,木克土,即肝木能制约脾土。如肝气条达,可疏泄脾气之壅滞。肾属水,脾属土,土克水,即脾土能制约肾水,如脾土的运化,能防止肾水的泛滥。这种五脏之间的相互制约关系,就是用五行相克理论来说明的。

五脏中每一脏都具有生我、我生、克我、我克的关系。五脏之间的生克制化,说明每一脏在功能上有他脏的资助,不至于虚损,又能克制另外的脏器,使其不致过亢。本脏之气太盛,则有他脏之气制约;本脏之气虚损,则又可由他脏之气补之。如脾(土)之气,其虚,则有心(火)生之;其亢,则有肝木克之;肺(金)气不足,土可生之;肾(水)气过亢,土可克之。这种生克关系把五脏紧紧联系成一个整体,从而保证了人体内环境的对立统一。

(四) 说明人体与内外环境的统一

事物属性的五行归类,除了将人体的脏腑组织结构分别归属于五行外,同时也将自然的有关事物和现象进行了归属。例如,人体的五脏、六腑、五体、五官等,与自然界的五方、五季、五味、五色等相应,这样就把人与自然环境统一起来。这种归类方法,不仅说明了人体内在脏腑的整体统一,而且也反映出人体与外界的协调统一。如春应东方,风气主令,故气候温和,气主生发,万物滋生。人体肝气与之相应,肝气旺于春。这样就将人体肝系统和自然春木之气统一起来，从而反映出人体内外环境统一的整体观念。

二、说明五脏病变的传变规律

(一) 发病

五脏外应五时，当其时者，必先受之。所以六气发病的规律，一般是主时之脏受邪发病。所以，春天的时候，肝先受邪；夏天的时候，心先受邪；长夏的时候，脾先受邪；秋天的时候，肺先受邪；冬天的时候，肾先受邪。主时之脏受邪发病，这是一般的规律，但是也有所胜和所不胜之脏受病的。气候失常，时令未到而气先至，属太过之气；时令已到而气未至，属不及之气。说明了五脏疾病的发生，受着自然气候变化的影响。

(二) 传变

由于人体是一个有机整体，内脏之间又是相互滋生、相互制约的，因而在病理上必然相互影响。本脏之病可以传至他脏，他脏之病也可以传至本脏，这种病理上的相互影响称之为传变。从五行学说来说明五脏病变的传变，可以分为相生关系传变和相克关系传变。

1. 相生关系传变

包括"母病及子"和"子病犯母"两个方面。

(1) 母病及子：又称"母虚累子"。母病及子系病邪从母脏传来，侵入属子之脏，即先有母脏的病变后有子脏的病变。如水不涵木，即肾阴虚不能滋养肝木，其临床表现在肾，则为肾阴不足，多见耳鸣、腰膝酸软、遗精等；在肝，则为肝之阴血不足，多见眩晕、消瘦、乏力、肢体麻木，或手足蠕动，甚则震颤抽掣等。阴虚生内热，故亦现低热、颧红、五心烦热等症状。肾属水，肝属木，水能生木。现水不生木，其病由肾及肝，由母传子。由于相生的关系，病情虽有发展，但互相滋生作用不绝，病情较轻。

(2) 子病犯母：又称"子盗母气"。子病犯母系病邪从子脏传来，侵入属母之脏，即先有子脏的病变，后有母脏的病变。如心火亢盛而致肝火炽盛，有升无降，最终导致心肝火旺。心火亢盛，则现心烦或狂躁谵语、口舌生疮、舌尖红赤疼痛等症状；肝火偏旺，则现烦躁易怒、头痛眩晕、面红目赤等症状。心属火，肝属木，木能生火。肝为母，心为子，其病由心及肝，由子传母，病情较重。疾病按相生规律传变，有轻重之分，"母病及子"为顺，其病轻；"子病犯母"为逆，病重。

2. 相克关系传变

包括"相乘"和"反侮"两个方面。

(1) 相乘：是相克太过为病，如木旺乘土，又称木横克土。木旺乘土，即肝木克伐脾胃，先有肝的病变，后有脾胃的病变。由于肝气横逆，疏泄太过，影响脾胃，导致消化功能紊乱，肝气横逆，则现眩晕头痛、烦躁易怒、胸闷胁痛等症状；及脾则表现为脘腹胀痛、厌食、大便溏泄或不调等脾虚之候；及胃则表现为纳呆、嗳气、吞酸、呕吐等胃失和降之证。由肝传脾称肝气犯脾，由肝传胃称肝气犯胃：木旺乘土，除了肝气横逆的病变外，往往是脾气虚弱和胃失和降的病变同时存在。肝属木，脾(胃)属土，木能克土，木气有余，相克太过，其病由肝传脾(胃)。病邪从相克方面传来，侵犯被克脏器。

（2）相侮：又称反侮，是反克为害，如木火刑金，由于肝火偏旺，影响肺气清肃，临床表现既有胸胁疼痛、口苦、烦躁易怒、脉弦数等肝火过旺之证，又有咳嗽、咳痰，甚或痰中带血等肺失清肃之候：肝病在先，肺病在后。肝属木，肺属金，金能克木，今肝木太过，反侮肺金，其病由肝传肺。病邪从被克脏器传来，此属相侮规律传变，生理上既制约于我，病则其邪必微，其病较轻，故《难经》谓："从所胜来者为微邪"。

总之，五脏之间的病理影响及其传变规律，可以用五行生克乘侮规律来解释。如肝脏有病，可以传心称为母病及子；传肾，称为子病及母。这是按相生规律传变，其病轻浅，《难经》称其为"顺传"。若肝病传脾，称为木乘土；传肺，称为木侮金。这是按乘侮规律传变，其病深重，《难经》称其为"逆传"。

三、用于指导疾病的诊断

人体是一个有机整体，当内脏有病时，人体内脏功能活动及其相互关系的异常变化，可以反映到体表相应的组织器官，出现色泽、声音、形态、脉象等诸方面的异常变化。由于五脏与五色、五音、五味等都以五行分类归属形成了一定的联系，这种五脏系统的层次结构，为诊断和治疗奠定了理论基础。因此，在临床诊断疾病时，就可以综合望、闻、问、切四诊所得的材料，根据五行的所属及其生克乘侮的变化规律，来推断病情。

（一）从本脏所主之色、味、脉来诊断本脏之病

如面见青色，喜食酸味，脉见弦象，可以诊断为肝病；面见赤色，口味苦，脉象洪，可以诊断为心火亢盛。

（二）推断脏腑相兼病变

从他脏所主之色来推测五脏病的传变。如脾虚的患者，面见青色，为木来乘土；心脏患者，面见黑色，为水来克火等。

四、用于指导疾病的防治

五行学说在治疗上的应用，体现于药物、针灸、精神等疗法之中，主要表现在如下几个方面。

（一）控制疾病传变

运用五行子母相及和乘侮规律，可以判断五脏疾病的发展趋势。一脏受病，可以波及其他四脏，如肝脏有病可以影响到心、肺、脾、肾等脏。他脏有病亦可传给本脏，如心、肺、脾、肾之病变，也可以影响到肝。因此，在治疗时，除对所病本脏进行处理外，还应考虑到其他有关脏腑的传变关系。

（二）确定治则治法

五行学说不仅用以说明人体的生理活动和病理现象，综合四诊，推断病情，而且也可以确定治疗原则和制订治疗方法。

1. 根据相生规律确定治疗原则

临床上运用相生规律来治疗疾病，多属母病及子，其次为子盗母气。其基本治疗原则

是补母和泻子,所谓"虚者补其母,实者泻其子"(《难经·六十九难》)。根据相生关系确定的治疗方法,常用的有如下几种。

(1)滋水涵木法:滋水涵木法是滋养肾阴以养肝阴的方法,又称滋养肝肾法、滋补肝肾法、乙癸同源法。适用于肾阴亏损而肝阴不足,甚者肝阳偏亢之证。表现为头目眩晕、眼干目涩、耳鸣颧红、口干、五心烦热、腰膝酸软、男子遗精、女子月经不调、舌红苔少、脉细弦数等。

(2)益火补土法:益火补土法是温肾阳而补脾阳的一种方法,又称温肾健脾法或温补脾肾法,适用于肾阳式微而致脾阳不振之证。表现为畏寒、四肢不温、纳减腹胀、泄泻、浮肿等。这里必须说明,就五行生克关系而言,心属火、脾属土。火不生土应当是心火不生脾土。但是,通常所说的"火不生土"多是指命门之火(肾阳)不能温煦脾土的脾肾阳虚之证,少指心火与脾阳的关系。

(3)培土生金法:培土生金法是用补脾益气而补益肺气的方法,又称补养脾肺法,适用于脾胃虚弱,不能滋养肺脏而肺虚脾弱之候。该证表现为久咳不已、痰多清稀,或痰少而黏、食欲缺乏、大便溏薄、四肢乏力、舌淡脉弱等。

(4)金水相生法:金水相生法是滋养肺肾阴虚的一种治疗方法,又称补肺滋肾法或滋养肺肾法。金水相生是肺肾同治的方法,有"金能生水,水能润金之妙"(《时病论·卷之四》)。适用于肺虚不能输布津液以滋肾,或肾阴不足,精气不能上滋于肺,而致肺肾阴虚者,表现为咳嗽气逆、干咳或咳血、音哑、骨蒸潮热、口干、盗汗、遗精、腰酸腿软、身体消瘦、舌红苔少、脉细数等。

2. 根据相克规律确定治疗原则

临床上,由于相克规律的异常而出现的病理变化,虽有相克太过、相克不及和反克之不同,但总的来说可分强弱两个方面,即克者属强,表现为功能亢进;被克者属弱,表现为功能衰退。因而,在治疗上同时采取抑强扶弱的手段,并侧重在制其强盛,使弱者易于恢复。另一方面,强盛而尚未发生相克现象,必要时也可利用这一规律,预先加强被克者的力量,以防止病情的发展。常用的有如下几种方法。

(1)抑木扶土法:是以疏肝健脾药治疗肝旺脾虚的方法。疏肝健脾法、平肝和胃法、调理肝脾法均属此法范畴,适用于木旺克土之证。该证表现为胸闷胁胀、不思饮食、腹胀肠鸣、大便或秘或溏或脘痞腹痛、嗳气、矢气等。

(2)培土制水法:是用温运脾阳或温肾健脾药以治疗水湿停聚为病的方法,又称敦土利水法或温肾健脾法。适用于脾虚不运、水湿泛滥而致水肿胀满之候。若肾阳虚衰,不能温煦脾阳,则肾不主水,脾不制水,水湿不化,常见于水肿证,这是水反克土。治当温肾为主,兼顾健脾。所谓培土制水法,是用于脾肾阳虚,水湿不化所致的水肿胀满之证。如以脾虚为主,则重在温运脾阳;若以肾虚为主,则重在温阳利水,实际上是脾肾同治法。

(3)佐金平木法:是清肃肺气以抑制肝木的一种治疗方法,又称泻肝清肺法。临床上多用于肝火偏盛,影响肺气清肃之证,又称"木火刑金"。该证表现为胁痛、口苦、咳嗽、痰中带血、急躁烦闷、脉弦数等。

（4）泻南补北法：即泻心火滋肾水，又称泻火补水法或滋阴降火法。适用于肾阴不足、心火偏旺、水火不济、心肾不交之证。该证表现为腰膝酸痛、心烦失眠、遗精等。因心主火，火属南方；肾主水，水属北方，故称本法为泻南补北，是水不制火时的治法。但必须指出，肾为水火之脏，肾阴虚亦能使相火偏亢，出现梦遗、耳鸣、喉痛、咽干等，也称水不制火，这种属于一脏本身水火阴阳的偏盛偏衰，不能与五行生克的水不克火混为一谈。

（三）指导脏腑用药

中药以色味为基础，以归经和性能为依据，按五行学说加以归类：如青色、酸味入肝；赤色、苦味入心；黄色、甘味入脾；白色、辛味入肺；黑色、咸味入肾。这种归类是脏腑选择用药的参考依据。

（四）指导针灸取穴

在针灸疗法上，针灸医学将手足十二经四肢末端的穴位分属于五行，即井、荥、俞、经、合五种穴位分属于木、火、土、金、水。临床根据不同的病情以五行生克乘侮规律进行选穴治疗。

（五）指导情志疾病的治疗

精神疗法主要用于治疗情志疾病。情志生于五脏，五脏之间有着生克关系，所以情志之间也存在这种关系。由于在生理上人的情志变化有着相互抑制的作用，在病理上和内脏有密切关系，故在临床上可以用情志的相互制约关系来达到治疗的目的。如"怒伤肝，悲胜怒……喜伤心，恐胜喜……思伤脾，怒胜思……忧伤肺，喜胜忧……恐伤肾，思胜恐"（《素问·阴阳应象大论》），即所谓以情胜情。

由此可见，临床上依据五行生克规律进行治疗，确有其一定的实用价值。但是，并非所有的疾病都可用五行生克这一规律来治疗，不要机械地生搬硬套。换言之，在临床上既要正确地掌握五行生克的规律，又要根据具体病情进行辨证施治。

五、医案

抑木扶土案

【原文】张（十九），壮年面色萎黄，脉濡小无力，胃脘常痛，情志不适即发，或饮暖酒暂解，食物不易消化，脾胃之土受克，却因肝木来乘，怡情放怀，可愈此病。（《临证指南医案》）

【文理】患者姓张，年龄 19 岁，脸色发黄，经常胃痛，心情不佳时症状加重，喝热酒可暂时缓解。清代名医叶桂根据五行学说指出：这是木乘土证，也就是说面色萎黄、胃脘常痛这种脾胃虚弱的症状是由于情志不适、肝气郁滞引起的。因此，本病通过放松心情、减轻精神压力就可以治愈。

【医理】根据五行学说理论本病属木乘土证。患者出现面色萎黄、胃脘常痛，是因为情志不适、肝气郁滞、横逆犯胃克脾导致的肝脾不调、肝胃不和的症状，用疏肝和胃、平肝健脾的治疗原则。具体采用心理疗法，通过疏肝解郁调节情志，抑制过强者肝木，抑木扶土，则被克者脾胃土的功能自然恢复，就可以达到治愈的目的。

第二章 藏象学说

"藏象"一词,首见于《素问·六节藏象论》。藏,指隐藏于体内的脏器。象,指表现。"象,谓所见于外,可阅者也"(王冰注《黄帝内经素问》)。"藏象",是人体脏腑的生理活动及病理变化反映于外的征象。藏象学说是研究脏腑形体官窍的形态结构、生理活动规律及其相互关系的学说。中医学据此作为判断人体健康和诊断、治疗疾病的依据。藏象学说认为人体是以心、肝、脾、肺、肾五脏为中心,以胆、胃、大肠、小肠、膀胱、三焦等六腑相配合,以气、血、精、津液为物质基础,通过经络内而五脏六腑,外而形体官窍构成五个功能活动系统。这五个系统不仅受四时阴阳的影响,同时互相之间也紧密联系,从而使人体整体与局部、局部与局部,以及与外界环境成为一个有机的整体。

第一节 五　脏

心、肺、脾、肝、肾称为五脏,心包络附属于心,称五脏即概括了心包络。五脏具有化生和贮藏精气的共同生理功能,同时又各有专司,且与躯体官窍有着特殊的联系,形成了以五脏为中心的特殊系统。其中,心的生理功能起着主宰作用。

一、心(附:心包络)

心与小肠、脉、面、舌等构成心系统。心,在五行属火,为阳中之阳脏,主血脉,藏神志,为五脏六腑之大主、生命之主宰。心与四时之夏相通应。

(一) 心的生理功能

1. 心主血脉

心主血脉,指心有主管血脉和推动血液循行于脉中的作用,包括主血和主脉两个方面。血就是血液;脉,即是脉管,又称经脉,为血之府,是血液运行的通道。心脏和脉管相连,形成一个密闭的系统,成为血液循环的枢纽。心脏不停地搏动,推动血液在全身脉管中循环无端,周流不息,成为血液循环的动力。

2. 心主神志

心主神志,即是心主神明,又称心藏神。

(1) 神的含义:在中医学中,神的含义主要有两个方面。一指人体生命活动的总称,称之为广义的神。二是指人们的精神、意识、思维活动。心所主之神志,一般称之为狭义的神。

（2）心主神志的生理作用：其一，主思维、意识、精神。在正常情况下，神明之心接受和反映客观外界事物，进行精神、意识、思维活动，这种作用称之为"任物"。任，是接受、担任、负载之意，即是心具有接受和处理外来信息的作用。有了这种"任物"的作用，才会产生精神和思维活动，对外界事物做出判断。其二，主宰生命活动。五脏六腑必须在心的统一指挥下，才能进行统一协调正常的生命活动。心为君主而脏腑百骸皆听命于心。心藏神而为神明之用。"心者，五脏六腑之大主也，精神之所舍也"（《灵枢·邪客》）。

（二）心的生理特性

1. 心为阳脏而主阳气

心为阳中之太阳，以阳气为用。心的阳气能推动血液循环，维持人的生命活动。

2. 心气与夏气相通应

心应夏气，"通"即相互通应之意。人与自然是一个统一整体，自然界的四时阴阳消长变化，与人体五脏功能活动系统是通应联系着的。心与夏季、南方、热、火、苦味、赤色等有着内在的联系。心为阳脏而主阳气。天人相应，自然界中在夏季以火热为主，在人体则与阳中之太阳的心相通应，了解心的这一生理特性，有助于理解心的生理病理，特别是病理与季节气候的关系。心通于夏气，是说心阳在夏季最为旺盛，功能最强。

二、肺

肺与心同居膈上，上连气管，通窍于鼻，与自然界之大气直接相通。与大肠、皮、毛、鼻等构成肺系。在五行属金，为阳中之阴脏。主气司呼吸，助心行血，通调水道。在五脏六腑中，位居最高，为五脏之长。肺与四时之秋相应。

（一）肺的生理功能

1. 肺主气

肺主气是肺主呼吸之气和肺主一身之气的总称。

（1）肺主呼吸之气：是指肺通过呼吸运动，吸入自然界的清气，呼出体内的浊气，实现体内外气体交换的功能。

（2）肺主一身之气：是指肺有主持、调节全身各脏腑之气的作用，即肺通过呼吸而参与气的生成和调节气机的作用。肺主一身之气的生理功能具体体现在两个方面。① 气的生成方面：肺参与一身之气的生成，特别是宗气的生成。人体通过呼吸运动，把自然界的清气吸入于肺，又通过胃肠的消化吸收功能，把饮食物变成水谷精气，由脾气升清，上输于肺。自然界的清气和水谷精气在肺内结合，积聚于胸中的上气海（上气海，指膻中，位于胸中两乳之间，为宗气汇聚发源之处），便称之为宗气。宗气上出喉咙，以促进肺的呼吸运动；贯通心脉，以行血气而布散全身，以温养各脏腑组织和维持它们的正常功能活动，在生命活动中占有重要地位，故起到主一身之气的作用。因此，肺呼吸功能健全与否，不仅影响宗气的生成，而且也影响着全身之气的生成。② 对全身气机的调节方面：所谓气机，泛指气的运动，升降出入为其基本形式。肺的呼吸运动，是气的升降出入运动的具体体现。

肺有节律的一呼一吸,对全身之气的升降出入运动起着重要的调节作用。

2. 肺主行水

肺主行水,是指肺的宣发和肃降对体内水液输布、运行和排泄的疏通和调节作用。由于肺为华盖,其位最高,参与调节体内水液代谢。

3. 肺主治节

治节,即治理调节。肺主治节是指肺辅助心脏治理调节全身气、血、津液及脏腑生理功能的作用。肺的治节作用主要体现于以下四个方面。

(1)肺主呼吸:肺的呼吸运动是有节律地一呼一吸,呼浊吸清,对保证呼吸的调匀有着极为重要的作用。

(2)调节气机:肺主气,调节气的升降出入运动,使全身的气机调畅。所谓"肺主气,气调则营卫脏腑无所不治"(《类经·脏象类》)。

(3)助心行血:肺朝百脉,助心行血,辅助心脏,推动和调节全身血液的运行。"诸气者皆属于肺",气行则血亦行。

(4)宣发肃降:肺的宣发和肃降,治理和调节津液的输布、运行和排泄。因此,肺主治节,实际上是对肺的主要生理功能的高度概括。

4. 肺主宣肃

宣谓宣发,即宣通和发散之意。肃谓肃降,清肃下降之意。肺禀清虚之体,性主于降,以清肃下降为顺。肺宜清而宣降,其体清虚,其用宣降。宣发与肃降为肺气机升降出入运动的具体表现形式。肺位居上,既宜且降又以下降为主,方为其常。肺气必须在清虚宣降的情况下,才能保持其主气、司呼吸、助心行血、通调水道等正常的生理功能。

(二)肺的生理特性

1. 肺为华盖

盖,即伞。华盖,原指古代帝王的车盖。肺为华盖是指肺在体腔中位居最高,具有保护诸脏、抵御外邪的作用。

2. 肺为娇脏

肺为娇脏是指肺脏清虚娇嫩而易受邪侵的特性。娇是娇嫩之意。肺为清虚之体,且居高位,为诸脏之华盖,百脉之所朝,外合皮毛,开窍于鼻,与天气直接相通:六淫外邪侵犯人体,不论是从口鼻而入,还是侵犯皮毛,皆易于犯肺而致病。

3. 肺气与秋气相应

肺为清虚之体。性喜清润,与秋季气候清肃、空气明润相通应。故肺气在秋季最旺盛,秋季也多见肺的病变:肺气旺于秋,肺与秋季、西方、燥、金、白色、辛味等有内在的联系。

三、脾

主运化、统血,输布水谷精微,为气血生化之源,人体脏腑百骸皆赖脾以濡养,故有后天之本之称。在五行属土,为阴中之至阴。脾与四时之长夏相应。

(一) 脾的生理功能

1. 脾主运化

运,即转运输送;化,即消化吸收。脾主运化,指脾具有将水谷化为精微,并将精微物质转输至全身各脏腑组织的功能。实际上,脾具有对营养物质的消化、吸收和运输的功能。

(1) 运化水谷:水谷,泛指各种饮食物。脾运化水谷,是指脾对饮食物的消化吸收作用。脾的运化功能强健,习惯上称作"脾气健运"。只有脾气健运,机体的消化吸收功能才能健全,才能为化生气、血、津液等提供足够的养料,才能使全身脏腑组织得到充分的营养,以维持正常的生理活动。

(2) 运化水湿:运化水湿又称运化水液,是指脾对水液的吸收和转输,调节人体水液代谢的作用,即脾配合肺、肾、三焦、膀胱等脏腑,调节、维持人体水液代谢平衡的作用。

2. 脾主生血统血

脾主生血,指脾有生血的功能。统血,统是统摄、控制的意思。脾主统血,指脾具有统摄血液,使之在经脉中运行而不溢于脉外的功能。

(1) 脾主生血:脾为后天之本,气血生化之源。脾运化的水谷精微是生成血液的主要物质基础。

(2) 脾主统血:脾气能够统摄周身血液,使之正常运行而不致溢于血脉之外。

3. 脾主升清

升,指上升和输布;清,指精微物质。脾主升清是指脾具有将水谷精微等营养物质,吸收并上输于心、肺、头目,再通过心肺的作用化生气血,以营养全身,并维持人体内脏位置相对恒定的作用。这种运化功能的特点是以上升为主,故有"脾气主升"之称。

(二) 脾的生理特性

1. 脾宜升则健

脾的气机运动形式以升为要,脾升则脾气健旺,生理功能正常,故曰:"脾宜升则健"(《临证指南医案·卷二》)。

2. 脾喜燥恶湿

脾为太阴湿土之脏,胃为阳明燥土之腑。脾喜燥恶湿,与胃喜润恶燥相对而言。脾能运化水湿,以调节体内水液代谢的平衡。

3. 脾气与长夏相应

脾主长夏,脾气旺于长夏,脾脏的生理功能活动与长夏的阴阳变化相互通应。此外,脾与中央方位、湿、土、黄色、甘味等有内在联系。

四、肝

肝主疏泄、藏喜条达而恶抑郁,体阴用阳。在五行属木,为阴中之阳。肝与四时之春相应。

（一）肝的生理功能

1. 肝主疏泄

肝主疏泄，是指肝具有疏通、舒畅、条达以保持全身气机疏通畅达，通而不滞，散而不郁的作用。肝主疏泄在人体生理活动中的主要作用如下。

（1）调畅气机：人体脏腑经络、气血津液、营卫阴阳，无不赖气机升降出入而相互联系，维持其正常的生理功能。肝的疏泄功能，对全身各脏腑组织的气机升降出入之间的平衡协调，起着重要的疏通调节作用。

（2）调节精神情志：情志，即情感、情绪，是指人类精神活动中以反映情感变化为主的一类心理过程，包括喜、怒、忧、思、悲、恐、惊，亦称之为七情。肝通过其疏泄功能对气机的调畅作用，可调节人的精神情志活动。肝的疏泄功能正常，肝气升发，既不亢奋，也不抑郁，舒畅条达，则人就能较好地协调自身的精神情志活动，表现为精神愉快、心情舒畅、理智清朗、思维灵敏、气和志达、血气和平。

（3）促进消化吸收：脾胃是人体主要的消化器官。胃主受纳，脾主运化。肝主疏泄是保持脾胃正常消化吸收的重要条件。肝对脾胃消化吸收功能的促进作用，是通过协调脾胃的气机升降和分泌、排泄胆汁而实现的。

2. 肝藏血

肝脏具有贮藏血液、防止出血和调节血量的功能。

（1）贮藏血液：血液来源于水谷精微，生化于脾而藏受于肝。肝内贮存一定的血液，既可以濡养自身，以制约肝的阳气而维持肝的阴阳平衡、气血和调，又可以防止出血。

（2）调节血量：在正常生理情况下，人体各部分的血液量是相对恒定的。但是，人体各部分的血液常随着不同的生理情况而改变其血量。当机体活动剧烈或情绪激动时，人体各部分的血液需要量也就相应地增加，于是肝脏将所贮藏的血液向机体的外周输布，以供机体活动的需要。当人们在安静休息及情绪稳定时，由于全身各部分的活动量减少，机体外周的血液需要量也相应减少，部分血液便归藏于肝。

（二）肝的生理特性

1. 肝喜条达

条达，舒展、条畅、通达之意。抑郁，遏止阻滞。肝为风木之脏，肝气升发，喜条达而恶抑郁。肝气宜保持柔和舒畅，具有升发条达的特性，才能维持其正常的生理功能，宛如春天的树木生长那样条达舒畅，充满生机。

2. 肝为刚脏

肝为风木之脏，喜条达而恶抑郁，其气易逆易亢，其性刚强，故称。刚，刚强暴急之谓。肝脏具有刚强之性，其气急而动，易亢易逆，故被喻为"将军之官"。肝体阴柔，其用阳刚，阴阳和调，刚柔相济，则肝的功能正常。

3. 肝气与春气相应

肝与东方、风、木、春季、青色、酸味等有着一定的内在联系。春季为一年之始，阳气始生，万物以荣，气候温暖多风。天人相应，同气相求，在人体则与肝相应。故肝气在春季最旺盛,反应最强,而在春季也多见肝之病变。

五、肾(附:命门)

肾主藏精,主水液,主纳气,为人体脏腑阴阳之本,生命之源,故称为先天之本;在五行属水,为阴中之阳;在四时与冬季相应。

(一) 肾的生理功能

1. 肾藏精

肾藏精是指肾具有贮存、封藏人身精气的作用。

(1) 精的概念与分类。① 精的概念:精的含义有广义和狭义之分。广义之精是构成人体的维持人体生长发育、生殖和脏腑功能活动的有形的精微物质的统称。狭义之精是禀受于父母而贮藏于肾的具生殖繁衍作用的精微物质,又称生殖之精。② 精的分类:就精的来源而言,可分为先天之精和后天之精两类。先天之精又称肾本脏之精。先天之精,禀受于父母,与生俱来,是生育繁殖、构成人体的原始物质。先天之精藏于肾中,人出生之后,得到后天之精的不断充实,成为人体生育繁殖的基本物质,故又称为"生殖之精"。后天之精:来源于水谷精微,由脾胃化生并灌溉五脏六腑。

先天之精和后天之精的关系:两者来源虽然不同,但却同藏于肾,相互依存,相互为用。先天之精为后天之精准备了物质基础,而后天之精又不断地供养先天之精。先天之精只有得到后天之精的补充滋养,才能充分发挥其生理效应;后天之精也只有得到先天之精的活力资助,才能源源不断地化生。

(2) 精的生理功能:肾中精气不仅能促进机体的生长、发育和繁殖,而且还能参与血液的生成,提高机体的抗病能力。

2. 肾主水液

是指肾主持和调节人体水液代谢的功能。人体的水液代谢包括两个方面:一是将水谷精微中具有濡养滋润脏腑组织作用的津液输布周身;二是将各脏腑组织代谢利用后的浊液排出体外。这两方面,均依赖肾的气化作用才能完成。

3. 肾主纳气

纳,固摄、受纳的意思。肾主纳气,是指肾有摄纳肺吸入之气而调节呼吸的作用。人体的呼吸运动,虽为肺所主,但吸入之气,必须下归于肾,由肾气为之摄纳,呼吸才能通畅、调匀。

(二) 肾的生理特性

1. 肾主闭藏

封藏,亦曰闭藏,固密贮藏,封固闭藏之谓。肾主封藏是指肾贮藏五脏六腑之精的作用。封藏是肾的重要生理特性。肾为先天之本,生命之根,藏真阴而寓元阳,为水火之脏。肾藏精,精宜藏而不宜泄;肾主命火,命火宜潜不宜露,故曰:"肾者主蛰,封藏之本,精之处也"(《素问·六节脏象论》)。

2. 肾气与冬气相应

肾与冬季、北方、寒、水、咸味等有着内在联系。如冬季寒水当令,气候比较寒冷。水在天为寒，在脏为肾。

[附]命门

命门一词，始见于《内经》，谓"命门者，目也"（《灵枢·根结》）。自《难经》始，命门被赋予"生命之门"的含义，它是先天之气蕴藏之所在，人体生化的来源，生命的根本。于是命门就成了脏象学说的内容之一，遂为历代医家所重视。纵观历代医家对命门的认识：从形态言，有有形与无形之争；从部位言，有右肾与两肾之间之辨；从功能言，有主火与非火之争。但对命门的主要生理功能，以及命门的生理功能与肾息息相通的认识是一致的。肾阳，亦即命门之火；肾阴，亦即张景岳所谓"命门之水"。肾阴，亦即真阴、元阴；肾阳，亦即真阳、元阳。古人言命门，无非是强调肾中阴阳的重要性。

第二节　六　　腑

六腑，是胆、胃、小肠、大肠、膀胱、三焦的总称。它们的共同生理功能是"传化物"，其生理特点是"泻而不藏""实而不能满"。饮食物入口，通过食管入胃，经胃的腐熟，下传于小肠，经小肠的分清泌浊，其清者（精微、津液）由脾吸收，转输于肺，而布散全身，以供脏腑经络生命活动之需要；其浊者（糟粕）下达于大肠，经大肠的传导，形成大便排出体外；而废液则经肾之气化而形成尿液，渗入膀胱，排出体外。六腑的生理特性是受盛和传化水谷，具有通降下行的特性。"六腑者，传化物而不藏，故实而不能满也。所以然者，水谷入口，则胃实而肠虚。食下，则肠实而胃虚"（《素问·五脏别论》）。

一、胆

胆属阳属木，与肝相表里。胆贮藏排泄胆汁，主决断，调节脏腑气。

1. 贮藏和排泄胆汁

胆汁，别称"精汁"或"清汁"，来源于肝脏。"肝之余气，泄于胆，聚而成精"（《脉经》）。胆汁由肝脏形成和分泌出来，然后进入胆腑贮藏、浓缩之，并通过胆的疏泄作用而入于小肠。

2. 主决断

胆主决断，指胆在精神意识思维活动过程中，具有判断事物、做出决定的作用。胆主决断对于防御和消除某些精神刺激（如大惊大恐）的不良影响，以维持和控制气血的正常运行，确保脏器之间的协调关系有着重要的作用。故曰："胆者，中正之官，决断出焉"（《素问·灵兰秘典论》）。

二、胃

胃主受纳腐熟水谷，为水谷精微之仓、气血之海，胃以通降为顺，与脾相表里，脾胃常合称为后天之本。胃与脾同居中土，但胃为燥土属阳，脾为湿土属阴。

1. 胃主受纳水谷

受纳是接受和容纳之意。胃主受纳是指胃有接受和容纳水谷的作用。饮食入口,经过食管,容纳并暂存于胃腑,这一过程称之为受纳,故称胃为"太仓"或"水谷之海"。

2. 胃主腐熟水谷

腐熟是饮食物经过胃的初步消化,形成食糜的过程。胃主腐熟指胃将食物消化为食糜的作用。

3. 胃主通降

胃主通降与脾主升清相对。胃主通降是指胃脏的气机宜通畅、下降的特性。饮食物入胃,经过胃的腐熟,初步进行消化之后,必须下行入小肠,再经过小肠的分清泌浊,其浊者下移于大肠,然后变为大便排出体外,从而保证了胃肠虚实更替的状态。这是由胃气通畅下行作用而完成的。

三、小肠

小肠主受盛化物和泌别清浊,与心相表里。

1. 主受盛化物

小肠主受盛化物是小肠主受盛和主化物的合称。受盛,是接受,以器盛物之意。化物,变化、消化、化生之谓。小肠的受盛化物功能主要表现在两个方面:一是小肠盛受了由胃腑下移而来的初步消化的饮食物,起到容器的作用,即受盛作用;二指经胃初步消化的饮食物,在小肠内必须停留一定的时间,由小肠对其进一步消化和吸收,将水谷化为可以被机体利用的营养物质,精微由此而出,糟粕由此下输于大肠,即"化物"作用。

2. 主泌别清浊

泌,即分泌。别,即分别。清,即精微物质。浊,即代谢产物。所谓泌别清浊,是指小肠对承受胃初步消化的饮食物,在进一步消化的同时,并随之进行分别水谷精微和代谢产物的过程。分清,就是将饮食物中的精华部分,包括饮料化生的津液和食物化生的精微,进行吸收,再通过脾之升清散精的作用,上输心肺,输布全身,供给营养。别浊,则体现为两个方面:其一,是将饮食物的残渣糟粕,通过阑门传送到大肠,形成粪便,经肛门排出体外;其二,是将剩余的水分经肾脏气化作用渗入膀胱,形成尿液,经尿道排出体外。

四、大肠

大肠主传导糟粕和吸收津液,与肺相表里。

1. 传导糟粕

大肠主传导是指大肠接受小肠下移的饮食残渣,使之形成粪便,经肛门排出体外的作用。大肠接受由小肠下移的饮食残渣,再吸收其中剩余的水分和养料,使之形成粪便,经肛门而排出体外,属整个消化过程的最后阶段,故有"传导之腑"或"传导之官"之称。

2. 吸收津液

大肠接受由小肠下注的饮食物残渣和剩余水分之后,将其中的部分水液重新再吸收,使残渣糟粕形成粪便而排出体外。大肠重新吸收水分,参与调节体内水液代谢的功能,称之为"大肠主津"。

五、膀胱

膀胱主贮存尿液及排泄尿液,与肾相表里。

1. 贮存尿液

在人体津液代谢过程中,水液通过肺、脾、肾三脏的作用布散全身,发挥濡润机体的作用。其被人体利用之后,即是"津液之余"者,下归于肾。经肾的气化作用,升清降浊,清者回流体内,浊者下输于膀胱,变成尿液。

2. 排泄小便

尿液贮存于膀胱,达到一定容量时,通过肾的气化作用,使膀胱开合适度,则尿液可及时地从溺窍排出体外。

六、三焦

三焦是上焦、中焦、下焦的合称,为六腑之一,属脏腑中最大的腑,又称外腑、孤脏。主升降诸气和通行水液。

(一) 三焦的部位划分

三焦,横膈以上划归为上焦,包括心与肺;横膈以下到脐划归为中焦,包括脾与胃;脐以下至二阴划归为下焦,包括肝、肾、大小肠、膀胱、女子胞等。其中肝脏,按其部位来说,应划归为中焦,但因它与肾关系密切,故将肝和肾一同划归为下焦。

(二) 三焦的生理功能

1. 通行元气

元气又名原气,是人体最根本的气,根源于肾,由先天之精所化,赖后天之精以养,为人体脏腑阴阳之本,生命活动的原动力。元气通过三焦而输布到五脏六腑,充沛于全身,以激发、推动各个脏腑组织的功能活动。所以说,三焦是元气运行的通道。

2. 疏通水道

人体水液代谢是由多个脏腑参与,共同完成的一个复杂生理过程。其中,上焦之肺,为水之上源,以宣发肃降而通调水道;中焦之脾胃,运化并输布津液于肺;下焦之肾、膀胱,蒸腾气化,使水液上归于脾肺,再参与体内代谢,下形成尿液排出体外。三焦在水液代谢过程中的协调平衡作用,称之为"三焦气化"。三焦通行水液的功能,实际上是对肺、脾、肾等脏腑参与水液代谢功能的总括。

(三) 三焦的生理特性

1. 上焦如雾

上焦如雾是指上焦主宣发卫气、敷布精微的作用。上焦接受来自中焦脾胃的水谷精微,通过心肺的宣发敷布,布散于全身,发挥其营养滋润作用,若雾露之溉,故称"上焦如雾"。因上焦接纳精微而布散,故又称"上焦主纳"。

2. 中焦如沤

中焦如沤是指脾胃运化水谷、化生气血的作用。胃受纳腐熟水谷,由脾之运化而形成水谷精微,以此化生气血,并通过脾的升清转输作用,将水谷精微上输于心肺以濡养周身。因为脾胃有腐熟水谷、运化精微的生理功能,故喻之为"中焦如沤"。因中焦运化水谷精微,故称"中焦主化"。

3. 下焦如渎

下焦如渎是指肾、膀胱、大小肠等脏腑主泌别清浊、排泄废物的作用。下焦将饮食物的残渣糟粕传送到大肠,变成粪便,从肛门排出体外,并将体内剩余的水液,通过肾和膀胱的气化作用变成尿液,从尿道排出体外。这种生理过程具有向下疏通、向外排泄之势,故称"下焦如渎"。因下焦疏通二便、排泄废物,故又称"下焦主出"。

综上,三焦关系到饮食水谷受纳、消化吸收与输布排泄的全部气化过程,所以三焦是通行元气、运行水谷的通道,是人体脏腑生理功能的综合,为"五脏六腑之总司"(《类经附翼·求正录》)。

第三节 奇 恒 之 府

脑、髓、骨、脉、胆、女子胞,总称为奇恒之府。奇恒,异于平常之谓。脑、髓、骨脉、胆、女子胞,都是贮藏阴精的器官,似脏非脏,似腑非腑,故称。奇恒之府的形态似腑,多为中空的管腔性器官,而功能似脏,主藏阴精。其中除胆为六腑之外,其余的都没有表里配合,也没有五行的配属,但与奇经八脉有关。脑、髓、骨、脉、胆、女子胞六者之中,胆既属于六腑,又属于奇恒之府,已在六腑中述及。骨和脉将在五体中介绍。本节只叙述脑、女子胞两者。

一、脑

脑,又名髓海、头髓。脑深藏于头部,位于人体最上部,其外为头面,内为脑髓,是精髓和神明高度汇集之处,为元神之府。

1. 主宰生命活动

"脑为元神之府"(《本草纲目》),是生命的枢机,主宰人体的生命活动。

2. 主精神意识

人的精神活动,包括思维意识和情志活动等,都是客观外界事物反映于脑的结果。思维意识是精神活动的高级形式,是"任物"的结果。中医学一方面强调"所以任物者谓之心"(《灵枢·本神》),心是思维的主要器官;另一方面也认识到"灵性记忆不在心而在脑"(《医林改错》)。"脑为元神府,精髓之海,实记忆所凭也"(《类证治裁·卷之三》)。这种思维意识活动是在元神功能基础上,后天获得的思虑识见活动,属识神范畴。识神,又称思虑之神,是后天之神:故曰:"脑中为元神,心中为识神。元神者,藏于脑,无思无虑,自然虚灵也。识神者,发于心,有思有虑,灵而不虚也"(《医学衷中参西录·人身神明诠》)。总之,脑具有精神、意识、思维功能,为精神、意识、思维活动的枢纽,"为一身之宗,百神之会"(《修真十书》)。脑主精神意识的功能正常,则精神饱满、意识清楚、思维灵敏、记忆力强、语言清晰、情志正常。否则,便出现神明功能异常。

3. 主感觉运动

眼耳口鼻舌为五脏外窍,皆位于头面,与脑相通。人的视、听、言、动等,皆与脑有密切关系。"五官居于身上,为知觉之具,耳目口鼻聚于首,最显最高,便于接物。耳目口鼻之所导入,最近于脑,必以脑先受其象而觉之,而寄之,而存之也"(《医学原始》)。"两耳通脑,所听之声归脑;两目系如线长于脑,所见之物归脑;鼻通于脑,所闻香臭归于脑;小儿周岁脑渐生,舌能言一二字"(《医林改错》)。

二、女子胞(附:精室)

女子胞,又称胞宫、子宫、子脏、胞脏、子处、血脏,位于小腹正中部,是女性的内生殖器官,有主持月经和孕育胎儿的作用。

1. 主持月经

月经,又称月信、月事、月水。月经是女子生殖细胞发育成熟后周期性子宫出血的生理现象。健康的女子,到了14岁,生殖器官发育成熟,子宫发生周期性变化,约1月左右周期性排血一次。月经开始来潮,直到49岁为止。在月经周期还要排卵一次。月经的产生,是脏腑气血作用于胞宫的结果。胞宫的功能正常与否直接影响月经的来潮,所以胞宫有主持月经的作用。

2. 孕育胎儿

胞宫是女性孕产的器官。女子在发育成熟后,月经应时来潮,便有受孕生殖的能力。此时,两性交媾,两精相合,就构成了胎孕。

三、女子胞与脏腑经络的关系

女子胞的生理功能与脏腑、经络、气血有着密切的关系。女子胞主持月经和孕育胎儿,是脏腑、经络、气血作用于胞宫的正常生理现象。

1. 女子胞与脏腑

女子以血为本,经水为血所化,而血来源于脏腑。在脏腑之中,心主血,肝藏血,脾统血,脾与胃同为气血生化之源,肾藏精,精化血,肺主气,朝百脉而输精微,它们分司血的生化、统摄、调节等重要作用。故脏腑安和、血脉流畅、血海充盈,则经候如期,胎孕乃成。在五脏之中,女子胞与肝、脾、肾的关系尤为密切。

(1) 女子胞与肝:肝主疏泄而藏血,为全身气血调节之枢。女子胞的主要生理作用在于血的藏与泄。肝为血海,主藏血,为妇女经血之本。肝血充足,藏血功能正常,肝血下注血海,则冲脉盛满、血海充盈。肝主疏泄,调畅气机,肝气条达,疏泄正常,则气机调畅而任脉通,太冲脉盛,月事以时下。因此,肝与女子胞的关系主要体现在月经方面。女子以血为体,以气为用。经、带、胎、产是其具体表现形式。女子的经、孕、胎、产、乳无不与气血相关,无不依赖于肝之藏血和疏泄功能,故有"女子以肝为先天"(《临证指南医案·卷九》)之说。

(2)女子胞与脾:脾主运化,主生血统血,为气血生化之源。血者水谷之精气,和调于五脏,洒陈于六腑,女子则上为乳汁,下为月经。女子胞与脾的关系,主要表现在经血的化生与经血的固摄两个方面。脾气健旺,化源充足,统摄有权,则经血藏与泄正常。

(3)女子胞与肾:肾为先天之本,主藏精、生髓。肾中精气的盛衰,主宰着人体的生长发育和生殖能力。肾与女子胞的关系主要体现在天癸的至竭和月经孕育方面。天癸是促进生殖器官的发育和生殖功能成熟所必需的重要物质,是肾中精气充盈到一定程度的产物。因此,女子到了青春期,肾精充盈,在天癸的作用下,胞宫发育成熟,月经应时来潮,就有了生育能力,为孕育胎儿准备了条件。反之,进入老年,由于肾精衰少,天癸由少而至衰竭,于是月经闭止,生育能力也随之而丧失了。

2. 女子胞与经络

女子胞与冲、任、督、带,以及十二经脉,均有密切关系。其中,以冲、任、督、带为最。

(1)女子胞与冲脉:冲脉上渗诸阳,下灌三阴,与十二经脉相通,为十二经脉之海。冲脉又为五脏六腑之海。脏腑经络之气血皆下注冲脉,故称冲为血海。因为冲为血海,蓄溢阴血,胞宫才能泄溢经血、孕育胎儿,完成其生理功能。

(2)女子胞与任脉:任有妊养之义。任脉为阴脉之海,蓄积阴血,为人体妊养之本。任脉通畅,月经正常。月经如常,方能孕育胎儿。因一身之阴血经任脉聚于胞宫,妊养胎儿,故称"任主胞胎"。

(3)女子胞与督脉:督脉为"阳脉之海",督脉与任脉,同起于胞中,一行于身后,一行于身前,交会于龈交,其经气循环往复,沟通阴阳,调摄气血,以维持胞宫正常的经、孕、产的生理活动。

(4)女子胞与带脉:"带脉下系于胞宫,中束人身,居身之中央"(《血证论·崩带》)。既可约束、统摄冲任督三经的气血,又可固摄胞胎。

(5)女子胞与十二经脉:十二经脉的气血通过冲脉、任脉、督脉灌注于胞宫之中,而为经血之源、胎孕之本。

第四节 脏腑之间的关系

人体是以五脏为中心,以六腑相配合,以气血精津液为物质基础,通过经络使脏与脏、脏与腑、腑与腑密切联系,外连五官九窍、四肢百骸,构成一个统一的有机整体。此即五脏一体观。五脏是人体生命的中心,与人体各组织器官和生命现象相联系。本节根据阴阳五行学说,主要从生理功能方面来阐述脏腑之间的关系。

一、脏与脏的关系

脏与脏之间的关系,即五脏之间的关系。心、肺、脾、肝、肾五脏各具不同的生理功能和特有的病理变化,但脏与脏之间不是孤立的而是彼此密切联系着。脏与脏之间的关系不单是表现在形态结构方面,更重要的是它们彼此之间在生理活动和病理变化上有着必然的内在联系,因而形成了脏与脏之间相互滋生、相互制约的关系。

(一) 心与肺的关系

心肺同居上焦。心肺在上,心主血,肺主气;心主行血,肺主呼吸。这就决定了心与肺之间的关系,实际上就是气和血的关系。

心主血脉,上朝于肺,肺主宗气,贯通心脉,两者相互配合,保证气血的正常运行,维持机体各脏腑组织的新陈代谢。所以说,气为血之帅,气行则血行;血为气之母,血至气亦至。气属阳,血属阴,血的运行虽为心所主,但必须依赖肺气的推动。积于肺部的宗气,必须贯通心脉,得到血的运载,才能敷布全身。

肺朝百脉,助心行血,是血液正常运行的必要条件:只有正常的血液循行,才能维持肺主气功能的正常进行。由于宗气具有贯心脉而司呼吸的生理功能,从而加强了血液循行和呼吸之间的协调平衡。因此,宗气是联结心之搏动和肺之呼吸两者之间的中心环节。心与肺,血与气,是相互依存的。气行则血行,血至气亦至。

(二) 心与脾的关系

心主血而行血,脾主生血又统血,所以心与脾的关系,主要是主血与生血、行血与统血的关系。心与脾的关系主要表现在血的生成和运行,以及心血养神与脾主运化方面的关系。

1. 血液的生成方面

心主血脉而又生血,脾主运化为气血生化之源。心血赖脾气转输的水谷精微以化生,而脾的运化功能又有赖于心血的不断滋养和心阳的推动,并在心神的统率下维持其正常的生理活动。

2. 血液运行方面

血液在脉内循行,既赖心气的推动,又靠脾气的统摄,方能循经运行而不溢于脉外。

(三) 心与肝的关系

心主血,肝藏血;心主神志,肝主疏泄,调节精神情志。所以,心与肝的关系,主要是主血和藏血,主神明与调节精神情志之间的相互关系。心与肝之间的关系,主要表现在血液和神志两个方面。

1. 血液方面

心主血,心是一身血液运行的枢纽;肝藏血,肝是贮藏和调节血液的重要脏腑。两者相互配合,共同维持血液的运行。

2. 神志方面

心主神志,肝主疏泄。人的精神、意识和思维活动,虽然主要由心主宰,但与肝的疏泄功能亦密切相关。血液是神志活动的物质基础。心血充足,肝有所藏,则肝之疏泄正常、气机调畅、气血和平、精神愉快。肝血旺盛,制约肝阳,使之勿亢,则疏泄正常,使气血运行无阻,心血亦能充盛,心得血养,神志活动正常。由于心与肝均依赖血液的濡养滋润,阴血充足,两者功能协调,才能精神饱满,情志舒畅。

(四) 心与肾的关系

心居胸中,属阳,在五行属火;肾在腹中,属阴,在五行属水。心肾之间相互依存、相互制约的关系,称之为心肾相交,又称水火相济、坎离交济。心肾这种关系遭到破坏,形成了病理状态,称之为心肾不交。心与肾之间,在生理状态下,是以阴阳、水火、精血的动态平衡为其重要条件的。具体体现在以下三个方面。

1. 水火既济

从阴阳、水火的升降理论来说,在上者宜降,在下者宜升,升已而降,降已而升。心位居于上而属阳,主火,其性主动;肾位居于下而属阴,主水,其性主静。心火必须下降于肾,与肾阳共同温煦肾阴,使肾水不寒。肾水必须上济于心,与心阴共同涵养心阳,使心火不亢,构成了水火既济,心肾相交的关系。

2. 精血互生

心主血,肾藏精,精和血都是维持人体生命活动的必要物质。精血之间相互滋生,相互转化,血可以化而为精,精亦可化而为血。精血之间的相互滋生为心肾相交奠定了物质基础。

3. 精神互用

心藏神,为人体生命活动的主宰,神全可以益精。肾藏精,精舍志,精能生髓,髓汇于脑。积精可以全神,使精神内守。精能化气生神,为神气之本;神能驭精役气,为精气之主。人的神志活动,不仅为心所主,而且与肾也密切相关。

(五) 肺与脾的关系

脾主运化,为气血生化之源;肺司呼吸,主一身之气。脾主运化,为胃行其津液;肺主行水,通调水道。所以脾和肺的关系主要表现在气和水之间的关系,即气的生成和津液的输布两个方面。

1. 气的生成方面

肺主气,脾益气,肺司呼吸而摄纳清气,脾主运化而化生水谷精气,上输于肺,两者结合化为宗气(后天之气)。宗气是全身之气的主要物质基础。脾主运化,为气血生化之源,但脾所化生的水谷之气,必赖肺气的宣降才能敷布全身。肺在生理活动中所需要的津气,又要靠脾运化的水谷精微来充养,故脾能助肺益气。因此,肺气的盛衰在很大程度上取决于脾气的强弱,故有"肺为主气之枢,脾为生气之源"之说。总之,肺司呼吸和脾主运化功能是否健旺与气之盛衰有密切关系。

2. 水液代谢方面

肺主行水而通调水道,脾主运化水湿,为调节水液代谢的重要脏器。人体的津液由脾上输于肺,通过肺的宣发和肃降而布散至周身及下输膀胱。脾之运化水湿赖肺气宣降的协助,而肺之宣降靠脾之运化以资助。脾肺两脏互相配合,共同参与水液代谢过程。

（六）肺与肝的关系

肝主升发,肺主肃降,肝升肺降,气机调畅,气血流行,脏腑安和,所以两者关系到人体的气机升降运动。肝和肺的关系主要体现于气机升降和气血运行方面。

1. 气机升降

"肝生于左,肺藏于右"(《素问·刺禁论》)。肺居膈上,其气肃降;肝居膈下,其气升发。肝从左而升,肺从右而降,"左右者阴阳之道路也"(《素问·阴阳应象大论》)。肝从左升为阳道,肺从右降为阴道,肝升才能肺降,肺降才能肝升,升降得宜,出入交替,则气机舒展;人体精气血津液运行以肝肺为枢转,肝升肺降,以维持人体气机的正常升降运动。

2. 血气运行

肝肺的气机升降,实际上也是气血的升降。肝藏血,调节全身之血;肺主气,治理调节一身之气。肺调节全身之气的功能又需要得到血的濡养,肝向周身各处输送血液又必须依赖于气的推动。总之,全身气血的运行,虽赖心所主,但又须肺主治节及肝主疏泄和藏血作用的制约,故两脏对气血的运行也有一定的调节作用。

（七）肺与肾的关系

肺属金,肾属水,金生水,故肺肾关系称之为金水相生,又名肺肾相生。肺为水上之源,肾为主水之脏;肺主呼气,肾主纳气。所以肺与肾的关系,主要表现在水液代谢和呼吸运动两个方面。肺与肾的关系,主要体现于气和水两个方面,但是,金能生水,水能润金,故又体现于肺阴与肾阴之间的关系。

1. 呼吸方面

肺司呼吸,肾主纳气。人体的呼吸运动,虽然由肺所主,但需要肾的纳气作用来协助。只有肾气充盛,吸入之气才能经过肺之肃降而下纳于肾。肺肾相互配合,共同完成呼吸的生理活动。

2. 水液代谢方面

肺为水之上源,肾为主水之脏。在水液代谢过程中,肺与肾之间存在着标和本的关系。肺主行水而通调水道,水液只有经过肺的宣发和肃降,才能使精微津液布散到全身各个组织器官中去,浊液下归于肾而输入膀胱。所以说,小便虽出于膀胱,而实则肺为水之上源。肾为主水之脏,有气化升降水液的功能,又主开阖。下归于肾之水液,通过肾的气化,使清者升腾,通过三焦回流体内;浊者变成尿液而输入膀胱,从尿道排出体外。肺肾两脏密切配合,共同参与对水液代谢的调节。但是,两者在调节水液代谢过程中肾主水液的功能居于重要地位。所以说:"其本在肾,其标在肺。"

（八）肝与脾的关系

肝主疏泄,脾主运化;肝藏血,脾生血统血。因此,肝与脾的关系主要表现为疏泄与运化、藏血与统血之间的相互关系。肝与脾的关系具体体现在消化和血液两个方面。

1. 消化方面

肝主疏泄,分泌胆汁,输入肠道,帮助脾胃对饮食物的消化。所以,脾得肝之疏泄,则升降协调,运化功能健旺。

2. 血液方面

血液的循行,虽由心所主持,但与肝、脾有密切的关系。肝主藏血,脾主生血统血。脾之运化,赖肝之疏泄,而肝藏之血,又赖脾之化生。脾气健运,血液的化源充足,则生血统血功能旺盛。脾能生血统血,则肝有所藏,肝血充足,方能根据人体生理活动的需要来调节血液。

(九) 肝与肾的关系

肝藏血,肾藏精;肝主疏泄,肾主闭藏。肝肾之间的关系称之为肝肾同源,又称乙癸同源。肝与肾的关系主要表现在精与血之间相互滋生和相互转化的关系。

1. 阴液互养

肝在五行属木,肾在五行属水,水能生木。肝主疏泄和藏血,体阴用阳。肾阴能涵养肝阴,使肝阳不致上亢,肝阴又可资助肾阴的再生。在肝阴和肾阴之间,肾阴是主要的,只有肾阴充足,才能维持肝阴与肝阳之间的动态平衡。就五行学说而言,水为母,木为子,这种母子相生关系,称为水能涵木。

2. 精血互生

肝藏血,肾藏精,精血相互滋生。在正常生理状态下,肝血依赖肾精的滋养。肾精又依赖肝血的不断补充,肝血与肾精相互滋生相互转化。精与血都化源于脾胃消化吸收的水谷精微,故称"精血同源"。

3. 同具相火

相火是与心之君火相对而言的。一般认为,相火源于命门,寄于肝、肾、胆和三焦等。由于肝肾同具相火,所以称"肝肾同源"。

4. 藏泄互用

肝主疏泄,肾主闭藏,两者之间存在着相互为用、相互制约、相互调节的关系。肝之疏泄与肾之闭藏是相反相成的。肝气疏泄可使肾气闭藏而开合有度,肾气闭藏又可制约肝之疏泄太过,也可助其疏泄不及。这种关系主要表现在女子月经生理和男子排精功能方面。

总之,因为肝肾的阴液、精血之间相互滋生,其生理功能皆以精血为物质基础,而精血又同源于水谷精微,且又同具相火,所以肝肾之间的关系称为肝肾同源、精血同源。又因脏腑配合天干,以甲乙属木,属肝;壬癸属水,属肾,所以肝肾同源又称"乙癸同源"。

(十) 脾与肾的关系

脾为后天之本,肾为先天之本,脾与肾的关系是后天与先天的关系。后天与先天是相互资助,相互促进的。脾与肾在生理上的关系主要反映在先后天相互滋生和水液代谢方面。

1. 先后天相互滋生

脾主运化水谷精微,化生气血,为后天之本;肾藏精,主命门真火,为先天之本。脾的运化,必须得肾阳的温煦蒸化,始能健运。肾精又赖脾运化水谷精微的不断补充,才能充盛。

2. 水液代谢方面

脾主运化水湿,须有肾阳的温煦蒸化;肾主水,司关门开合,使水液的吸收和排泄正常。但这种开合作用,又赖脾气的制约,即所谓"土能制水"。脾肾两脏相互协作,共同完成水液的新陈代谢。

二、腑与腑的关系

胆、胃、大肠、小肠、膀胱、三焦六腑的生理功能虽然不同,但它们都是化水谷、行津液的器官。饮食物的消化吸收、津液的输布、废物的排泄等一系列过程是六腑共同完成的。胃、胆、小肠密切协作共同完成饮食物的消化、吸收,并将糟粕传入大肠,经过大肠再吸收,将废物排出体外。膀胱的贮尿排尿,与三焦的气化也是相互联系着的。三焦的功能则包括了它所参与的消化、吸收与排泄等各方面的功能。因此,六腑之间必须相互协调,才能维持其正常的"实而不满",升降出入的生理状态。由于六腑传化水谷,需要不断地受纳排空,虚实更替,故有"六腑以通为用"的说法。

三、脏与腑的关系

脏与腑的关系,实际上就是脏腑阴阳表里配合关系。由于脏属阴,腑属阳;脏为里,腑为表,一脏一腑,一表一里,一阴一阳,相互配合,组成心与小肠、肺与大肠、脾与胃、肝与胆、肾与膀胱等脏腑表里关系,体现了阴阳、表里相输相应的关系。

(一) 心与小肠的关系

心为脏,故属阴;小肠为腑,故属阳。两者在五行都属火。心居胸中,小肠居腹,两者相距甚远,但由于手少阴心经属心络小肠,手太阳小肠经属小肠络心,心与小肠通过经脉的相互络属构成脏腑表里关系。心主血脉,为血液循行的动力和枢纽;小肠为受盛之府,承受由胃腑下移的饮食物进一步消化和吸收,泌清别浊。心火下移于小肠,则小肠受盛化物,泌别清浊的功能得以正常地进行。小肠在分别清浊过程中,将清者吸收,通过脾气升清而上输心肺,化赤为血,使心血不断地得到补充。

(二) 肺与大肠的关系

肺为脏,属阴;大肠属腑,属阳。两者相距甚远,但由于手太阴肺经属肺络大肠,手阳明大肠经属大肠络肺,通过经脉的相互络属,构成脏腑表里关系。因此,两者在生理病理上有着密切关系。肺主气,主行水;大肠主传导,主津,故肺与大肠的关系主要表现在传导和呼吸方面。

1. 传导方面

大肠的传导功能有赖于肺气的清肃下降。肺气清肃下降,大肠之气亦随之而降,以发挥其传导功能,使大便排出通畅。

2. 呼吸方面

肺司呼吸,肺气以清肃下降为顺。大肠为六腑之一,六腑以通为用,其气以通降为贵。肺与大肠之气化相通,故肺气降则大肠之气亦降,大肠通畅则肺气亦宣通。肺气和利,呼吸调匀,则大肠腑气畅通。反之,大肠之气通降,肺气才能维持其宣降之性。

（三）脾与胃的关系

脾与胃在五行属土，位居中焦，以膜相连，经络互相联络而构成脏腑表里配合关系。脾胃为后天之本，在饮食物的受纳、消化、吸收和输布的生理过程中起主要作用。脾与胃之间的关系，具体表现在纳与运、升与降、燥与湿几个方面。

1. 纳运相得

胃的受纳和腐熟，是为脾之运化奠定基础；脾主运化，消化水谷，转输精微，是为胃继续纳食提供能源。两者密切合作，才能完成消化饮食、输布精微，发挥供养全身之用。

2. 升降相因

脾胃居中，为气机上下升降之枢纽。脾的运化功能，不仅包括消化水谷，而且还包括吸收和输布水谷精微。脾的这种生理作用，主要是向上输送到心肺，并借助心肺的作用以供养全身。所以说："脾气主升"。胃主受纳腐熟，以通降为顺。胃将受纳的饮食物初步消化后，向下传送到小肠，并通过大肠使糟粕浊秽排出体外，从而保持肠胃虚实更替的生理状态。

3. 燥湿相济

脾为阴脏，以阳气用事，脾阳健则能运化，故性喜温燥而恶阴湿。胃为阳腑，赖阴液滋润，胃阴足则能受纳腐熟，故性柔润而恶燥。

（四）肝与胆的关系

肝与胆在五行均属木，经脉又互相络属，构成脏腑表里肝与胆在生理上的关系，主要表现在消化功能和精神情志活动方面。

1. 消化功能方面

肝主疏泄，分泌胆汁；胆附于肝，贮藏、排泄胆汁。共同合作使胆汁疏泄到肠道，以帮助脾胃消化食物。所以，肝的疏泄功能正常，胆才能贮藏排泄胆汁；胆之疏泄正常，胆汁排泄无阻，肝才能发挥正常的疏泄作用。

2. 精神情志方面

肝主疏泄，调节精神情志；胆主决断，与人之勇怯有关。肝胆两者相互配合，相互为用，人的精神意识思维活动才能正常进行。

（五）肾与膀胱的关系

肾为水脏，膀胱为水腑，在五行同属水。两者密切相连，又有经络互相络属，构成脏腑表里相合的关系。肾司开合，为主水之脏，主津液，开窍于二阴；膀胱贮存尿液，排泄小便，而为水腑。膀胱的气化功能，取决于肾气的盛衰，肾气促进膀胱气化津液，司关门开合以控制尿液的排泄。肾气充足，固摄有权，则尿液能够正常地生成，并下注于膀胱贮存而不漏泄，膀胱开合有度，则尿液能够正常地贮存和排泄。肾与膀胱密切合作，共同维持体内水液代谢。

四、医案

1. 心肾不交，神不安舍案

【原文】邵鱼竹起居饮食如常，惟仅能侧卧，稍一合眼，则惊窜而醒，虽再侧眠，亦彻夜不得寐,多年莫能治。孟英以三才合枕中丹加黄连肉桂服之良效(《王氏医案绎注》)。

【译文】清代一患者失眠不能平卧,睡后易醒,甚至整夜不能入睡,许多年没有治好,被王孟英医生以三才汤合枕中丹、交泰丸治愈。

【医理】心属火藏神,肾属水藏精,两脏互相作用、互相制约,以维持正常的生理活动。若肾阴亏虚或心火炽盛,肾心失济,就会扰及心神而产生惊悸失眠。本案实系肾阴不能上济心火,心火扰动心神所致。治法当泄热滋阴,交通心肾。以三才汤养阴生津,枕中丹调补心肾,交泰丸交济水火,所以治愈。

2. 气血亏虚,心神失养案

【原文】吴孚先治王氏妇,产数日,恶露已尽,身体虚弱,遇回禄异出,神惊散乱,身翩翩如在云端。专科用元明、红花等味,反增烦剧,汗泻交作,六脉虚弱如无。用六君子加黄、炮姜、制附、枣仁、钩藤、龙骨、川断、五味,始服症减,继则神清。每日参一两或二两,二十剂而安。(《续名医类案》)

【译文】王姓女患者,产后身体虚弱,突然遇到惊恐,精神出现异常,有医生用元明粉、红花等组方治疗,烦躁症状加重,出汗、腹泻。吴孚先医生接诊用六君子汤加黄、炮姜、制附、枣仁、钩藤、龙骨、川断、五味子治愈。

【医理】生理上心主血藏神。病理上患者六脉虚弱如无,是产后气血大虚之象。此时心神失养,神无所依,突遇惊恐,忤犯心神,导致神惊散乱,治疗当以补益气血,重镇安神为主,使气血充盛,神可归藏。运用六君子汤益气健脾,复气血生化之源,加入炮姜、制附子以温补阳气,酸枣仁、龙骨和五味子以安神敛心气。

3. 肝风内动,痰热上扰案

【原文】"蒋(右)体质素亏,春升之际,风阳大动,以致骤然痉厥。甲木不能下降,胆无决断之权,惊悸善恐,有形之痰,为之鼓动,所以脉弦而滑,舌红而苔黄浊也。拟化痰宁神,潜阳熄肝。丹皮、茯苓神、竺黄、九节石菖蒲、盐水炒橘红、远志、山栀、制半夏、淡芩、上濂珠(三分)、金箔(一张)、辰砂(三分三味研末蜜水先调服)。二诊渐能安寐,而神情尚觉呆钝,苔黄腻浊,中心霉黑。还是肝火痰热未清。再化痰息肝,宁神定志制半夏(二钱)枳壳(一钱)白蒺藜(去刺炒三钱)天竺黄(三钱)橘红(一钱)远志肉(六分)郁金(一钱五分)陈胆星(五分)滚痰丸(二钱开水送下)。"(《张聿青医案》)

【译文】蒋姓患者春天突然出现抽搐昏迷,容易惊吓恐慌症状,舌红苔黄,脉弦而滑。医生认为病因是痰,病变的部位在肝胆,以此确定治疗原则,化痰宁神,潜阳息肝。一诊后症状减轻,睡眠好转,但是表情呆滞,舌苔黄黑。二诊加重清肝泻火祛痰药物。

【医理】肝主疏泄,调节精神情志;胆主决断,与人之勇怯有关。此案肝风内动,胆经有痰热,热扰神魂,胆腑失于清静,故惊悸而作。治疗以化痰清热为主,息风平肝为辅。二诊加用滚痰丸,更加强其降火逐痰之功。患者体质素亏,阴虚阳亢,无以敛阳,化热生风,气血上冲脑窍故而痉厥。其脉弦而滑,弦为肝风内动之象,滑为痰热之象。

第三章　病因病机

第一节　病　因

导致人体发生疾病的原因,称之为病因,又称作"致病因素"或"病邪"。疾病是人体在一定条件下,由致病因素所引起的有一定表现形式的病理,包括发病形式、病机、发展规律和转归的一种完整的过程。病因包括六淫、疫疠、七情、饮食、劳倦、外伤,以及痰饮、瘀血、结石等。中医学认为,无论外感六淫,还是内伤七情、饮食劳逸,在正气旺盛,生理功能正常的情况下,不会导致人体发病。只有在正气虚弱,人体功能活动不能适应诸因素的变化时,才会成为致病因素,使人发病。

一、外感致病因素

外感病因,是指由外而入,或从皮毛,或从口鼻,侵入机体,引起外感疾病的致病因素。外感病是由外感病因而引起的一类疾病,一般发病较急,病初多见寒热、咽痛、骨节酸楚等。外感病因大致分为六淫和疫疠两类。

(一)六淫

1.概念

六淫:是风、寒、暑、湿、燥、火六种外感病邪的统称。

2.性质及其致病特点

(1)风:风性轻扬,善行数变,风胜则动,为百病之长,这是风邪的基本特点。

(2)寒:寒邪以伤阳、凝滞、收引为其基本特征。

(3)暑:暑为火所化炎热,主升散,且多挟湿。

(4)湿:湿为阴邪,阻碍气机,易伤阳气,其性重浊黏滞、趋下。

(5)燥:燥胜则干,干涩伤津,易于伤肺,为其基本特征。

(6)火(热):火邪具有燔灼、炎上、耗气伤津、生风动血,易致肿疡,易扰心神特性。

(二)疠气

疠气是一类具有强烈传染性的病邪,又名疬气等。疠气经过口鼻等途径,由外入内,故属于外感病因。由疠气而致的具有剧烈流行性传染性的一类疾病,称之为疫、疫疠、瘟疫(或温疫)等。疠气的性质及其致病特点如下。

1. 发病急骤，病情危笃

疫疠之气，其性急速、燔灼，且热毒炽盛。故其致病具有发病急骤、来势凶猛、病情险恶、变化多端、传变快的特点，且易伤津、扰神、动血、生风。

2. 传染性强，易于流行

疫疠之气具有强烈的传染性和流行性，可通过口鼻等多种途径在人群中传播。疫疠之气致病可散在发生，也可以大面积流行。因此，疫疠具有传染性强、流行广泛、病死率高的特点。诸如大头瘟（由疫毒感染而发病，以头面红肿或咽喉肿痛为特征）、蛤蟆瘟（人体感受疫毒之后，以颈项肿大为主症，连及头面，状如蛤蟆，故名）、疫痢、白喉、烂喉丹痧、天花、霍乱、鼠疫等，实际上包括现代医学许多传染病和烈性传染病。

（三）燥胜则干案

【原文】戴人过曹南省亲，有姨表兄，病大便燥涩，无它症，常不敢饱食，饱则大便极难，结实如针石。或三五日一如圊，目前星飞，鼻中出血，肛门连广肠痛，痛极则发昏，服药则转剧烈，巴豆、芫花、甘遂之类皆用之，过多则困，泻止则复燥。如此数年，遂畏药性暴急不用，但卧病待尽。戴人过诊，其两手脉息，俱滑实有力，以大承气汤下之，继服神功丸、麻仁丸等药，使食菠葵菜，及猪羊血作羹，百余日充肥，亲知见骇之。呜呼！粗工不知燥分四种：燥于外则皮肤皱揭，燥于中则精血枯涸，燥于上则咽鼻焦干，燥于下则便溺闭结。夫燥之为病，是阳明化也，水寒液少，故如此。虽可下之，当择而药之，巴豆可以下寒，甘遂芫花可以下湿，大黄、朴硝可以下燥。《内经》曰："辛以润之，咸以软之。"《周礼》曰："以滑养窍。"（《儒门事亲》）

【译文】清代名医张子和有个亲戚，患有大便燥结的病证，除此以外，别无他病。常常不敢吃饱，如果吃饱了，那么解起大便就非常艰难。服用过巴豆等大泻之药，结果泻完了又燥结。如此很多年了，结果怕药性太暴，不敢服用，只能卧病等死。后来，张子和为这位患者诊断，切两手的脉，均滑实有力，诊断属于燥症，先用"大承气汤"，后用"麻子仁丸"等药，还让患者吃润肠的食物，结果患者在百余日重新强健起来，所以亲眼看见他的人都非常吃惊于前后的变化。本案运用先攻下、后润下的方法治愈便秘。

【医理】燥为秋季肃杀之气所化，其性干涩枯涸，故曰"燥胜则干"。燥邪为害，最易耗伤人体的津液，形成阴津亏损的病变，表现出各种干涩的症状和体征，诸如皮肤干涩皲裂、鼻干咽燥、口唇燥裂、毛发干枯不荣、小便短少、大便干燥等。因此，本案针对临床出现大便燥结的症状，是燥邪致病的特点，治疗采用"大承气汤"先攻下，后用"麻子仁丸"润肠通便的治法，患者痊愈。

二、内伤致病因素

内伤病因，泛指人因七情异常、饮食失宜、劳逸失当等直接伤及脏腑而发病的致病因素。

（一）七情

1. 概念

七情是指喜、怒、忧、思、悲、恐、惊等七种正常的情志活动，是人的精神意识对外界事物的反应。七情与人体脏腑功能活动有密切的关系，七情分属于五脏，以喜、怒、思、悲、恐为代表,就称为五志。七情是人对客观事物的不同反映,在正常的活动范围内一般不会使人致病,只有突然强烈或长期持久的情志刺激,超过人体本身的正常生理活动范围,使人体气机紊乱,脏腑阴阳气血失调,才会导致疾病的发生。由于七情是造成内伤病的主要致病因素之一,故又称"内伤七情"。

2. 七情与脏腑的关系

人体的情志活动与脏腑有密切关系。其基本规律是:心主喜,过喜则伤心;肝主怒,过怒则伤肝;脾主思,过思则伤脾;肺主悲、忧,过悲过忧则伤肺;肾主惊、恐,过惊过恐则伤肾。这说明脏腑病变可出现相应的情绪反应,而情绪反应过度又可伤及相关脏腑。七情生于五脏又伤五脏的理论在诊断和治疗中均有重要的指导意义。

3. 七情的致病特点

七情过激可影响脏腑之活动而产生病理变化。不同的情志刺激可伤及不同的脏腑,产生不同的病理变化。如喜伤心,心伤则精神涣散,思想不能集中,甚则精神失常等。七情过激虽可伤及五脏,但与心肝的关系尤为密切。心为五脏六腑之大主,一切生命活动都是五脏功能集中的表现,又必须接受心的统一主宰,心神受损必涉及其他脏腑。肝失疏泄、气机紊乱又是情志疾病发病机制的关键。

4. 影响脏腑气机

七情损伤,使脏腑气机紊乱,血行失常,阴阳失调。不同的情志变化,其气机逆乱的表现也不尽相同。怒则气上,喜则气缓,悲则气消,思则气结,恐则气下,惊则气乱。

(二)饮食失宜

饮食失宜包括饥饱无度、饮食不洁、饮食偏嗜等。饮食失宜能导致疾病的发生,为内伤病的主要致病因素之一。

(三)劳逸

劳逸,包括过度劳累和过度安逸两个方面。正常的劳动和体育锻炼,有助于气血流通、增强体质。必要的休息,可以消除疲劳,恢复体力和脑力,不会使人致病。只有比较长时间的过度劳累,或体力劳动,或脑力劳动,或房劳过度,或过度安逸,或完全不劳动不运动,才能成为致病因素而使人发病。

1. 过劳

过劳是指过度劳累,包括劳力过度、劳神过度和房劳过度三个方面。

(1)劳力过度:劳力过度主要指较长时期的不适当的活动和超过体力所能负担的过度劳力。劳力过度可以损伤内脏功能,致使脏气虚少,可出现少气无力、四肢困倦、懒于语言、精神疲惫、形体消瘦等,即所谓"劳则气耗"。

(2)劳神过度:劳神过度指思虑劳神过度。劳神过度可耗伤心血,损伤脾气,出现心悸、健忘、失眠、多梦及纳呆、腹胀、便溏等症,甚则耗气伤血,使脏腑功能减弱,正气亏虚,乃至积劳成疾。

(3)房劳过度:房劳过度是指性生活不节,房事过度。正常的性生活,一般不损伤身体,但房劳过度会耗伤肾精,可致腰膝酸软、眩晕耳鸣、精神萎靡,或男子遗精滑泄、性功能减退,甚或阳痿。

2. 过逸

过逸是指过度安逸。不劳动,又不运动,使人体气血运行不畅,筋骨柔脆,脾胃呆滞,体弱神倦,或发胖臃肿,动则心悸、气喘、汗出等,还可继发其他疾病。

(四) 喜伤心,恐胜喜案

【原文】庄先生治喜乐之极而病者。庄切其脉,为之失声,佯曰:吾取药去。数日更不来,病者悲泣,辞其亲友,曰:"吾不久矣"。庄知其将愈,慰之。诘其故,庄引《素问》曰惧胜喜,可谓得元关者。(《名医类案》)

【译文】庄姓医生治疗一名因欢喜过度导致精神异常的患者,切脉后说:"你的病重,我得赶快回去取药"。然后佯装出很紧迫的样子匆匆离去,没有再来。几天后患者哭泣着说:"肯定是我病重,医生有意回避,我怕不久于人世啊!"庄医生听说后,知道患者会很快恢复健康。复诊时安慰患者,并告诉他这样做的道理是根据《黄帝内经·素问》所述:恐惧可以治疗因高兴过度而生的疾病。这是掌握了治病的根本。诘:追问。元关:主要、要害。

【医理】七情,是指喜、怒、忧、思、悲、恐、惊七种正常的情志活动,是人体生理和心理活动对内外环境变化产生的情志反应,属人人皆有的情绪体验,一般情况下不会导致或诱发疾病。倘若七情反应太过或不及,超越了人体生理和心理的适应和调节能力,损伤脏腑精气,导致功能失调,或人体正气虚弱,脏腑精气虚衰,对情志刺激的适应和调节能力低下,引发或诱发疾病时,七情则成为病因而称之为"七情内伤",不同情志刺激对各脏有不同影响,怒伤肝、喜伤心、思忧伤脾、悲忧伤肺、惊恐伤肾。情志不仅可以致病,还能治病。古人对情志内伤所致的疾病用"以情胜情"法治疗,喜胜忧(悲),忧(悲)胜怒,怒胜思,思胜恐,恐胜喜。该医案根据藏象、五行学说,生理心之志喜、心属火,肾之志恐、肾属水,水克火;病理喜伤心,治疗用恐胜喜,所以治愈。

三、其他致病因素

在疾病发生和发展过程中,原因和结果可以相互交替和相互转化。痰饮、瘀血、结石都是在疾病过程中所形成的病理产物。它们滞留体内而不去,又可成为新的致病因素。中医学病因学中,除了外感病因、七情内伤和病理性因素以外,还有外伤、寄生虫等。

外寒引动宿饮上逆案

【原文】某(六一)高年卫阳式微,寒邪外侵,引动饮邪,上逆咳嗽,形寒。仲景云:治饮不治咳。当以温药通和之。(《临证指南医案》)

【译文】清代名医叶天士遇到一名老年患者,主要症状为咳嗽、怕冷,望闻问切后,诊断病因是肺有寒饮,外感寒邪引动内饮而发病,所以确定治疗原则为温肺化饮止咳。

【医理】痰饮是机体水液代谢障碍所形成的病理产物。这种病理产物一经形成,就能作为一种致病因素作用于机体,导致脏腑功能失调而引起各种复杂的病理变化。本案属寒饮阻肺,感受外寒,导致肺宣降失常,肺气上逆而咳。所以应当用温热的药物,温肺化饮、解表散寒才能降逆止咳。

第二节 病 机

病机是指在疾病过程中病理变化的一般规律及其基本原理。中医学认为,疾病的发生、发展与变化,与机体的体质强弱和致病邪气的性质有密切关系。体质不同,病邪各异,可以产生全身或局部的多种多样的病理变化。尽管疾病的种类繁多,临床征象错综复杂、千变万化,各种疾病、各个症状都有其各自的机制,但从整体来说,总不外乎邪正盛衰、阴阳失调、气血失常、气机紊乱等病机变化的一般规律。

一、邪正盛衰

邪正盛衰,是指在疾病过程中,机体的抗病能力与致病邪气之间相互斗争中所发生的盛衰变化。邪正斗争不仅关系着疾病的发生、发展和转归,而且也影响着病证的虚实变化。所以,邪正斗争是疾病病理变化的基本过程,疾病的过程也就是邪正斗争及其盛衰变化的过程。在疾病的发展变化过程中,正气和邪气的力量对比不是固定不变的,而是在正邪的斗争过程中不断地发生着消长盛衰的变化。随着体内邪正的消长盛衰而形成了病机的虚实变化。

真虚假实案

【原文】钱台石,年近六十,肢体不能转侧,昏倦不能言,鼻窍不利,二便俱秘,是心肺俱虚,为类中风也。医伐其气,攻其痰,几危矣。余诊之,六脉洪盛,按之搏指,此至虚有盛候,以形色验之灼然也,法当从症不从脉,补中为主,方可回生。不信余言两日,余发声曰:"今日不进药,不治矣。"以补中益气加秦艽、天麻、竹沥、姜汁,再剂而神清,十日而转侧利便,珍摄半载痊愈。(《里中医案》)

【译文】明末著名医家李中梓,遇到一名患者,年龄接近 60 岁,昏睡不能说话,身体不能翻身,大小便不通,其他医生诊断为类中风,用攻下祛痰法治,结果病情加重了。李中梓切脉发现虽然患者脉浮洪大,但是虚到极致会出现实证的假象,断定疾病的本质是虚证,所以应当用补法来治疗,才能治愈。但患者家属不相信,两天后李中梓说:"再不治疗,患者有生命危险。"家属同意后,给患者服用补中益气汤加味,治愈。

【医理】对于中风的病因,金元四大家各有观点,其中李东垣归咎于"本气自虚"。本例纵然脉现实象,医者认为"此至虚有盛候",故舍脉从症,遵李东垣之见,虚者补之,投以补中益气汤加味,霍然取效。真虚假实之虚指病理变化的本质,而实则是表面现象、是假象。如正气虚弱的人,因脏腑虚衰,气血不足,运化无力,有时反出现类似"实"的表现。病机的本质为虚,实为假象,即真虚假实。

二、阴阳失调

阴阳失调,是机体阴阳消长失去平衡的统称,是指机体在疾病过程中,由于致病因素的作用,导致机体的阴阳消长失去相对的平衡,所出现的阴不制阳、阳不制阴的病理变化。阴阳失调又是脏腑、经络、气血、营卫等相互关系失调,以及表里出入、上下升降等气机运动失常的概括。由于六淫、七情、饮食、劳倦等各种致病因素作用于人体,也必须通过机体内部的阴阳失调才能形成疾病,所以,阴阳失调又是疾病发生、发展变化的内在根据。阴阳失调的病理变化,其主要表现,不外阴阳盛衰、阴阳互损、阴阳格拒、阴阳转化以及阴阳亡失等几个方面,其中阴阳偏盛偏衰则是各种疾病最基本的病理变化,这种变化通过疾病性质的寒热而表现出来。

阳虚则寒案

【原文】洪(妪)脉虚涩弱,面乏淖泽,鼻冷肢冷,肌腠麻木,时如寒凛微热,欲溺大便有不化之形,谷食不纳,此阳气大衰,理进温补,用附子理中汤。(《临证指南医案》)

【译文】清代名医叶天士诊治一名患者,身寒肢冷、腹泻、面无光泽、不思饮食、脉象细弱,确诊是阳气虚,用附子理中汤治愈。

【医理】阳气不足,一般以脾肾之阳虚为主,其中尤以肾阳不足为最。因为肾阳为人身诸阳之本。所以,肾阳虚衰(命门之火不足)在阳偏衰的病机中占有极其重要的地位。阳虚则寒,不能温化,所以患者临床出现身寒肢冷、腹泻症状。治疗原则是"寒者热之",方药附子理中汤。

三、气血失调

气血是人体脏腑、经络等一切组织器官进行生理活动的物质基础,而气血的生成与运行又有赖于脏腑生理功能的正常。因此,在病理上,脏腑发病必然会影响到全身的气血,而气血的病变也必然影响到脏腑。气血的病理变化总是通过脏腑生理功能的异常而反映出来。由于气与血之间有着密切关系,所以在病理情况下,气病必及血,血病亦及气,其中尤以气病及血为多见。气血失调的病机,与邪正盛衰、阴阳失调一样,不仅是脏腑、经络等各种病变机制的基础,而且也是分析研究各种疾病病机的基础。

气虚案

【原文】一男子元气素弱,臀肿硬,色不变,饮食少,将年余矣。此气虚而未能溃也。先用六君为主,加芎、归、芍药治之,元气渐复,饮食渐进,患处渐溃。更加黄芪、肉桂,并日用葱熨之法,月余脓熟,针之,以十全大补汤,及附子饼灸之而愈。(《名医类案》)

【译文】患者为男性,臀部生痈肿,质地坚硬,色不变,就诊时已有一年余。中医诊断为气虚所导致,以六君子汤加减十全大补汤,还有外治法治愈。

【医理】患者"元气素弱",提示为气虚体质。因气虚无力托毒外达,故易患痈疽。患者虽无明显气虚体质的特征表现,但从臀肿硬、色不变,迁延年余不愈分析,乃因"气虚而未能溃"所致。本案着眼于调治气虚体质以治本,而调治气虚体质从益气健脾为主入手,待"元气渐复"后,内服结合外治法长期应用。随着气虚体质的改善,不仅气足溃脓而于"月余脓熟",且可托毒生肌向愈。

第四章 四 诊

中医学诊察收集病情的基本方法,包括望、闻、问、切四诊。① 望诊:分为望诊和舌诊,指观察患者的神、色、形、态、舌象及排出物等。② 闻诊:听患者的语言、呼吸等声音,嗅患者发出的异常气味等。③ 问诊:询问患者的有关病情资料,如病史、自觉症状等。④ 切诊:分为脉诊和按诊,指通过切脉和触按患者有关部位以诊断病证。

第一节 望 诊

医者运用视觉,对人体全身和局部的一切可见征象以及排出物等进行有目的地观察,以了解健康或疾病状态,称为望诊。

望诊的内容主要包括观察患者的神、色、形、态、舌象、络脉、皮肤、五官九窍等情况,以及排泄物、分泌物、分泌物的形、色、质量等。现将望诊分为整体望诊、局部望诊、望舌、望排出物、望小儿指纹等五项叙述。舌诊和面部色诊虽属头面五官,但因舌象、面色反映内脏病变较为准确,实用价值较高,因而形成了面色诊、舌诊两项中医学独特的传统诊法,故另立项目介绍。

一、全身望诊

整体望诊是通过观察患者全身的神、色、形、态变化来了解疾病情况。

望形体案

【原文】江应宿治嘉兴钱举人,每逢阴雨,则腰膝沉重,如带千钱,不能步履,人肥而脉沉缓,此湿病也。投茯苓渗湿丸、二陈加苍术、羌活、黄芩而愈。(《名医类案》)

【译文】明代医家江应宿给嘉兴的钱姓举人治病。患者每逢阴雨天,腰膝以下沉重,以至于行走困难。江少微望钱举人体胖人肥,再加切脉沉缓,诊断湿病,用二陈汤治愈。

【医理】患者体肥,盖"肥白人多痰湿",所居嘉兴地区多雨潮湿。身为举人,提示其性格偏温和、稳重。每逢阴雨则腰膝沉重,说明"天人相应",患者对梅雨季节及潮湿环境的适应能力较差。以上均为痰湿体质特征。经用茯苓渗湿丸、二陈加味以渗湿化痰而愈,也佐证患者为痰湿体质。

二、局部望诊

望局部情况,是在整体望诊的基础上,根据病情或诊断需要,对患者身体某些局部进行重点、细致地观察。因为整体的病变可以反映在局部,所以望局部有助于了解患者整体的病变情况。

望头面案

【原文】太平崔默庵,医多神验。有一少年新娶,未几出痘,遍身皆肿,头面如斗。诸医束手,延默庵诊之。默庵诊症,苟不得其情,必相对数日沉思,反复诊视,必得其因而后已。诊此少年时,六脉平和,惟稍虚耳,骤不得其故。时因肩舆道远腹饿,即在病者榻前进食。见病者以手掰目,观其饮啖,盖目眶尽肿,不可开合也。问:"思食否?"曰:"甚思之,奈为医者戒余勿食何?"崔曰:"此症何碍于食?"遂命之食,饮啖甚健,愈不解。久之,视其室中,床榻、桌椅漆器熏人,忽大悟,曰:"余得之矣!"呕命别迁一室,以螃蟹数斤生捣,遍敷其身。不一二日,肿消痘现,则极顺之症也。盖其人为漆所咬,他医皆不识云。(《冷庐医话》)

【译文】清代名医崔默庵治病多有神奇的功效。有一年轻患者新婚后不久出痘疹,全身都肿大,望头部像斗一样大。许多医生都没有办法,请崔默庵诊治。崔医生认为看病如果没有了解病因总不得其解。因此,他看病时总是反复诊察,一定要找到致病原因。望这个少年,虽然头面肿大,但是脉象正常,问病因与进食无关。过了好久,崔默庵观察到患者新房都是新家具,味道刺鼻,突然醒悟,说"我知道病因了!"赶快让患者换个房间,再用生螃蟹捣敷全身治疗,病痊愈。

【医理】本案医家通过"视其室中,床榻、桌椅漆器熏人",顿悟出患者"为漆所咬"(即油漆过敏)以致"未几出痘,遍身皆肿,头面如斗"。经治之法也别开生面,先让患者"别迁一室"以避离过敏源,后用善治漆疮的生螃蟹捣敷全身,很快痊愈。这种明察秋毫,善于发现问题、解决问题的医道值得称颂。

三、望舌

望舌属望五官的内容之一。但其内容非常丰富,至今已发展成为专门的舌诊,故另立一节阐述。望舌是通过观察舌象进行诊断病证的方法,舌象是由舌质和舌苔两部分的色泽形态所构成。所以望舌主要是望舌质和望舌苔。

舌强案

【原文】薛己治一妇人,善怒,舌本强,手臂麻。薛曰:"舌本属土,被木妙制故耳,用六君加柴胡、芍药治之。"(《古今医案按》)

【译文】薛己,明代医学家。治疗一妇女,症状表现为容易发脾气,舌头僵硬,手臂麻木。薛己认为患者病位在肝脾,用六君子汤加柴胡、芍药治疗。

【医理】此案病证表现十分简洁,一为善怒,二为舌本强,三为手臂麻。肝主怒,怒伤肝,故病位责之于肝,而脾之经脉连于舌本,舌本强故归之于脾。手臂麻者,筋脉失养之故。综合分析,病位在肝脾,以四君子汤补脾益气,培土抑木,加柴胡、白芍,疏肝和肝,以顺达肝气,使木郁得平,清阳得升,舌本自和。

四、望排出物

望排出物是观察患者的分泌物和排泄物,如痰涎、呕吐物、二便、涕唾、汗、泪、带下等。

便溏案

【原文】患两腿疼肿,便溏不渴,医进苍术、木瓜、萆薢、独活等药,其病日甚,不食不眠,筋瘈欲厥。孟英切其脉弦数而滑,询其热极如沸,曰非寒湿也,肝火为患耳。便溏是土受木乘,不渴乃内有伏痰,予栀、柏、芩、连、茹、楝、通草、半夏、蚕砂、丝瓜络为方,一剂知,二剂已。(《王氏医案》)

【译文】清代著名医家王孟英,诊治一患者,下肢肿痛,大便清稀而又口不渴。之前找的医生用苍术、木瓜等苦温辛烈的燥湿通络之品治疗,病情反而加重了。王孟英望闻问切后认为病证为肝火伤脾所导致,用清肝泻火中药治愈。

【医理】本案系肝火为患,土受木乘,烁液为痰,发为疼肿。孟英的此种诊断,给人的印象,好像是以脉定诊:弦为肝脉,数为火炎,滑为痰湿,因此得出两腿疼肿的原因是肝火烁痰所致。"舍症从脉",是中医学去伪存真的诊断方法之一。然而在这里,孟英并不是单纯以脉定诊,而是脉症合参的。具体表现:① 两腿疼肿,热极如沸,结合脉象弦数,自然得出肝火为患的结论;② 肝火为患,然而口不渴,结合滑脉,自然得出内有伏痰的结论;③ 既属肝火,反而便溏,结合内有伏痰(脾为生痰之源),可见是土受木乘。由此分析,可见此症其本在肝,其标在脾,肝火脾湿,发为疼肿,因此疏方用药就以泻火化痰,通络止痛为基本治则。药与症合,无怪乎"一剂知,二剂已"了。之前的医生错诊的根本原因,首先是没有进行四诊合参,复被不能反映疾病本质的假象所迷惑。以其便溏,似为脾湿,而口又不渴,似为寒湿,由此做出诊断,是由于脾困寒湿,下窜两腿发为疼肿。其次,忽略了其热极如沸这一点,反处以苍术、木瓜等苦温辛烈的燥湿通络之品。辨证误火为寒,投药以温治火,"不食不眠,筋瘈欲厥"也就成为势所必然的后果了。

五、望小儿指纹

指纹,是浮露于小儿两手食指掌侧前缘的脉络。观察小儿指纹形色变化来诊察疾病的方法,称为"指纹诊法",仅适用于三岁以下的幼儿。指纹是手太阴肺经的一个分支,故与诊寸口脉意义相似。

小儿急惊风案

【原文】柯某之长子,年一岁半,1922 年阴历九月初六日晨,寐醒抱出,冒风而惊,发热,自汗沉迷,角弓反张,手足抽搐,目上视,指纹赤而浮,唇赤舌淡白,脉来浮缓。由于风寒阻遏太阳经气运行之机,加以小儿营卫未充,脏腑柔嫩,不耐风寒,以致猝然抽搐而成急惊风证。此为太阳肌表之证,以仲景桂枝汤主之,使中于太阳肌膜之邪,得微汗而解。桂尖 10 克、杭芍 10 克、甘草 6 克、生姜 10 克、小枣 7 枚,加入粳米一小撮同煎,嘱服后温覆而卧,使得微汗。一剂尽,即熟寐,汗出热退,次日霍然。(《吴佩衡医案》)

【译文】柯姓儿童一岁半,伤风,出现发热、手足抽搐、后脊强直、两目上视的危重症状。吴佩衡医生诊断是太阳证,因为幼儿营卫二气不足,卫外功能不佳,风寒乘虚而入,伤及太阳经脉。用《伤寒论》桂枝汤治愈。

【医理】吴佩衡(1888—1971年),云南名医。小儿症状为"发热,角弓反张,手足抽搐,目上视"。望指纹浮而明显,主病在表;纹色鲜红多属外感风寒。诊断风寒阻遏太阳经气运行之机,加以小儿营卫未充,脏腑柔嫩,不耐风寒,以致猝然抽搐而成急惊风证。治疗用桂枝汤,"汗出热退,次日霍然"病愈。

第二节　闻　诊

闻诊包括听声音和嗅气味两个方面的内容,是医者通过听觉和嗅觉了解由病体发出的各种异常声音和气味,以诊察病情。

一、听声音

听声音,主要是听患者言语气息的高低、强弱、清浊、缓急等变化,以及咳嗽、呕吐、呃逆、嗳气等声响的异常,以分辨病情的寒热虚实。

喘咳案

【原文】李女,四岁,风湿挟痰饮,喘咳,壮热太甚,势甚危急,勉与宣肺络清肺热法。生石膏末二两,杏仁五钱,芦根五钱,苦葶苈子三钱,黄芩(炒)三钱。煮三杯,分三次服。十二日,温热挟痰饮,喘咳。生石膏二钱,杏仁四钱,茯苓皮三钱,苦葶苈子(炒研)一钱五分,芦根五钱,冬瓜仁三钱。煮三小杯,分三次服。服此方二帖而烧退。(《吴鞠通医案》)

【译文】吴鞠通为清代著名医家,曾诊治一名女孩,4岁,咳嗽、呼吸困难、高热,病情严重。诊断此案是肺热所导致,用宣肺络清肺热法治愈。

【医理】咳喘是现症,痰饮是宿疾。壮热太甚,是气分热炽。辨证:痰热壅肺。论治:清热非重剂石膏莫属,再加杏仁、芦根、葶苈子、黄芩四味,泄热化痰、宣肺生津。服此方二帖烧退而病愈。

二、嗅气味

嗅气味,主要是嗅患者病体、排出物等的异常气味,以了解病情,判断疾病的寒热虚实。

呕吐酸味案

【原文】患呕吐不止,吐出皆酸味,气口脉大于人迎二三倍,速薛投剂,薛曰:"此食郁在上,宜吐,不须用药。"乃侯其吐清水无酸气,寸脉渐减,尺脉渐复,翌早吐止,至午脉俱平复,不药自愈。(《名医类案》)

【译文】患者呕吐,酸味重,诊气口脉洪大,大于人迎二至三倍,可以判断为饮食所伤,积聚在上所致。治法:用催吐法,患者吐清水没有酸味时,郁积饮食已由呕吐形式排出,呕吐自愈。

【医理】本病案从"呕吐不止，吐出皆酸味"，再加人迎和寸口脉象的互相参照，来判断病情及其转归，确定治法。呕吐酸味是为宿食内停。"气口脉大于人迎二三倍"，李东垣著《内外伤寒辩惑论》中指出："气口脉大于人迎为内伤……内伤饮食则右寸气口脉大于人迎一倍，伤之重者，过在少阴则两倍，太阴则三倍，此内伤饮食之脉"，可以判断呕吐为饮食积聚内伤所伤。今呕吐是因饮食积聚所致，案中曰"宜吐"，是顺其自然，让患者自己吐出，呕吐是邪气外出的表现形式，故不需用药治疗，待呕吐物无酸味，郁积饮食已由呕吐形式排出，而呕吐自愈。

第三节 问 诊

问诊，是医者通过询问患者或陪诊者，了解疾病的发生、发展、治疗经过，以及当下症状和其他与疾病有关的情况，以诊察疾病的方法。问诊的目的在于充分收集与辨证关系密切的资料，是临床诊察疾病的第一步。问诊的内容主要包括一般项目、主诉和病史、当下症状等。一般项目包括患者的姓名、性别、年龄、民族、职业、婚否、籍贯、现单位、现住址等。主诉是患者就诊时陈述其感受最明显或最痛苦的主要症状及其持续的时间。现病史包括疾病（主诉所述的疾病）从起病之初到就诊时病情演变与诊察治疗的全部过程，以及就诊时的全部自觉症状。既往史包括曾患过何种疾病（不包括主诉中所陈述的疾病）、诊治的主要情况、现在是否痊愈、有无药物或其他过敏史，对小儿还应注意询问既往预防接种情况。家族病史，是指患者直系亲属或者血缘关系较近的旁系亲属的患病情况，是否有传染性疾病或遗传性疾病。当下症状，是指询问患者就诊时的全部症状。症状是疾病的反映，是临床辨证的主要根据。通过问诊掌握患者的当下症状，可以了解疾病目前的主要矛盾，并围绕主要矛盾进行辨证，从而揭示疾病的本质，对疾病做出确切的判断。因此，问当下的症状是问诊中重要的一环。为求问得全面准确，无遗漏，一般是以张景岳"十问歌"为顺序。《十问歌》即是："一问寒热二问汗，三问头身四问便，五问饮食六问胸，七聋八渴俱当辨，九问旧病十问因，再兼服药参机变；妇女尤必问经期，迟速闭崩皆可见；再添片语告儿科，天花麻疹全占验。"

一、问寒热

问寒热是询问患者有无冷与热的感觉。寒，即怕冷的感觉；热，即发热。患者体温高于正常，或者体温正常，但全身或局部有热的感觉，都称为发热。寒热的产生，主要取决于病邪的性质和机体的阴阳盛衰两个方面。因此，通过询问患者寒热感觉可以辨别病变的寒热性质和阴阳盛衰等情况。寒与热是临床常见症状，问诊时应注意询问患者有无寒与热的感觉，两者是单独存在还是同时并见，还要注意询问寒热症状的轻重程度、出现的时间、持续时间的长短、临床表现特点及其兼症等。

伤寒医案

【原文】尝记一亲戚病伤寒,身热、头痛、无汗、大便不通已四五日,予讯问之,见医者治大黄朴硝等欲下之。予曰:子姑少待,予为视之。脉浮缓,卧密室中,自称甚恶风。予曰:表证如此,虽大便不通数日,腹且不胀,别无所苦,何遽便下?大抵仲景法,须表证罢方可下,不尔,邪乘虚入,不为结胸,必为热利也。予作桂枝麻黄各半汤与之,继以小柴胡,絷絷汗出,大便亦通而解。(《普济本事方》)

【译文】北宋时期伤寒大家许叔微,诊治一伤寒患者,发热、头痛、无汗、便秘已经四五天,有医生拟用大黄朴硝泻下。许叔微说:不要着急,我再看看。再问患者,虽然在密闭的卧室中,但是自称有怕风战抖的感觉。提出寒邪在表,一定要祛除表邪,先用桂枝、麻黄各半汤散寒解表,再用小柴胡汤和解表里,尽祛在表及半表半里之邪。服药后,表里气机得通,邪随汗解,大便得通。

【医理】恶风与恶寒都是怕冷的自觉症状,然两者亦有不同。恶风是见风则恶,与所处环境密切相关,若居密室,无风则怕冷就不明显;恶寒则是有风无风都有怕冷的感觉,与所处环境关系不大。恶风可见于太阳中风证,所受邪气以风邪为主,风性疏泄腠理不固,故见风则冷,且常伴有汗出;恶寒见于太阳伤寒证所受邪气以寒邪为主,寒性收引,腠理闭塞,卫阳被郁不得温煦肌表,故有风无风都觉冷且常无汗。通过分析案中所谓"卧密室,自称甚恶风",其实是恶寒的表现。表证中见大便不通主要原因是寒邪束表,肺气不宣。肺与大肠相表里,导致腑气不降。另外,案中在形容其发热症状时,用"身热"来描述,一般热势较高是对里热的一种形容,加上病程已四五日,说明表邪已有化热入里之势,故里热伤津是导致大便不通的另一次要因素。

二、问汗

汗是津液所化生的,在体内为津液,经阳气蒸发从腠理外泄于肌表则为汗液。正常人在过劳、运动剧烈、环境或饮食过热、情绪紧张等情况下皆可以出汗,这属于正常现象。发生疾病时,各种因素影响了汗的生成与调节,可引起异常出汗。问汗时要询问患者有无出汗、出汗的时间和部位、汗量、出汗的特点、主要兼症以及出汗后症状的变化。

阴虚盗汗案

【原文】万,27,诊脉数,左略大,右腰牵绊,足痿,五更盗汗即醒,有梦情欲则遗,自病半年,脊椎六七节骨形凸出,自述书斋坐卧受湿。若六淫致病,新邪自解,验色脉推病,是先天禀赋原怯,未经充旺,肝血肾精受戕,致奇经八脉中乏运用之力乃筋骨间病,内应精血之损伤也。(《临证指南医案》)

【译文】万姓患者,27岁,夜里盗汗、遗精,腰酸脚软,脊椎骨突出,自称是在潮湿的书房坐卧后引起。叶天士诊脉数,左手更明显,认为发病不是六淫外邪引起,而是先天肝肾精血亏虚,经脉气血运行不畅所导致。

【医理】患者经常睡则汗出、醒则汗止,称为盗汗,多伴有潮热、颧红、五心烦热、舌红脉细数等症,属肾阴虚。肾阴虚则虚热内生,睡时卫阳入里,肌表不密,虚热蒸津外泄,故盗汗出,醒后卫阳出表,玄府密闭,故汗止。

三、问疼痛

疼痛是临床常见的一种自觉症状,各科均可见到。问诊时,应问清疼痛产生的原因、性质、部位、时间等。

腹痛医案

【原文】石山治一妇,瘦小,年二十余,经水紫色,或前或后,临行腹痛,恶寒喜热,或时感寒腹亦作痛,脉皆细濡近滑,两尺重按略洪而滑。汪曰:"血热也。"或谓恶寒如此,何谓为热?曰:"热极似寒也。"遂用酒煮黄连四两,香附、归身尾各二两,五灵脂一两,为末粥丸,空腹吞之而愈。(《古今医案按》)

【译文】明代著名医家汪机,治疗一名女性患者,年龄20余岁,体形瘦小,月经不调、痛经。从临床表现看,经水紫色、受寒则腹痛,诊脉细、濡、滑,尺部洪。汪石山说:"是血热引起的。"但是其他医生提出是寒邪引起。汪机接着说:"这是真热假寒。"用黄连清热泻火,再加活血化瘀药物,治愈。

【医理】患者时感腹寒,亦作痛属血瘀,恶寒喜热,血瘀体质者常不耐受寒邪。脉洪提示有热邪,为血瘀久化热。从施用方药看,医者针对所谓"血热"并未使用清热凉血药,而仅以黄连清热泻火,却多用归尾、五灵脂活血化瘀,且施以调体的常用剂型丸药,对症治疗,疗效显著。

四、问饮食与口味

问饮食与口味包括询问口渴、饮水、进食、口味等几个方面。应注意有无口渴、饮水多少、喜冷喜热、食欲情况、食量、食物的善恶、口中有无异常的味觉和气味等情况。

呕吐案

【原文】戴原礼治松江诸仲文,盛夏畏寒,常御重纩,饮食必令极热始下咽,微温即吐。他医投以胡椒煮伏雌之法,日啖鸡者三,病更剧。戴曰:"脉数而大且不弱。刘守真云火极似水,此之谓也。"椒发三阴之火,鸡能助痰,只益其病耳,乃以大承气汤下之,昼夜行二十余度。顿减纩之半。后以黄连导痰汤加竹沥饮之,竟瘳。(《续名医类案》)

【译文】戴原礼是金元时期名医朱丹溪之高徒,学验俱丰,晚年任太医院使。他曾诊治一名患者,夏天怕冷,只能吃热的食品,稍凉一点就呕吐。其他医生用温补之法治疗,不但症状没有减轻,反而加重了。该时期著名医家刘完素说过"火极似水",这是真热假寒,投承气汤攻泻实热,旋收立竿见影的效果。

【医理】患者属实热证。体内热盛极,阳盛格阴于外,出现畏寒、食冷即吐假象。正如刘完素所言"火极似水",这是典型的真热假寒证,治疗"热则寒之",用大承气汤苦寒攻下,病治愈。

五、问二便

问二便，是询问患者大小便的有关情况，如大小便的性状、颜色、气味、便量、排便时间、两次排便的间隔时间、排便时的感觉及伴随症状等。

二便不利案

【原文】同州韩用之，年四十六。仲夏色欲无度，烦热作渴，饮水不绝，小便淋沥，大便秘结，唾疾如涌，面目俱赤，满舌生刺，两唇燥裂，偏身发热，或时如芒刺而无定处，两足心如炮，以水折之作痛，脉洪而无伦。此肾阴虚，阳无所附而发于外，非火也。盖大热而甚，寒之不寒，是无水也。当峻补其阴，遂以加减八味丸料一斤，内肉桂一两，以水顿煎六碗，水冷与饮，半晌已饮大半，睡觉而食温粥一碗，复睡至晚，又以前药温饮一碗，乃睡至晚，食热粥二碗，诸症悉退。翌日畏寒，足冷至膝，诸证仍至，或以为伤寒，薛曰："非也，大寒而甚，热之不热，是无火也，阳气亦虚矣。"急以八味一别，服之稍缓，四剂诸证复退。大便至十三日不通，以猪胆导之，诸证复作，急用十全大补汤四剂，方应。(《明医杂著今卷一》)

【译文】患者于夏日酷暑之时过度房劳而使肾精耗损，阴精亏之于内，虚火上炎，故见有烦热引饮、面目俱赤等。肾阴不足，虚火内盛，小便淋滴。无水行舟，肠道枯涸，大便秘结。此外，患者又见舌上生刺，偏身发热，脉洪无伦诸象。若单从以上症获表现分析，一派热象，难以区分其为实火还是虚火。但薛氏分析此案时，掌握两个要点。其一是起病之因在于色欲过度，故归之于肾之不足；其二见于两足心如炮，但用苦寒之品反而加剧，说明绝非实火，这亦是此案辨证要点，故薛氏认为此系"肾阴虚，阳无所附而发于外"的虚火妄动。加减八味丸即六味地黄丸加肉桂、五味子，六味丸滋补肾阴，五味子酸收以敛其阳，肉桂一两加于二十五两六味丸中，取其引火归原的作用，再加之服用方法的变异，热药冷服，以去其虚火，故药后诸症自退。

【医理】此病之本源在于阴精大亏而阳气亦衰，只是初起之时，阴虚为主，故虚火内盛，而见一派热象，药后阴精略复，虚阳归原，则阳虚之象表现于外，故见一派虚寒之象。此时以八味丸、取桂、附助其阳，六味养其阴，四剂而阴阳得复，故肾气得复，而诸症得去。其大便不通，用猪胆汁导之，清热通便以润燥，盖虽大便得通，但刚恢复之阳气又被外泄，故诸证复作，再以十全大补汤气血双补，脾肾两顾而安，全案进退于八味丸之间，最后以脾肾双补而收功。

六、问睡眠

睡眠与人体卫气循行和阴阳盛衰有关。在正常情况下，卫气昼行于阳经，阳气盛，则人醒；夜行于阴经，阴气盛，则入睡。问睡眠，应了解患者有无失眠或嗜睡、睡眠时间的长短、入睡难易、有梦无梦等。

心肾不交，神不安舍案

【原文】阴虚未复，夜寐不安，热退不清，仍宜养阴。自云腹中微微撑痛，此属中虚，治当补益脾阴,兼清心肺之热。生地、沙参、洋参、山药、麦冬、枣仁、薏米、茯神、甘草、白芍、赤苓、百合、另归脾丸。(《环溪草堂医案》)

【译文】患者夜不能寐,伴有五心烦热,属阴虚内热证,用滋阴清热法治疗。如果失眠伴有腹胀、腹痛,是脾虚,应当补脾阴,兼清上焦之热。

【医理】王旭高此案对失眠要言不繁,点出两端,一则阴虚,一则中虚,两者合一即为脾阴不足证,堪称提纲挈领,肯綮在握。本案王氏立足甘寒法,想病证阴虚为主之故。

七、问经带

妇女有月经、带下、妊娠、产育等生理特点,发生疾病时,常能引起上述方面的病理改变。因此,对青春期开始后的女性患者,除了一般的问诊内容外,还应注意询问其经、带等情况。

崩漏、经闭案

【原文】"陆,营分有热,则经至而淋漓;卫分有寒,则脉小而迟缓。脾为营之本,胃为卫之源。经至而舌苔反布,胸无痞闷,是胃阳虚而无气以化浊也。拟醒胃阳以摄脾阴为法。归芍六君子加神曲"。(《王旭高临证医案》)

"孙经期一载不来……肝肾素亏,气郁,胃气不舒,脾阴不足。饮食知味而不能多进,经事不来,二便时常不利,肩膝酸疼,舌苔或黄或白,此有湿热夹杂其中……制首乌、怀山药、枣仁、牛膝、焦山栀、柏子仁、茅术炭、陈皮、半夏、莲肉、常服苡仁、红枣煮食"。(《王旭高临证医案》)

【译文】陆姓患者,月经不止,清代名医王旭高诊脉望舌苔后认为,脾胃是营卫二气的来源,病机是胃阳虚、脾阴虚,治疗用归芍六君子加神曲,健脾益胃。

孙姓患者,月经不来,王旭高望闻问切后认为,病机是肝肾阴虚,胃气不畅,脾阴不足,用滋补肝肾,健脾和胃方治疗。

【医理】此两案一则为经来不止,一则为月经不行,王氏都认为有脾阴虚存在。前案脾阴虚则统摄无权,冲任不固,故经至淋漓;后案脾阴虚则生化乏源,血海不能按期充盈,故闭经一载。"脾阴不足,而月事早绝",王氏在调经同时,用怀山药、莲子肉、芍药等重在培补脾阴,使脾恢复正常生理功能而能病愈。女子经、带、胎、产皆以血为用。脾为气血生化之源,还能摄血,脾阴不足能引起各类妇科疾病。

第四节　脉　　诊

脉诊,是医者以指腹按一定部位的脉搏诊察脉象。通过诊脉,体察患者不同的脉象,以了解病情、诊断疾病。脉诊是中医学一种独特的诊断疾病的方法。脉象的形成,既然与脏腑气血关系十分密切,那么,气血脏腑发生病变、血脉运行受到影响,脉象就有变化,故通过诊察脉象的变化,可以判断疾病的病位、性质、邪正盛衰以及推断疾病的进退预后。

一、判断疾病的病位、性质和邪正盛衰

疾病的表现尽管极其复杂,但从病位的浅深来说,不在表便在里,而脉象的浮沉,常足以反映病位的浅深。脉浮,病位多在表;脉沉,病位多在里。疾病的性质可分寒证与热证;脉象的迟数可反映疾病的性质,如迟脉多主寒证,数脉多主热证。邪正斗争的消长,产生虚实的病理变化,而脉象的有力无力,能反映疾病的虚实证候。脉虚弱无力,是正气不足的虚证;脉实有力,是邪气亢盛的实证。

二、推断疾病的进退预后

脉诊对于推断疾病的进退预后,有一定的临床意义。

三、诊脉的部位

诊脉的部位,有遍诊法、三部诊法和寸口诊法。遍诊法见于《素问·三部九候论》,切脉的部位有头、手、足三部。三部诊法见于汉代张仲景所著的《伤寒杂病论》,三部,即人迎(颈侧动脉)、寸口、趺阳(足背动脉)。以上两种诊脉的部位,后世已少采用。自晋以来,普遍选用的切脉部位是寸口,寸口诊法始见于《内经》。《难经》主张独取寸口,但当时这一主张未能普遍推行,直至晋代王叔和所著的《脉经》,才推广了独取寸口的诊脉方法。寸口又称脉口、气口,其位置在腕后桡动脉搏动处,诊脉独取寸口的理论依据是:寸口为手太阴肺经之动脉,为气血会聚之处,而五脏六腑十二经脉气血的运行皆起于肺而止于肺,故脏腑气血之病变可反映于寸口。另外,手太阴肺经起于中焦,与脾经同属太阴,与脾胃之气相通,而脾胃为后天之本,气血生化之源,故脏腑气血之盛衰都可反映于寸口,所以独取寸口可以诊察全身的病变。寸口分寸、关、尺三部,以高骨(桡骨茎突)为标志,其稍内方的部位为关,关前(腕端)为寸,关后(肘端)为尺。两手各分寸、关、尺三部,共六部脉。寸、关、尺三部可分浮、中、沉三候,是寸口诊法的三部九候。寸关尺分候脏腑,历代医家说法不一,目前多以下列为准。左寸可候:心与膻中;右寸可候:肺与胸中。左关可候:肝胆与膈;右关可候:脾与胃。左尺可候:肾与小腹;右尺可候:肾与小腹。

四、诊脉的方法和注意事项

1. 时间

诊脉的时间最好是清晨,因为清晨患者不受饮食、活动等各种因素的影响,体内外环境都比较稳定,气血经脉处于少受干扰的状态,故容易鉴别病脉。但也不是说其他时间不能诊脉。总的来说,诊脉时要求有一个安静的内外环境。诊脉之前,先让患者休息片刻,使气血平静,医生也要平心静气,然后开始诊脉。诊室也要保持安静。在特殊的情况下,应随时随地诊察患者,不必拘泥于这些条件。

2. 体位

让患者取坐位或正卧位,手臂平放,与心脏近于同一水平,直腕仰掌,并在腕关节背垫上市枕,这样可使气血运行无阻,以反映机体的真正脉象。

3. 指法

医者和患者侧向坐,用左手按诊患者的右手,用右手按诊患者的左手。诊脉下指时,首先用中指按在掌后高骨内侧关脉位置,接着用食指按在关前的寸脉位置,无名指按在关后尺脉位置。诊小儿脉可用"一指(拇指)定关法",而不细分三部,因小儿寸口部短,不容三指定寸关尺。

4. 举按寻

这是诊脉时运用指力的轻重和挪移,以探索脉象的一种手法。持脉之要有三,就是举、按、寻。用轻指力按在皮肤上叫举,又叫浮取或轻取;用重指力按在筋骨间,叫按,又称沉取或重取;指力不轻不重,还可亦轻亦重,以委曲求之叫寻。因此,诊脉必须注意举、按、寻之间的脉象变化。此外,当三部脉有独异时,还必须逐渐挪移指位,内外推寻。寻者寻找之意,不是中取。

5. 平息

一呼一吸称一息,诊脉时,医者的呼吸要自然均匀,用一呼一吸的时间去计算患者脉搏的至数,如正常脉象一息四至。平是平调的意思,要求医者在诊脉时,思想集中、全神贯注。因此,平息除了以"息"计脉之外,还要做到虚心而静、全神贯注。

五、正常脉象

正常脉象古称平脉,是健康无病之人的脉象。正常脉象的形态是三部有脉,一息四至(闰以太息五至,相当 72~80 次/分)、不浮不沉、不大不小、从容和缓、柔和有力、节律一致,尺脉沉取有一定力量,并随主理活动和气候环境的不同而有相应的正常变化。正常脉象有胃、神、根三个特点。

六、病理性脉象

不同的病理脉象反映了不同的病证。我国最早的脉学专书《脉经》提出二十四种脉象,《景岳全书》提出十六种,《濒湖脉学》提出二十七种,李士材的《诊家正眼》又增加疾脉,近代多从二十八脉论述。

七、医案

脉细而两关俱弦案

【原文】沈(右)"泄痢辄带鲜血,五日来腹痛尤甚,痛起之时,竟有不能支撑之势。饮食入胃,上则痞阻,下则欲泄,心中怔悸,有难以名言之苦,其尤甚之时,似觉心神蒙混,耳鸣头晕。其痛于少腹为重。脉细而两关俱弦"。(《张聿青医案》)

【译文】清代名医张聿青诊治一名患者,症状为腹泻、腹痛、大便带血,脉细,左右手关部脉弦,诊断为肝木克脾土导致。

【医理】此案张氏谓其痛泄日久,"脾阴亏损,肝木势横""湿热之邪,留恋于肠腑屈曲之处,不能得楚,而脾阴早已暗伤"。又"痢伤脾阴,脾为统血之帅,脾阴不能统摄",故见腹泻、腹痛,便下黏液脓血,胸中烦热,食少纳呆,倦怠乏力,头晕耳鸣,舌淡苔白,脉弦细等,投以"补益脾阴,柔和肝木"之阿胶梅连汤等而获良效。

第五章 辨 证

辨证,就是分析、辨认疾病的证候。中医学中的"症""证""病"的概念是不同的,但三者之间又有着密切联系。所谓"症",是指疾病的单个症状,以及舌象、脉象等体征。如发热、畏寒、口苦、胸闷、便溏、苔黄、脉弦等。"证",是指证候,即疾病发展过程中,某一阶段所出现若干症状的概括。例如,感冒患者有风寒证、风热证的不同。所谓"风寒证",是以患者出现恶寒发热、无汗、头身疼痛、舌苔薄白、脉浮紧,或鼻塞流清涕、咳嗽等症状的概括。它表示疾病在这一阶段的病因是感受风寒之邪,病位在表,病性属寒,邪正力量的对比处于邪盛正未衰的局面等。由此可见,症是疾病的现象,证则反映疾病的本质,病是对疾病全过程特点与规律的概括。辨证是以脏腑、经络、病因、病机等基本理论为依据,通过对望、闻、问、切所获得的一系列症状进行综合分析,辨明其病变部位、性质和邪正盛衰,从而做出诊断的过程。而临床上根据疾病的主要表现和特征,来确定疾病名的过程则称为辨病。综上,"病"与"证"的确定,都是以症状为依据的。一病可以出现多证,一证可见于多病之中。因此,临床上必须辨证与辨病相结合,才能使诊断更加全面、准确。历代医家通过长期临床实践,逐渐发展形成病因辨证、气血津液辨证、脏腑辨证、经络辨证、六经辨证、卫气营血辨证、三焦辨证等。这些辨证方法,虽有各自的特点和侧重,但在临床应用中是可以相互联系、互相补充的。其中病因辨证是着重从病因角度去辨别证候,是外感病辨证的基础。脏腑辨证主要应用于杂病,是各种辨证的基础。六经、卫气营血和三焦辨证,主要是运用于外感热怀病。经络辨证与气血津液辨证,是与脏腑辨证密切相关、相互补充的一种辨证方法。

历代医家通过长期临床实践,逐渐发展形成病因辨证、气血津液辨证、经络辨证、脏腑辨证、六经辨证、卫气营血辨证、三焦辨证等。这些辨证方法,虽有各自的特点和侧重,但在临床应用中是可以相互联系、相互补充的。其中病因辨证是着重从病因角度去辨别证候,是外感病辨证的基础。脏腑辨证主要应用于杂病,是各种辨证的基础。六经、卫气营血和三焦辨证,主是是运用于外感热病。经络辨证与气血津液辨证,是与脏腑辨证密切相关、相互补充的一种辨证方法。本章重点介绍病因辨证、气血津液辨证及脏腑辨证。

第一节 病 因 辨 证

病因辨证是以中医学病因理论为依据,通过对临床资料的分析,识别疾病属于何种因素所致的一种辨证方法。病因辨证的主要内容,概括起来可分为六淫疫疠、七情、饮食劳逸以及外伤四个方面。其中六淫、疫疠属外感性病因,为人体感受自然界的致病因素而患病。七情为内伤性病因,常使气机失调而致病。饮食劳逸则是通过影响脏腑功能,使人生病。外伤属于人体受到外力损害出现的病变。

一、六淫、疫疠证候

六淫包括风、寒、暑、湿、燥、火六种外来的致病邪气。六淫的致病特点:一是与季节和居住环境有关,如夏季炎热,患暑病的人多;久居潮湿之地,易感受湿邪;二是六淫属外邪,多经口鼻、皮毛侵入人体,病初常见表证;三是六淫常相合致病,而在疾病发展过程中,又常常相互影响或转化。疫疠为自然界一种特殊的病邪,其致病具有传染性强,并迅速蔓延流行的特点。

二、七情证候

七情,即喜、怒、忧、思、悲、恐、惊七种情志活动。当精神刺激超越了患者自身的调节能力时,便可发生疾病。七情征候均见于内伤杂病。情志致病有三个特点:一是由耳目所闻,直接影响脏腑气机,致脏腑功能紊乱,气血不和,阴阳失调。如怒则气上,恐则气下,惊则气乱,悲则气消,思则气结,喜则气缓。二是与个人性格、生活环境有关。如性格急躁者,易被怒伤;而性格孤僻者,常被忧思所伤。三是不同的情志变化,所影响的内脏也不同。如喜伤心、怒伤肝、思伤脾、悲伤肺、恐伤肾。临床实践证明,情志所伤,能够影响内脏的功能,这是肯定的,至于具体伤哪一内脏,引起何种气机变化,并不一定如上面所说的那样机械,只有详细审察病情,才能做出更为准确的诊断。

三、饮食、劳逸证候

饮食、劳逸是人类生存的需要。但不知调节,也能成为致病因素。

四、外伤证候

外伤征候,是指外受创伤,如金刃、跌打、兽类咬伤及毒虫螫伤所引起的局部症状及整体所反映的征候。外伤致病主要伤及皮肉筋骨,导致气血瘀滞。其次为染毒,毒邪入脏,神明失主,甚至危及生命。

五、医案

寒湿案
【原文】一人客游维扬,患腹胀,百药无效,反加胃呕,食减尪羸。有一泽医,自谓能治此疾,躬煎药饵以进,服之便觉爽快,熟寐逾时,溲溺满器,肿胀渐消,食知其味矣。因访其方,曰:"客,富商也,酒色过度,夏多食冰浸瓜果,取凉太过,脾气受寒,故有此证。医复用寒凉,重伤胃气,是失其本也,安能去病? 吾以丁香、木香、官桂,健脾和胃,肺气下行,由是病除,无他术也。"若泽医亦可谓有识鉴矣。(《名医类案》)

【译文】一人在维扬旅游,得了腹胀的毛病,服了很多药物都没有效果,反而出现了反胃的症状,进食减少后人也消瘦。有一位医者,自诉能够治疗这个毛病,亲自为其煎药,服用后便觉得爽快,可以熟睡很久,小便量也很多,可以盛满器皿,肿胀渐渐消退,饮食也可以尝出味道了。因此请教他的方法,说:"这位游客,是富商,酒色过度,夏天进食了很多冰冷的瓜果,过度寒凉,导致脾气受寒,所以得了此病。医者再用寒凉的药物,重伤了胃气,这样消耗其根本,怎么能消除疾病呢? 我用丁香、木香、官桂,健脾和胃,使肺气下行,通过这样的方法祛除病邪,除此之外,没有其他的办法了。"这位医者也可以说是有见地了。

【医理】寒证,是指因感受寒邪引起的一类病证。因寒为阴邪,其性清冷,凝滞收引,故易伤人阳气。湿证,是指感受湿邪所致的一类病证。因湿性重着、黏滞,易阻碍气机,损伤阳气,故其病变常缠绵留着,不易速去。寒湿困脾,脾失健运,所以腹胀,脾胃升降失常,胃气上逆呕吐,丁香、木香、官桂,健脾和胃健脾祛湿,病愈。

第二节　气血津液辨证

气血津液辨证,是运用脏腑学说中气血津液的理论,分析气、血、津液所反映的各科病证的一种辨证诊病方法。由于气血津液都是脏腑功能活动的物质基础,而它们的生成及运行又有赖于脏腑的功能活动。因此,在病理上,脏腑发生病变,可以影响气血津液的变化;而气血津液的病变,也必然要影响脏腑的功能。所以,气血津液的病变,是与脏腑密切相关的。气血津液辨证应与脏腑辨证互相参照。

一、气病辩证

气的病证很多《素问·举痛论篇》说:"百病生于气也",指出了气病的广泛性。但气病临床常见的征候,可概括为气虚、气陷、气滞、气逆四种。

二、血病辨证

血的病证表现很多,因病因不同而有寒热虚实之别,其临床表现可概括为血虚、血瘀、血热、血寒四种证候。

三、气血同病辩证

气血同病辨证,是用于既有气的病证,同时又兼见血的病证的一种辨证方法。气和血具有相互依存、相互资生、相互为用的密切关系,因而在发生病变时,气血常可相互影响,既见气病,又见血病,即为气血同病。气血同病常见的证候,有气滞血瘀、气虚血瘀、气血两虚、气不摄血、气随血脱等。

四、津液病辨证

津液病辨证,是分析津液病证的辨证方法。津液病证,一般可概括为津液不足和水液停聚两个方面。

五、医案

气滞案

【原文】江篁南治一富妇,因夫久外不归,胸膈作胀,饮食难化,腹大如娠,青筋露,年五十四,天癸未绝,大便常去红,六脉俱沉小而快,两寸无力,与二术、参、苓、陈皮、山楂、薏苡、厚朴、木香,煎服七剂,腹觉宽舒,继以补中除湿,开郁利水,出入调理,两月而愈。(《名医类案》)

【译文】医者江篁南治疗一位经济条件较好的妇人,因为丈夫外出日久不回,胸膈胀闷不舒,饮食难以消化,腹大像妊娠一样,青筋暴露,年龄五十四岁,月经未断,大便常常出血,六脉都是沉小而快,两寸脉无力,治以二术、参、苓、陈皮、山楂、薏苡仁、厚朴、木香,煎服七帖,腹中感觉宽松舒服,接着给予补中除湿,开郁结利水气,调理两个月后治愈。

【医理】气滞证,是指人体某一脏腑、某一部位气机阻滞、运行不畅所表现的证候。多由情志不舒,或邪气内阻,或阳气虚弱、温运无力等因素导致气机阻滞而成。本案属肝郁气滞,木克土,导致脾失健运,所以治疗补中除湿,开郁结利水气,病愈。

第三节 脏腑辨证

脏腑辨证,是根据脏腑的生理功能和病理表现,对疾病证候进行归纳,借以推究病机,以及判断病变的部位、性质、正邪盛衰情况的一种辨证方法,是临床各科的诊断基础,是辨证体系中的重要组成部分。

一、肝与胆病辨证

肝位于右胁,胆附于肝,肝胆经脉相互络属,肝与胆相表里,肝主疏泄,主藏血,在体为筋,其华在爪,开窍于目,其气升发,性喜条达而恶抑郁。胆贮藏排泄胆汁,以助消化,并与情志活动有关,因而有"胆主决断"之说。肝的病证有虚实之分,虚证多见肝血,肝阴不足。实证多见于风阳妄动,肝火炽盛,以及湿热寒邪犯扰等。

二、心与小肠病辨证

心居胸中,心包络围护于外,为心主的宫城。其经脉下络小肠,两者相为表里,心主血脉,又主神明,开窍于舌。小肠分清泌浊,具有化物的功能。心的病证有虚实。虚证多由久病伤正、禀赋不足、思虑伤心等因素,导致心气心阳受损,心阴、心血亏耗;实证多由痰阻、火扰、寒凝、瘀滞、气郁等引起。

三、脾与胃病辨证

脾胃共处中焦,经脉互为络属,具有表里的关系。脾主运化水谷,胃主受纳腐熟,脾升胃降,共同完成饮食物的消化吸收与输布,为气血生化之源,后天之本,脾又具有统血,主四肢肌肉的功能。脾胃病证,皆有寒热虚实之不同。脾的病变主要反映在运化功能的失常和统摄血液功能的障碍,以及水湿潴留,清阳不升等方面;胃的病变主要反映在食不消化、胃失和降、胃气上逆等方面。

四、肺与大肠病辨证

肺居胸中,经脉下络大肠,与大肠相为表里。肺主气,司呼吸,主宣发肃降,通调水道,外合皮毛,开窍于鼻。大肠主传导,排泄糟粕。肺的病证有虚实之分,虚证多见气虚和阴虚,实证多见风寒燥热等邪气侵袭或痰湿阻肺所致。大肠病证有湿热内侵,津液不足以及阳气亏虚等。

五、肾与膀胱病辩证

肾左右各一,位于腰部,其经脉与膀胱相互络属,故两者为表里。肾藏精,主生殖,为先天之本,主骨生髓充脑,在体为骨开窍于耳,其华在发。又主水,并有纳气功能。膀胱具有贮尿排尿的作用。肾藏元阴元阳,为人体生长发育之根,脏腑机能活动之本,一有耗伤,则诸脏皆病,故肾多虚证。膀胱多见湿热证。

六、脏腑兼病辨证

人体每一个脏腑虽然有它独自的特殊功能,但彼此之间却是密切联系的,因而在发病时往往不是孤立的,而是相互关联的。常见有脏病及脏、脏病及腑、腑病及脏、腑病及腑。凡两个或两个以上脏器相继或同时发病者,即为脏腑兼病。一般来说,脏腑兼病,在病理上有着一定的内在规律,只要具有表里、生克、乘侮关系的脏器,兼病较常见,反之则为较少见。因此,在辨证时应注意辨析发病脏腑之间的因果关系,这样在治疗时才能分清主次灵活运用。

七、医案

1. 脾胃虚弱案

【原文】东垣治一人,一日大便三四次,溏而不多(胃泻)。有时作泻,腹中鸣,小便黄。以黄芪、柴胡、归身、益智、陈皮各三分,升麻六分,炙甘草二钱(先生得手处在此),红花少许(红花少用,入心养血补火,以生土引经,妙),作一服,名曰:黄芪补胃汤,水二盏,煎一盏,稍热,食前服之。(《续名医类案》)

【译文】李东垣治疗一位患者,每日大便三四次,便质稀溏而量不多(胃泻)。有时肠鸣、腹泻、小便黄。处方：黄芪、柴胡、归身、益智仁、陈皮各三分(9克)，升麻六分，炙甘草二钱(先生得手处在此)，红花少许(红花少用，入心经养血补火，以生土引经，妙)，作为一帖，称为黄芪补胃汤，水二盏，煎至一盏，稍热，餐前服用。

【医理】长期饮食不节，饥饱失调，或劳倦内伤，或久病体虚，或素体脾胃肠虚弱，使胃肠功能减退，不能受纳水谷，也不能运化精微，反聚水成湿，积谷为滞，致脾胃升降失司，清浊不分，混杂而下，遂成泄泻。如《景岳全书·泄泻》曰："泄泻之本，无不由于脾胃。"治以健脾止泻之法，药选以黄芪、柴胡、归身、益智仁、陈皮各三分(9克)，升麻六分，炙甘草二钱，红花少许而愈。

2. 肝气乘脾案

【原文】一僧脏腑不调，三年不愈，此洞泻也。以谋虑不决而致，肝主谋虑，甚则乘脾，脾湿下行。乃上涌痰半盆，又以舟车丸、浚川散下数行，仍使澡浴出汗。自是日胜一日，又常以胃风汤、白术散调之。(《名医类案》)

【译文】一位僧人脏腑功能不调，三年不能治愈，这是湿盛伤脾的泄泻。因为谋虑不断导致，肝主谋虑，严重则乘脾土，脾湿下行。于是涌痰半盆，又用舟车丸、济川散服用数次，仍然使其洗澡沐浴出汗。自然是一天比一天好转，后又以胃风汤、白术散调服。

【医理】肝失条达，横逆乘脾，脾失健运，故腹痛泄泻；愈泻脾气愈虚，肝气横逆，故泻而痛不减；恼怒则伤肝，肝气横逆乘脾，故每因恼怒而加剧；肝郁气滞，横逆犯胃，胃失和降，肝胃不和，则见胸胁痞闷，暖气食少；舌质淡红少苔，脉弦，都是肝旺脾虚之象。

3. 肾阳虚衰案

【原文】一人五更初晓时，必溏泄一次，此名肾泄。以五味子二两，吴萸半两(即二神丸)，用细粒绿色者，两味炒香熟为度，细末之，每服二钱，陈米饮下，数服而愈。《内经》曰："肾者，胃之关也，关门不利，故聚水而生病也。"(《名医类案》)

【译文】有一名患者每天早晨天刚刚亮的时候必定腹泻一次，这叫作肾泄。用五味子二两，吴茱萸半两(这就是二神丸)。选用绿色的细小颗粒，以两味药炒香炒熟为准，研成细末，每次服用二钱，用陈米汤送服，服用数次后痊愈。

【医理】《内经》曰："肾者，胃之关也，关门不利，故聚水而生病也。"脾肾阳虚，寒湿内生，肾为胃关，统摄二便。由于肾阳不足，当黎明之前，阳气将升之时，而阳气不振，阴寒又盛，不能固摄，因而致泻；泻下则寒湿暂减，腑气通利，故泻后则安；脾肾之阳亏虚，阴虚内盛，故腹部畏寒，背怕冷；舌质淡，苔薄白，脉沉细，乃脾肾阳虚之象。

4. 肝气郁结案

【原文】张宅张郎气痛，起自右胁，时作时止，脉沉而弦，小便时有赤色，吞酸，喜呕出食，此湿痰在脾肺间，而肝气乘之。小柴胡汤去黄芩加川芎、白术、木通、白芍、滑石、生姜，煎汤下保和丸三十五粒。(《续名医类案》)

【译文】张宅的张郎因情志原因引起胁痛，起自右胁，痛引胸腹，呈阵发性，时作时止，脉沉而弦，尿色深黄，胃反酸嗳气，恶心呕吐，这是由于湿痰蕴结肺脾，而肝气乘之。方用小柴胡汤去黄芩加川芎、白术、木通、白芍、滑石、生姜，煎汤下保和丸三十五粒。

【医理】肝主疏泄,若情志不舒,或抑郁,或暴怒气逆,均可导致肝脉不畅,肝气郁结,气机阻滞,不通则痛,发为胁痛。如《金匮翼·胁痛统论》说:"肝郁胁痛者,悲哀恼怒,郁伤肝气。"肝郁乘脾,枢机不利,则胁痛时发时止;肝郁化火,湿痰蕴结,则脉沉弦,小便黄;木邪犯土,肝气犯胃,而见胃反酸嗳气,恶心呕吐。治当疏肝理气,消积导滞。方用小柴胡汤去黄芩加川芎、白术、木通、白芍、滑石、生姜,煎汤下保和丸三十五粒而疾瘳。

5. 肝胆湿热案

【原文】丁由虚里痛起。左胁下坚满。胀及脐右。大便涩滞不爽。用缓攻方法。(湿热壅滞)小温中丸。(《临证指南医案》)

【译文】丁姓患者,患脘腹胁痛,由虚里痛起。左胁下坚硬胀满。胀及脐右。大便涩滞不爽。治当用缓攻方法疏肝理气,清热化湿。(湿热壅滞)小温中丸。

【医理】外感湿热之邪,侵袭肝胆,或嗜食肥甘醇酒辛辣,损伤脾胃,脾失健运,生湿蕴热,内外之湿热,均可蕴结于肝胆,导致肝胆疏泄不利,气机阻滞,不通则痛,而成胁痛。《证治汇补·胁痛》也曾谓:"胁痛至于湿热郁火,劳役房色而病者,间亦有之。"

6. 肝阴不足案

【原文】薛立斋治一妇人,性急,吐血发热,两胁胀痛,日晡益甚,此怒气伤肝,气血俱虚也。朝用逍遥散,倍加炒黑山栀、黄柏、贝母、桔梗、麦冬,夕以归脾汤、地黄丸而愈。(《续名医类案》)

【译文】薛立斋诊治一位妇女,性情急躁易怒,患吐血发热,两胁胀痛,下午加重,这是怒气伤肝、气血俱虚所致。早晨用逍遥散,倍加炒黑山栀、黄柏、贝母、桔梗、麦冬,晚上以归脾汤、地黄丸补气养血而愈。

【医理】患者平素性情急躁易怒,致肝气上逆而患吐血,日久血虚发热,肝藏血,病久肝血亏虚,络脉失养,不荣则痛,而成胁痛。正如《金匮翼·胁痛统论》所说:"肝虚者,肝阴虚也,阴虚则脉细急,肝之脉贯膈布胁肋,阴虚血燥则经脉失养而痛。"

第六章　防治原则与治法

预防就是采取一定的措施,防止疾病的发生和发展。《内经》称之为"治未病",可见古人早已认识到预防疾病,防患于未然的重要意义。所谓治未病包括未病先防和既病防变两个方面的内容。

第一节　未病先防

一、概念

未病先防是指在人体未发生疾病之前,采取各种措施,做好预防工作,以防止疾病的发生,这是中医学预防疾病思想最突出的体现。

二、方法

(一) 调养身体,提高人体抗病能力

1. 调摄精神

精神情志活动是脏腑功能活动的体现。突然强烈的精神刺激,或反复、持续的刺激,可以使人体气机紊乱,气血阴阳失调而发病;而在疾病的过程中,情志变动又能使疾病恶化。因此,调养精神就成为养生的第一要务了。中医摄生学十分重视精神调养,要求人们做到"恬淡虚无"。"恬"是安静;"淡"是愉快;"虚"是虚怀若谷,虚己以待物;"无"是指没有妄想和贪求,即具有较为高尚的情操,无私寡欲、心情舒畅、精神愉快,则人体的气机调畅、气血和平、正气旺盛,就可以减少疾病的发生。

2. 锻炼身体

"生命在于运动",人体通过运动可使气机调畅、气血流通、关节疏利、增强体质、提高抗病力。不仅可以减少疾病的发生,促进健康长寿,而且对某些慢性病也有一定的治疗作用。

3. 生活起居应有规律

(1) 饮食有节:中医摄生学要求人们饮食要有节制,不可过饱或过饥,否则"饮食自倍,肠胃乃伤"(《素问·痹论》)。此外,饮食五味不可偏嗜,并应控制肥甘厚味的摄入,以免伤人。

(2) 起居有常:是指起居要有一定的规律。中医摄生学非常重视起居作息的规律性,并要求人们要适应四时时令的变化,安排适宜的作息时间,以达到预防疾病、增进健康和

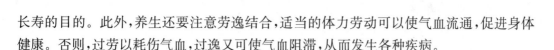

长寿的目的。此外,养生还要注意劳逸结合,适当的体力劳动可以使气血流通,促进身体健康。否则,过劳以耗伤气血,过逸又可使气血阻滞,从而发生各种疾病。

(3)适应自然规律:自然界的四时气候变化必然影响人体,使之发生相应的生理和病理反应。只有掌握其规律,适应其变化,才能避免邪气的侵害,减少疾病的发生。中医学提出了"法于阴阳""和于术数"等摄生原则,以适应自然规律、保障人的健康。"法于阴阳"的"法",即效法之意;"阴阳",指自然界变化的规律。"和于术数"的"和",为调和、协调之意;"术数,修身养性之法"(《类经·摄生类》)。即遵循自然界阴阳消长规律而采取适宜的摄生方法:如果不能适应自然界的变化,就会导致疾病的发生,甚至危及生命。

(4)药物预防:《素问·刺法论》中有:"小金丹……服十粒,无疫干也"的记载,可见我国古代很早就已开始用药物预防疾病了。我国在 16 世纪就发明了人痘接种法预防天花,是人工免疫的先驱,为后世预防接种免疫学的发展开辟了道路。近年来,随着中医药的发展,试用中药预防多种疾病收到了很好的效果。如板蓝根、大青叶预防流感、腮腺炎,马齿苋预防菌痢等,都是简便易行,用之有效的方法。

(二)防止病邪的侵袭

病邪是导致疾病发生的重要条件,故未病先防除了增强体质,提高正气的抗邪能力外,还要注意防止病邪的侵害。应讲究卫生,防止环境、水源和食物污染,对六淫、疫疠等应避其毒气。至于外伤和虫、兽伤,则要在日常生活和劳动中,留心防范。

三、医案

内伤饮食不药而愈案

【原文】一小儿五岁,食粽后咬牙欲吐,顷间腹胀昏聩,鼻青黄赤。此脾土伤而食厥也,令用鸡翎探吐,出酸物顿醒,节其饮食,勿药而愈。(《保婴撮要》)

【译文】明代医家薛己在临床遇到一名儿童患者,吃粽子后腹部胀满、牙关紧闭,昏迷。用鸡毛探患儿口中,开始吐出酸臭宿食后人也清醒了。薛己说,不需要服药治疗,以后注意节制饮食就能预防再次发病。

【医理】小儿脏腑娇嫩,形体未充,稍有不慎,即会发病。粽子以糯米为原料,食之不易消化,五岁小儿"饮食自倍,脾胃乃伤",脾胃升清降浊功能受损。脾不升清则昏聩;胃失降浊则欲吐、腹胀;中焦枢机不利,肝木克脾土,且有肝火上炎之象,故鼻青黄赤;火灼筋脉则咬牙。薛氏诊为"脾土伤而食厥",用探吐法吐出酸臭宿食,胃气渐复,九窍通利,脑窍得开,故能顿醒。薛氏嘱咐患儿"节其饮食",才是治本之法。

第二节　既病防变

一、概念

所谓既病防变是指在疾病发生以后,应早期诊断、早期治疗,以防止疾病的发展与传变。

二、方法

1. 早期诊断

"病之始生浅，则易治；久而深入，则难治"(《医学源流论·防微论》)。疾病初期，病情轻浅，正气未衰，所以比较容易治疗。倘若不及时治疗，病邪就会由表入里，病情加重，正气受到严重耗损，以至病情危重。因此，既病之后就要争取时间及早诊治，防止疾病由小到大、由轻到重、由局部到整体，防微杜渐，这是防治疾病的重要原则。所谓"见微知著，弥患于未萌，是为上工"(《医学心悟》)。如头目眩晕，拇指和次指麻木，口眼和肌肉不自主地跳动为中风预兆，必须重视防治，以免酿成大患。

2. 防止传变

传变，亦称传化，是指脏腑组织病变的转移变化。"善医者，知病势之盛而必传也，预为之防，无使结聚，无使泛滥，无使并合，此上工治未病之说也"(《医学源流论·表里上下论》)。

中医学关于疾病传变的理论是研究疾病发展的机转、趋向和转归的一种理论，不仅关系到临床治疗，而且对于早期治疗、控制疾病的进展、判断疾病的预后，均有着重要的指导意义。在疾病防治工作中，只有掌握疾病发生发展规律及其传变途径，做到早期诊断、有效地治疗，才能防止疾病的传变。具体的传变规律，如外感热病的六经传变、卫气营血传变、三焦传变、内伤杂病的五行生克制化规律传变，以及经络传变、表里传变等。人们认识和掌握疾病的传变途径及其规律，就能及时而适当地采取防治措施，从而制止疾病的发展或恶化。如伤寒，是一类以感受风寒之邪为主的外感热病。其邪始自皮毛肌腠而入，其"循经传"的一般规律是由太阳而阳明，而少阳，而太阴，而少阴，而厥阴。此外，尚有"越经传""表里传""随经入腑"等传变形式。虽形式不一，但多始于太阳，因误治而造成传变者亦以太阳病阶段为最多。因而，伤寒的早治必须把握住太阳病这一关键。"脉浮，头项强痛而恶寒"是太阳病的临床基本特征，太阳表证每以发散外邪为主要治法。太阳病阶段正确而有效的治疗，是截断伤寒病势发展的最好措施。

三、先安未受邪之地

既病防变，不仅要截断病邪的传变途径，而且又"务必先安未受邪之地"。由于人体"五脏相通，移皆有次，五脏有病，则各传其所胜"(《素问·玉机真脏论》)。因而，主张根据其传变规律，实施预见性治疗，以控制其病理传变。如《金匮要略》中所说"见肝之病，知肝传脾，当先实脾。"因此，临床上治疗肝病时常配合健脾和胃之法，就是要先补脾胃，使脾气旺盛而不受邪，以防止肝病传脾。五脏之伤，穷必及肾。如在温热病发展过程中，由于热邪伤阴、胃阴受损的患者，病情进一步发展，则易耗伤肾阴。据此，清代医家叶天士提出了"务在先安未受邪之地"的防治原则。在甘寒以养胃阴的方药中，加入"咸寒"以养肾阴的药物，从而防止肾阴耗伤。

四、医案

外感兼命门火衰案

【原文】江应宿治朱秀才母，年四十三，寡居。患恶寒头痛，恶心呕吐，多汗易感风寒。诊其脉，两尺沉细无力，乃命门火衰。人肥而多郁，脾肺虚寒。治以人参、白术、柴胡、半夏、陈皮、香附、青皮、枳实、干姜、紫苏，二剂痰清，恶寒少止。继以八味丸痊愈。（《名医类案》）

【译文】明代医家江应宿诊治一患者，经常汗后伤风，怕冷、头痛。切诊发现，双手尺部脉沉细无力，属命门火衰。患者体型肥胖，辨证为脾肺虚寒。治疗解表散寒，温中健脾，再温补命门。不但治愈，而且可防止病变进一步发展。

【医理】该患者从临床症状看属风寒表证，但望诊、切诊后明代医家江应宿认为此乃脾肺阳虚形成痰饮之证。肺阳虚，故多汗，易感风寒。痰饮形成，影响荣卫不和，也能出现寒热头痛等症，这在后世称之为类伤寒。案中所称"命门火衰"乃专指脉而言。因人肥而多郁，脾肺虚寒，才见恶寒、头痛、恶心呕吐等症。治此是治标，尚未涉及命门，继续以八味丸治疗，才是温补命门的治本之方。其用意是命门乃五脏六腑之本，命火不衰才是防止复发的最佳措施。

第七章　针　灸　学

　　针灸学是以中医学理论为指导,研究经络、腧穴及刺灸方法,探讨运用针灸防治疾病规律的一门临床学科。它是中医学的重要组成部分,其主要内容包括经络、腧穴、刺法灸法及针灸治疗。

第一节　经　络　学　说

一、经络的概念

　　经络是人体运行全身气血、联络脏腑肢节、沟通上下内外的通路。经络是经脉和络脉的总称。经,有路径的含义,为经络系统的主干,大多循行于深部,有一定的循行路线;络,有网络的含义,为经脉的分支,纵横交错,大多循行于较浅的部位。经脉与络脉相互联系、彼此衔接,把人体的五脏六腑、四肢百骸、五官九窍、皮肉筋脉等连接成一个统一的有机整体,通过经气的运行,以调节全身各部的功能活动,从而使整个机体保持了相对的协调和平衡。

　　经络学说是阐述人体经络系统的循行分布、生理功能、病理变化及其与脏腑相互关系的理论体系,是中医理论的重要组成部分,对中医临床尤其是针灸临床实践具有重要的指导作用。

二、经络系统的组成

　　经络系统,包括十二经脉、奇经八脉,十二经别、十二经筋、十二皮部等,在内连属于脏腑,在外连属于筋肉、肢节和皮肤。经脉分为正经和奇经两类。络脉包括十五别络、孙络和浮络(见图 7 - 1 - 1)。

(一) 经脉

1. 十二经脉

　　十二经脉指十二脏腑所属的经脉,是经络系统的主体,故又称为"正经",是气血运行的主要通道。十二经脉有一定的起止、循行和交接顺序,在肢体的分布和走向有一定的规律,与脏腑有直接的络属关系。十二经脉的名称依据手足、阴阳、脏腑三部分来命名。主要循行于上肢的称为"手经",主要循行于下肢的称为"足经";凡属六脏及循于四肢内侧的经脉为阴经,属六腑及循于四肢外侧的经脉为阳经。根据阴阳消长变化的规律,阴阳又

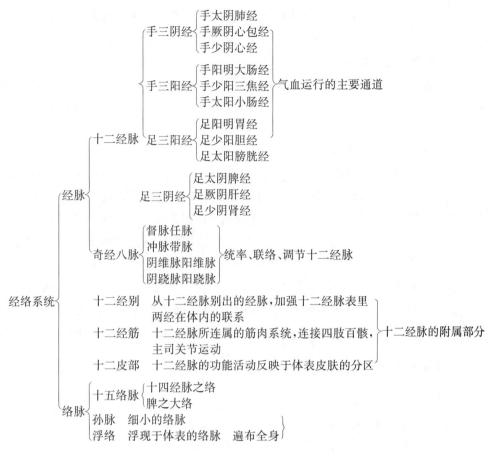

图 7-1-1 经络系统组成

划分为三阴三阳,三阴为太阴、少阴、厥阴,三阳为阳明、太阳、少阳。按照上述命名规律,十二经脉的名称分别为手太阴肺经、手阳明大肠经、足阳明胃经、足太阴脾经、手少阴心经、手太阳小肠经、足太阳膀胱经、足少阴肾经、手厥阴心包经、手少阳三焦经、足少阳胆经、足厥阴肝经。

2. 奇经八脉

奇经八脉即督、任、冲、带、阴维、阳维、阴跷、阳跷八条经脉,有统帅、联络和调节十二经脉的作用。奇经八脉与十二正经不同,不直接隶属于十二脏腑,也无表里配和关系,但与奇恒之腑(脑、髓、骨、脉、胆、女子胞)关系密切,故称"奇经",也称"别道奇行"的经脉。督脉循行于背部正中,可调节全身阳经脉气,故称"阳脉之海";任脉行于胸腹正中,调节全身阴经脉气,故称"阴脉之海";任脉又主胞胎,为人妊养之本。冲脉上至头,下至足,涵蓄调节十二经气血,故称"十二经之海",又称"血海"。督脉、任脉、冲脉皆起于胞中,同出于会阴,称为"一源三歧"。带脉环身一周,束腰如带。阴阳跷脉,均起于足跟,与跷健善行有关。阴阳维脉具有维系诸阴经阳经的作用。

3. 十二经别

十二经别是从十二正经别出的经脉,具有加强十二经脉中表里两经在体内的联系,并通达某些正经未循行到的器官和形体部位，以补正经之不足。十二经别的命名和十二正经有关，从某经别出，就称为某经经别。如从手太阴肺经别出，就称为手太阴经别。

4. 十二经筋和十二皮部

十二经筋是十二经脉之气结、聚、散、络于筋肉、关节的体系，有约束骨骼、主司关节运动的作用。十二皮部是十二经脉在体表皮肤的分区。十二经筋和十二皮部的命名依据十二经脉而定，如足太阴经筋，手少阳经筋，手太阴皮部等。

(二) 络脉

络脉有别络、孙络和浮络之分。别络是较大和主要的络脉，共 15 条。十二经脉和任督二脉各有一条别络，加脾之大络统称为十五别络。别络的主要功能是加强相为表里两条经脉之间在体表的联系。别络以从十二经脉别出的络穴命名。太阴别络，名曰"列缺"；手少阴别络名曰"通里"；手厥阴别络名曰"内关"；手阳明别络名曰"偏历"；手太阳别络名曰"支正"；手少阳别络名曰"外关"；足阳明别络名曰"丰隆"；足太阳别络名曰"飞扬"；足少阳别络名曰"光明"；足太阴别络名曰"公孙"；足少阴别络名曰"大钟"；足厥阴别络名曰"蠡沟"。任脉的别脉名曰"鸠尾"；督脉的别络名曰"长强"；脾之大络名曰"大包"。

浮络是浮现于体表的络脉。孙络是最细小的络脉。两者难以计数，遍布全身。

三、经络的分布

(一) 十二经脉的分布

1. 十二经脉在体表的分布

十二经脉左右对称地分布于头面、躯干和四肢，纵贯全身。在四肢部，阳经分布于四肢外侧，阴经分布于四肢内侧。外侧分三阳，从前缘开始分别是阳明、少阳、太阳；内侧分三阴，从前缘开始分别是太阴、厥阴、少阴。其中足三阴经在足内踝上 8 寸以下为厥阴在前、太阴在中、少阴在后，至内踝上 8 寸以上，太阴交出于厥阴之前。在头面部，阳明经行于面、额部；少阳经行于头侧部；太阳经行于面颊部、头顶及后头部。在躯干部，手三阳经行于肩胛部；足三阳经行于前（胸腹部），太阳经行于后（背腰部），少阳经行于侧面。手三阴经均从腋下走出，足三阴经均行于腹部。循行于腹部的经脉，自内向外分别是足少阴、足阳明、足太阴、足厥阴。

2. 十二经脉表里属络关系

十二经脉在体内与脏腑相连属，并具有明确的属络表里关系。手太阴肺经属肺络大肠，手阳明大肠经属大肠络肺，两经相表里；手少阴心经属心络小肠，手太阳小肠经属小肠络肺，两经相表里；手厥阴心包经属心包络三焦，手少阳三焦经属三焦络心包，两经相表里；足阳明胃经属胃络脾，足太阴脾经属脾络胃，两经相表里；足太阳膀胱经属膀胱络肾，足少阴肾经属肾络膀胱，两经相表里；足少阳胆经属胆络肝，足厥阴肝经属肝络胆，两经相表里。阴经属脏络腑；阳经属腑络脏；相表里的两经在四肢末端交接，组合成六对"表里相合"关系。具有属络关系的脏腑与经脉以及互为表里的经脉在生理上相互联系，病理上相互影响，治疗上相互为用。

3. 十二经脉的走向和交接规律

十二经脉的走向和交接是有一定规律的。《灵枢·逆顺肥瘦》曰："手之三阴,从胸走手;手之三阳,从手走头;足之三阳,从头走足;足之三阴,从足走腹。"即手三阴经从胸走向手指末端,交手三阳经;手三阳经从手指末端走向头面部,交足三阳经;足三阳经从头面部走向足指末端,交足三阴经;足三阴经从足趾末端走向腹、胸腔,交手三阴经,这样构成一个"阴阳相贯,如环无端"的循环径路(见图7-1-2)。

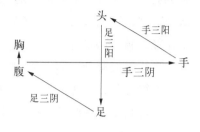

图 7-1-2
十二经脉走向交接规律示意图

4. 十二经脉的流注顺序

十二经脉的气血流注从肺经开始逐经相传,至肝经而终,再由肝经复传于肺经,流注不已,从而构成了周而复始、如环无端的循环传注系统。十二经脉将气血周流全身,使人体不断地得到营养物质而维持各脏腑组织器官的功能活动(见图7-1-3)。

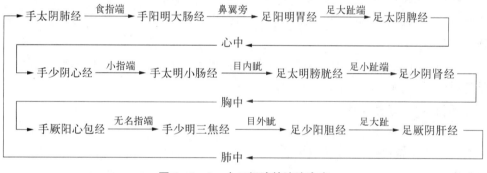

图 7-1-3　十二经脉的流注次序

(二) 奇经八脉的分布

奇经八脉除带脉横向循行外,均为纵向循行,纵横交错地循行分布于十二经脉之间。奇经八脉的主要作用体现在两方面:其一,沟通了十二经脉之间的联系,将部位相近、功能相似的经脉联系起来,起到统摄有关经脉气血、协调阴阳的作用;其二,对十二经脉气血有着蓄积和渗灌的调节作用。若喻十二经脉如江河,奇经八脉则犹如湖泊。

督脉循行于背部正中,可调节全身阳经脉气,故称"阳脉之海";任脉行于胸腹正中,调节全身阴经脉气,故称"阴脉之海";任脉又主胞胎,为人妊养之本。冲脉上至头,下至足,涵蓄调节十二经气血,故称"十二经之海",又称"血海"。督脉、任脉、冲脉皆起于胞中,同出于会阴,称为"一源三歧"。带脉环身一周,束腰如带。阴阳跷脉,均起于足跟,与跷健善行有关。阴阳维脉具有维系诸阴经阳经的作用。

(三) 经别、别络、经筋、皮部的分布

经别是十二正经离、入、出、合的别行部分,是正经别行深入体腔的支脉。十二经别多

从四肢肘膝关节以上的正经别出(称为"离"),走入体腔脏腑深处(称为"入"),再浅出于体表(称为"出")上行头面部,在头面部,阳经经别合于本经的经脉,阴经经别合于其相表里的阳经经脉(称为"合")。

别络是经脉分出的支脉,大多分布于体表。

经筋是十二经脉之气结、聚、散、络于筋肉、关节的体系。

皮部是十二经脉及其所属络脉在皮表的分区,也是十二经脉之气的散布所在。

四、经络的作用

(一) 经络的作用

1. 联系脏腑、沟通内外

《灵枢·海论》指出:"夫十二经脉者,内属于府藏,外络于肢节。"人体的五脏六腑、四肢百骸、五官九窍、皮肉筋骨等组织器官,之所以能保持相对的协调与统一,完成正常的生理活动,是依靠经络系统的联络沟通而实现的。经络中的经脉、经别与奇经八脉、十五络脉,纵横交错、入里出表、通上达下,联系人体各脏腑组织;经筋、皮部联系肢体筋肉皮肤;浮络和孙络联系人体各细微部分。这样,经络将人体形成了一个统一的有机整体。

经络的联络沟通作用,反映出经络具有传导功能。体表感受病邪和各种刺激,可传导于脏腑;脏腑的生理功能失常,亦可传导于体表,这些都是经络作用所为。

2. 运行气血、营养全身

《灵枢·本藏》指出:"经脉者,所以行血气而营阴阳,濡筋骨,利关节者也。"气血是人体生命活动的物质基础,全身各组织器官只有得到气血的营养才能完成正常的生理功能。经络是人体气血运行的通道,能将营养物质输布到全身各组织脏器,使脏腑组织得以营养,筋骨得以濡润,关节得以通利。

(二) 抗御病邪、保卫机体

营气行于脉中,卫气行于脉外。经络"行血气"而使营卫之气密布周身,在内和调于五脏、洒陈于六腑;在外抗御病邪,防止内侵。外邪侵犯人体由表及里,先从皮毛开始。卫气充实于络脉,络脉散布于全身、密布于皮部,当外邪侵犯机体时,卫气首当其冲发挥其抗御外邪、保卫机体的屏障作用。如《素问·缪刺论篇》所说:"夫邪客于形也,必先舍于皮毛,留而不去,入舍于孙脉,留而不去,入舍于络脉,留而不去,入舍于经脉,内连五脏,散于肠胃。"

第二节 腧 穴

一、腧穴的概念

腧穴是人体脏腑、经络之气输注于体表的特殊部位,是疾病的反应点和治疗(针灸推拿)的刺激点。"腧"通"输",有转输、输注之义。穴,即孔隙的意思,言经气所居之处。

二、腧穴的分类

人体的腧穴大体上可归纳为十四经穴、奇穴、阿是穴三大类。

1. 十四经穴

是指具有固定的名称和位置,且归属于十二经和任脉、督脉二脉的腧穴,简称"经穴"。十四经穴共有 361 个,其中单穴 52 个、双穴 309 对,是腧穴的主要部分。

2. 经外奇穴

简称奇穴,是指既有一定的名称,又有明确的位置,但尚未归入十四经系统的腧穴。这类腧穴的主治范围比较单纯,多数对某些病证有特殊疗效。这部分腧穴,历代均有所发展,特别是近代发现较多,属于经穴的早期阶段,可作为经穴的补充。

3. 阿是穴

是指既无固定名称,亦无固定位置,以压痛点或其他反应点作为针灸施术部位的一类腧穴,又称天应穴、不定穴、压痛点等。唐代孙思邈《备急千金要方》载:"有阿是之法,言人有病痛,即令捏其上,若里当其处,不问孔穴,即得便快成痛处,即云阿是,灸刺皆验,故曰阿是穴也"。阿是穴无一定数目,临床上多用于疼痛性病证。

三、腧穴的主治特点和规律

从针灸治疗上讲,腧穴既是疾病的反应点,又是针灸的施术部位。所有腧穴均有一定的治疗作用。通过针刺、艾灸等对腧穴的刺激可通其经脉、调其气血,使阴阳平衡、脏腑和调,从而达到扶正祛邪的目的。腧穴的治疗作用具有明显的特点和一定的规律。

(一) 腧穴的主治特点

腧穴的主治特点主要表现在三个方面,即近治作用、远治作用和特殊作用。

1. 近治作用

是指腧穴均具有治疗其所在部位局部及邻近组织、器官病证的作用,这是一切腧穴主治作用所具有的共同特点。如眼区及其周围的睛明、承泣、攒竹、瞳子髎等经穴均能治疗眼疾;胃脘部及其周围的中脘、建里、梁门等经穴均能治疗胃痛;膝关节及其周围的鹤顶、膝眼等奇穴均能治疗膝关节疼痛;阿是穴均可治疗所在部位局部的病痛等。

2. 远治作用

是指腧穴具有治疗其远隔部位的脏腑、组织器官病证的作用。腧穴不仅能治疗局部病证,而且还有远治作用。十四经,尤其是十二经脉中位于四肢肘膝关节以下的经穴,远治作用尤为突出,如合谷穴不仅能治疗手部的局部病证,还能治疗本经脉所过处的颈部和头面部病证。奇穴也具有一定的远治作用,如二白穴治疗痔疾、胆囊穴治疗胆疾等。

3. 特殊作用

是指有些腧穴具有双向的良性调整作用和相对的特异治疗作用。所谓双向良性调整作用，是指同一腧穴对机体不同的病理状态可以起到两种相反而有效的治疗作用。如腹泻时针天枢穴可止泻，便秘时针天枢穴可以通便；内关穴可治心动过缓，又可治疗心动过速；又如实验证明，针刺足三里穴既可使原来处于弛缓状态或处于较低兴奋状态的胃运动加强，又可使原来处于紧张或收缩亢进的胃运动减弱。此外，腧穴的治疗作用还具有相对的特异性，如大椎穴退热、至阴穴矫正胎位、阑尾穴治疗阑尾炎等。

(二) 经穴的主治规律

经穴的治疗作用呈现出一定的主治规律，主要有分经主治和分部主治两类。大体上，四肢部经穴以分经主治为主，头身部经穴以分部主治为主。

1. 分经主治

分经主治，是指某一经脉所属的经穴均可治疗该经经脉及其相表里经脉循行部位的病证。"经脉所过，主治所及"，是对这一规律的概括。古代医家在论述针灸治疗时，往往只选取有关经脉而不列举具体穴名，即所谓"定经不定穴"。如手太阴肺经的尺泽、孔最、列缺、鱼际，均可治疗咳嗽、气喘等肺系疾患，说明腧穴有分经主治规律。根据腧穴的分经主治规律，后世医家在针灸治疗上有"宁失其穴，勿失其经"之说。经脉具有表里关系。经穴既可主治本经循行部位的病证，又可治疗相表里经脉的病证。如手太阴肺经的列缺穴，不仅主治本经的咳嗽、胸闷等病证，还能治疗与其相表里的手阳明大肠经的头痛、项强等病证。

2. 分部主治

分部主治，是指处于身体某一部位的腧穴均可治疗该部位的病证。腧穴的分部主治与腧穴的局部治疗作用有相关性。位于头面、颈项部的腧穴，以治疗头面五官及颈项部病证为主；位于胸腹部的腧穴，以治疗脏腑病证为主；位于四肢部的腧穴，可以治疗四肢的病证。人体某一部位出现病证，均可选取位于相应部位的腧穴治疗，或循经近道取穴，或在局部直接选取腧穴。

十四经腧穴的主治既各具特点，又有其共性，兹分经、分部简介于下(见表 7 - 2 - 1 至表 7 - 2 - 5)。

表 7 - 2 - 1　手三阴经主治特点

经　　名	本 经 特 点	二 经 相 同	三 经 相 同
手太阴经	肺、喉病		
手厥阴经	心、胃病	神志病	胸部病
手少阴经	心　病		

表 7-2-2 手三阳经主治特点

经 名	本 经 特 点	二 经 相 同	三 经 相 同
手阳明经	前头、鼻、口、齿病		
手少阳经	侧头、胁肋病	目病、耳病	咽喉病,热病
手太阳经	后头、肩胛病,神志病		

表 7-2-3 足三阳经主治特点

经 名	本 经 特 点	三 经 相 同
足阳明经	前头、口齿、咽喉病,胃肠病	
足少阳经	侧头、耳病、胁肋病	眼病,神志病,热病
足太阳经	后头、背腰病(背俞并治脏腑病)	

表 7-2-4 足三阴经主治特点

经 名	本 经 特 点	三 经 相 同
足太阴经	脾胃病	
足厥阴经	肝病	前阴病,妇科病
足少阴经	肾病,肺病,咽喉病	

表 7-2-5 任督二脉主治特点

经 名	本 经 特 点	三 经 相 同
任脉	回阳,固脱,有强壮作用	神志病,脏腑病,妇科病
督脉	中风,昏迷,热病,头面病	

(三) 特定穴

特定穴是指十四经中具有特殊治疗作用和特定称号的一类腧穴。根据其不同的分布特点、含义和治疗作用,将特定穴分为五输穴、原穴、络穴、郄穴、下合穴、背俞穴、募穴、八会穴、八脉交会穴和交会穴。特定穴除了具有十四经穴的共同功效和主治特点外,还有其特殊的性能和治疗作用。

1. 五输穴

十二经脉分布在肘、膝关节以下的"井、荥、输、经、合"五个特定腧穴,简称"五输",共60穴,其分布次序是从四肢末端向肘膝方向排列。这是古人把十二经脉气血在经脉中的运行特点,比作自然界的水流由小到大、由浅入深,并将"井、荥、输、经、合"五个名称分别冠于五个特定穴,即组成了五输穴。五输穴从四肢末端向肘膝方向依次排列。井穴位于手足之端,喻为水之源头,是经气所出的部位。荥穴位于掌指或跖趾关节之前,喻作水流尚微,是经气流行的部位。输穴位于掌指或跖趾关节之后,喻作水流由小到大、由浅渐深,是经气渐盛、由此注彼的部位。经穴多位于肘、膝关节以下,意为水流变大、畅通无阻,是经气正盛、运行经过的部位。合穴位于肘膝关节附近,喻作江河之水汇合入海,是经气由此深入,进而汇合于脏腑的部位。《灵枢·九针十二原》指出:"所出为井,所溜为荥,所注为输,所行为经,所入为合"。是对五输穴经气流注特点的概括。井穴一般主治神智和心中烦闷,荥穴主治热病,输穴主治体重节痛,经穴主治喘咳、咽喉疾病,合穴主治肠胃等六腑疾病。《难经·六十八难》曰:"井主心下满,荥主身热,俞主体重节痛,经主喘咳寒热,合主逆气而泄。"

2. 原穴

原穴是十二脏腑原气经过和留止的部位。"原"即本原、原气之意,是人体生命活动的原动力,为十二经之根本。十二经脉在四肢各有一个原穴,又称"十二原"。十二原穴多分布于腕踝关节附近。六阳经的原穴单独存在,位于五输穴中的输穴之后。六阴则以输为原,即"阴经以输为原"或"阴经之输并于原"。原穴对于诊断治疗经络、脏腑的病证具有重要作用。

3. 络穴

络,有联络、散布之意。络脉从经脉分出的部位各有一腧穴,称为络穴。络穴具有联络表里两经的作用,可治疗表里两经及其分布部位的病证。十二经脉的络穴位于四肢肘膝关节以下,加上位于上腹部的任脉络穴鸠尾;位于尾骶部的督脉络穴长强,以及位于胸胁部的脾之大络大包穴,共15穴,合称十五络穴。

4. 郄穴

郄,有空隙之意。郄穴是指经气深聚的部位。十二经脉在四肢部各有一郄穴,加上阴阳跷脉、阴阳维脉在下肢各有一个郄穴,共16郄穴。除胃经的梁丘之外,都分布于四肢肘膝关节以下。郄穴主治本经循行部位及其所属脏腑的急性病痛。

5. 背俞穴

脏腑之气输注于背腰部的腧穴,称为背俞穴。六脏六腑各有一背俞穴,共十二个。背俞穴均位于背腰部足太阳膀胱经第一侧线上,大体与脏腑位置相近,治疗相应的内脏疾病。

6. 募穴

募,有聚集、汇合之意。募穴是脏腑之气输布、汇聚于胸腹部的腧穴。六脏六腑各有一募穴,共12个。募穴均位于胸腹部有关经脉上,多与其相应的脏腑相近,可用于内脏病的诊察与治疗。

7. 下合穴

手足三阳六脏之气下合于足三阳经的6个腧穴,称为"下合穴",其中胃、胆、膀胱的下合穴位于本经,大肠、小肠的下合穴同位于胃经,三焦的下合穴位于膀胱经。下合穴在临床上多用于治疗六腑的病证。

8. 八会穴

会,即汇聚之意。八会穴即脏、腑、气、血、筋、脉、骨、髓的精气聚会的8个腧穴,分别是脏会章门、腑会中脘、筋会阳陵泉、髓会绝骨、血会膈俞、骨会大杼、脉会太渊、气会膻中。临床上凡属脏、腑、气、血、筋、脉、骨、髓的病变,可取相应的会穴。

9. 八脉交会穴

十二经脉与奇经八脉之气相交会的 8 个腧穴,称为"八脉交会穴",八脉交会穴均位于腕踝关节的上下,能治疗奇经八脉病证。

10. 交会穴

交会穴是指两经以上的经脉经相交会的腧穴,多分布于头面、躯干部,可治疗与交会经有关的病证。

四、腧穴的定位方法

腧穴各有一定的位置。在临床上,取穴是否准确,直接影响治疗效果。为了准确取穴,必须掌握好腧穴的定位方法,常用的腧穴定位方法有以下 4 种。

(一) 骨度分寸定位法

骨度分寸定位法是指主要以骨节为标志,将两骨节之间的长度折量为一定的分寸,用以确定腧穴位置的方法。不论男女老少、高矮胖瘦,均可按一定的骨度分寸在其自身测量。现时采用的骨度分寸是以《灵枢·骨度》所规定的人体各部的分寸为基础,结合历代医家创用的折量分寸而确定的(见表 7-2-6)。

表 7-2-6　常用骨度分寸表

部位	起止点	骨度(寸)	说　　　明
头面部	前发际正中至后发际正中	12	用于确定头部经穴的纵向距离
	眉间(印堂)至前发际正中	3	用于确定前发际及其头部经穴的纵向距离
	第七颈椎棘突下(大椎)至后发际正中	3	用于确定后发际及其头部经穴的纵向距离
	前两额发角(头维)之间	9	用于确定头前部经穴的横向距离
	耳后两乳突(完骨)之间	9	用于确定头后部经穴的横向距离
胸腹胁部	胸骨上窝(天突)至胸剑联合中点(歧骨)	9	用于确定胸部任脉经穴的纵向距离
	胸剑联合中点(歧骨)至脐中	8	用于确定上腹部经穴的纵向距离
	脐中至耻骨联合上缘(曲骨)	5	用于确定下腹部经穴的纵向距离
	两乳头之间	8	用于确定胸腹部经穴的横向距离
	腋窝顶点至第十一肋游离端(章门)	12	用于确定胁肋部经穴的纵向距离
背腰部	肩胛骨内缘(近脊柱侧点)至后正中线	3	用于确定背腰部经穴的横向距离
	肩峰缘至后正中线	3	用于确定肩背部经穴的横向距离
上肢部	腋前、后纹头至肘横纹(平肘尖)	9	用于确定上臂部经穴的纵向距离
	肘横纹(平肘尖)至腕掌(背)侧横纹	12	用于确定前臂部经穴的纵向距离

（续表）

部位	起止点	骨度（寸）	说　　明
下肢部	耻骨联合上缘至股骨内上髁上缘	18	用于确定下肢内侧足三阴经穴的纵向距离
	胫骨内侧髁下方至内踝尖	13	
	股骨大转子至腘横纹	19	用于确定下肢外后侧足三阳经穴的纵向距离（臀沟至腘横纹相当 14 寸）
	腘横纹至外踝尖	16	用于确定下肢外后侧足三阳经穴的纵向距离

（二）手指同身寸定位法

手指同身寸定位法是指依据患者本人手指为标准来量取腧穴的定位方法，又称"指寸法"。常用的手指同身寸有以下 3 种。

1. 中指同身寸

以患者中指中节桡侧两端纹头（拇、中指屈曲成环形）之间的距离作为 1 寸，一般用于四肢取穴的直寸和背部取穴的横寸[见图 7-2-1(a)]。

2. 拇指同身寸

以患者拇指的指间关节的宽度作为 1 寸，适用于四肢部的直寸取穴[见图 7-2-1(b)]。

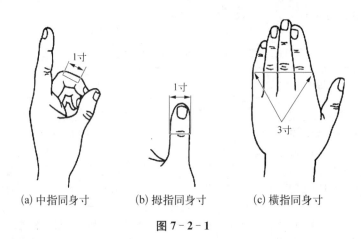

(a) 中指同身寸　　　(b) 拇指同身寸　　　(c) 横指同身寸

图 7-2-1

3. 横指同身寸

又名"一夫法"，是指患者将食指、中指、无名指和小指并拢，以中指中节横纹为标准，其四指的宽度作为 3 寸，用于四肢及腹部的取穴[见图 7-2-1(c)]。

（三）简便定位法

简便定位法是临床中一种简便易行的腧穴定位方法。如立正姿势，手臂自然下垂，其中指端在下肢所触及处为风市；两手虎口自然平直交叉，一手食指压在另一手腕后高骨的上方，其食指尽端到达处取列缺等。此法是一种辅助取穴方法。

第三节　十四经穴

一、手太阴肺经

【经脉循行】手太阴肺经起于中焦，属肺、络大肠，联系胃及肺系；外行线起于侧胸上部，循行于上肢内侧前缘，止于拇指桡侧端；分支从腕后分出，止于食指桡侧端。

【原文】《灵枢·经脉》：肺手太阴之脉，起于中焦，下络大肠，还循胃口[1]，上膈属肺。从肺系[2]，横出腋下，下循臑[3]内，行少阴[4]、心主[5]之前，下肘中，循臂内上骨[6]下廉，入寸口，上鱼，循鱼际，出大指之端。

其支者：从腕后，直出次指内廉，出其端。

注释：[1]胃口：指胃之上口，贲门部。[2]肺系：喉咙，兼指气管。[3]臑：臑音闹，指上臂。[4]少阴：此处指手少阴心经。[5]心主：指手厥阴心包经。[6]上骨：指桡骨。

【主治概要】主治咳、喘、咯血、咽喉痛等与肺脏有关的疾患，及经脉循行经过部位的其他病证。

【本经腧穴】本经左右各 11 穴，具体穴位如图 7-3-1 所示。

1. 中府(zhōngfǔ,LU1)：肺之募穴

【定位】在胸外上方，前正中线旁开 6 寸，平第一肋间隙处。

【解剖】当胸大肌、胸小肌处，内侧深层为第一肋间内、外肌；上外侧有腋动、静脉，胸肩峰动、静脉；布有锁骨上神经中间支、胸前神经分支及第一肋间神经外侧皮支。

【主治】① 咳嗽、气喘、胸满痛；② 肩背痛。

【操作】向外斜刺或平刺 0.5～0.8 寸，不可向内深刺，以免伤及肺脏、引起气胸。

2. 尺泽(chǐzé,LU5)：合穴

【定位】在肘横纹中，肱二头肌腱桡侧凹陷处（见图 7-3-1）。

【解剖】在肘关节，当肘二头肌腱之外方，肱桡肌起始部；有桡侧返动、静脉分支及头静脉；布有前臂外侧皮神经，直下为桡神经。

【主治】① 咳嗽、气喘、咳血、咽喉肿痛等肺疾；② 肘臂挛痛；③ 急性吐泻、中暑、小儿惊风。

【操作】直刺 0.8～1.2 寸，或点刺出血，尤其用于治疗急性咽喉肿痛及急性吐泻、中

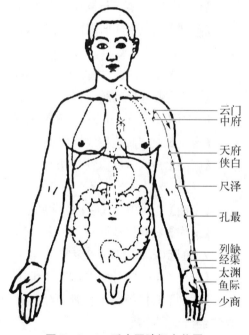

图 7-3-1　手太阴肺经穴位图

（右侧标注，自上而下）
云门
中府
天府
侠白
尺泽
孔最
列缺
经渠
太渊
鱼际
少商

暑、小儿惊风等。

3. 孔最(kǒngzuì,LU6)：郄穴

【定位】尺泽穴与太渊穴连线上,腕横纹上 7 寸处。

【解剖】有肱桡肌,在旋前圆肌上端之外缘,桡侧腕长、短伸肌的内缘;有头静脉、桡动、静脉;布有前臂外侧皮神经,桡神经浅支。

【主治】① 咳血、咳嗽、气喘、咽喉肿痛;② 肘臂挛痛。

【操作】直刺 0.5～1 寸。

4. 列缺(lièquē,LU7)：络穴、八脉交会穴(通于任脉)

【定位】桡骨茎突上方,腕横纹上 1.5 寸,当肱桡肌与拇长展肌腱之间。简便取穴法:两手虎口自然平直交叉,一手食指按在另一手桡骨茎突上,指尖下凹陷处是穴。

【解剖】在肱桡肌腱与拇长展肌腱之间,桡侧腕长伸肌腱内侧;有头静脉,桡动、静脉分支;布有前臂外侧皮神经和桡神经浅支的混合支。

【主治】① 咳嗽、气喘、咽喉肿痛;② 头痛、齿痛、项强、口眼歪斜等头项疾患。

【操作】向上斜刺 0.5～0.8 寸。

5. 经渠(jīngqú,LU8)

【定位】桡骨茎突与桡动脉之间凹陷处,腕横纹上 1 寸。

【解剖】桡侧腕屈肌腱的外侧,有旋前方肌当桡动、静脉外侧处;布有前臂外侧皮神经和桡神经浅支混合支。

【主治】① 咳嗽、气喘、胸痛、咽喉肿痛;② 手腕痛。

【操作】避开桡动脉,直刺 0.3～0.5 寸。

6. 太渊(tàiyuān,LU9)：输穴、原穴、八会穴之脉会

【定位】在掌后腕横纹桡侧、桡动脉的桡侧凹陷中。

【解剖】桡侧腕屈肌腱的外侧,拇展长肌腱内侧;有桡动、静脉;布有前臂外侧皮神经和桡神经浅支混合支。

【主治】① 咳嗽、气喘;② 无脉症;③ 腕臂痛。

【操作】避开桡动脉,直刺 0.3～0.5 寸。

7. 鱼际(yújì,LU10)：荥穴

【定位】第一掌骨中点,赤白肉际处。

【解剖】有拇短展肌和拇指对掌肌;血管当拇指静脉回流支;布有前臂外侧皮神经和桡神经浅支混合支。

【主治】① 咳嗽、咳血;② 咽干、咽喉肿痛、失音;③ 小儿疳积。

【操作】直刺 0.5～0.8 寸。治小儿疳积可用割治法。

8. 少商(shàoshāng,LU11)：井穴

【定位】拇指桡侧指甲角旁 0.1 寸。

【解剖】有指掌固有动、静脉所形成的动、静脉网;布有前臂外侧皮神经和桡神经浅支混合支、正中神经的掌侧固有神经的末梢神经网。

【主治】① 咽喉肿痛、鼻衄；② 高热、昏迷、癫狂。

【操作】浅刺 0.1 寸，或点刺出血。

二、手阳明大肠经

【经脉循行】手阳明大肠经起于食指桡侧端，循行于上肢外侧的前缘，上走肩，入缺盆，络肺属大肠；从缺盆上走颈，经颈部入下齿，过人中沟，止于对侧鼻旁。

【原文】《灵枢·经脉》：大肠手阳明之脉，起于大指次指之端，循指上廉，出合谷两骨[1]之间，上入两筋[2]之中，循臂上廉，入肘外廉，上臑外前廉，上肩，出髃骨[3]之前廉，上出于柱骨之会上[4]，下入缺盆，络肺，下膈，属大肠。

其支者：从缺盆上颈，贯颊，入下齿中；还出挟口，交人中——左之右、右之左，上挟鼻孔。

注释：[1] 合谷两骨：指第一、第二掌骨。[2] 两筋：指拇长伸肌腱、拇短伸肌腱的过腕关节处。[3] 髃骨："髃"读作"隅"，角的意思，此指肩峰部。[4] 柱骨之会上："柱骨"意指颈椎，"会上"指大椎。

【主治概要】本经腧穴主治头面五官疾患、热病、皮肤病、肠胃病、神志病等及经脉循行部位的其他病证。

【本经腧穴】本经左右各 20 个穴位，具体穴位如图 7-3-2 所示。

1. **商阳**(shāngyáng，LI1)：井穴

【定位】食指桡侧指甲角旁 0.1 寸。

【解剖】有指及掌背动、静脉网；布有来自正中神经的指掌侧固有神经、桡神经的指背侧神经。

【主治】① 齿痛、咽喉肿痛等五官疾患；② 热病、昏迷。

【操作】浅刺 0.1 寸，或点刺出血。

2. **二间**(èrjiān，LI2)：荥穴

【定位】微握拳，在食指桡侧第二掌指关节前凹陷处。

【解剖】有指屈浅、深肌腱；有来自桡动脉的指背及掌侧动、静脉，布有桡神经的指背侧固有神经、正中神经的指掌侧固有神经。

【主治】① 鼻衄、齿痛等五官疾患；② 热病。

【操作】直刺 0.2～0.3 寸。

3. **三间**(sānjiān，LI3)：输穴

【定位】微握拳，在食指桡侧第二掌指关节后凹陷处。

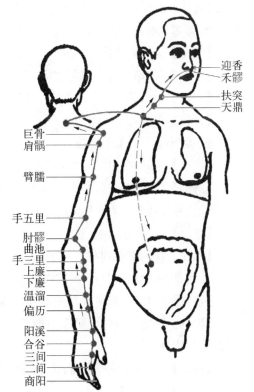

迎香
禾髎
扶突
天鼎
巨骨
肩髃
臂臑
手五里
肘髎
曲池
手三里
上廉
下廉
温溜
偏历
阳溪
合谷
三间
二间
商阳

图 7-3-2 手阳明大肠经穴位图

【解剖】有第一骨间背侧肌,深层为拇内收肌横头;有手背静脉网(头静脉其示部),指掌侧有固有动脉;布有桡神经浅支。

【主治】① 齿痛、咽喉肿痛;② 腹胀、肠鸣;③ 嗜睡。

【操作】直刺 0.3～0.5 寸。

4. 合谷(hégǔ,LI4):原穴

【定位】在手背第一、第二掌骨间,第二掌骨桡侧的中点处。简便取穴:以一手的拇指指骨关节横纹,放在另一手拇、食指之间的指蹼缘上,当拇指尖下是穴。又名虎口。

【解剖】在第一、第二掌骨之间,第一骨间背侧肌中,深层有拇收肌横头;有手背静脉网,为头静脉的起部,腧穴近侧正当桡动脉从手背穿向手掌之处;布有桡神经浅支的掌背侧神经,深部有正中神经的指掌侧固有神经。

【主治】① 头痛、目赤肿痛、鼻衄、齿痛、口眼歪斜、耳聋等头面五官诸疾;② 诸痛症;③ 热病、无汗、多汗;④ 经闭、滞产。

【操作】直刺 0.5～1 寸,针刺时手呈半握拳状。孕妇不宜针。

5. 阳溪(yángxī,LI5):经穴

【定位】腕背横纹桡侧,当拇短伸肌腱与拇长伸肌腱之间的凹陷中。

【解剖】当拇短、长伸肌腱之间;有头静脉、桡动脉的腕背支;布有桡神经浅支。

【主治】① 手腕痛;② 头痛、目赤肿痛,耳聋等头面五官疾患。

【操作】直刺 0.5～0.8 寸。

6. 偏历(piānlì,LI6):络穴

【定位】屈肘,在阳溪穴与曲池穴连线上,腕横纹上 3 寸处。

【解剖】在桡骨远端,桡侧腕伸肌腱与拇长展肌腱之间;有头静脉;掌侧为前臂外侧皮神经和桡神经浅支,背侧为前臂背侧皮神经和前臂骨间背侧神经。

【主治】① 耳鸣、鼻衄等五官疾患;② 手臂酸痛;③ 腹部胀满、水肿。

【操作】直刺或斜刺 0.5～0.8 寸。

7. 温溜(wēnliū,LI7):郄穴

【定位】屈肘,在阳溪穴与曲池穴连线上,腕横纹上 5 寸处。

【解剖】在桡侧腕伸肌肌腹与拇长展肌之间;有桡动脉分支及头静脉;布有前臂背侧皮神经与桡神经深支。

【主治】① 急性肠鸣腹痛;② 疔疮;③ 头痛、面肿、咽喉肿痛;④ 肩背酸痛。

【操作】直刺 0.5～1 寸。

8. 手三里(shǒusānlǐ,LI10)

【定位】在阳溪穴与曲池穴连线上,肘横纹下 2 寸处。

【解剖】肌肉、神经同下廉穴,血管为桡侧返动脉的分支。

【主治】① 手臂无力,上肢不遂;② 腹痛,腹泻;③ 齿痛,颊肿。

【操作】直刺 0.8～1.2 寸。

9. **曲池**(qūchí,LI11)：合穴

【定位】屈肘成直角,在肘横纹外侧端与肱骨外上髁连线中点。

【解剖】桡侧腕长伸肌起始部,肱桡肌的桡侧;有桡侧返动脉的分支;布有前臂背侧皮神经,内侧深层为桡神经本干。

【主治】① 手臂痹痛、上肢不遂;② 热病、高血压、癫狂;③ 腹痛、吐泻;④ 五官疼痛;⑤ 瘾疹、湿疹、瘰疬。

【操作】直刺 0.5～1 寸。

10. **肩髃**(jiānyú,LI15)

【定位】肩峰端下缘,当肩峰与肱骨大结节之间,三角肌上部中央。臂外展或平举时,肩部出现两个凹陷,当肩峰前下方凹陷处。

【解剖】有旋肱后动、静脉;布有锁骨上神经、腋神经。

【主治】① 肩臂挛痛、上肢不遂;② 瘾疹。

【操作】直刺或向下斜刺 0.8～1.5 寸。肩周炎宜向肩关节直刺,上肢不遂宜向三角肌方向斜刺。

11. **迎香**(yíngxiāng,LI20)

【定位】在鼻翼外缘中点旁开约 0.5 寸,当鼻唇沟中。

【解剖】在上唇方肌中,深部为梨状孔的边缘;有面动、静脉及眶下动、静脉分支;布有面神经与眶下神经的吻合丛。

【主治】① 鼻塞、鼽衄;② 口歪;③ 胆道蛔虫症。

【操作】略向内上方斜刺或平刺 0.3～0.5 寸。

三、足阳明胃经

【经脉循行】足阳明胃经起于鼻旁,上行鼻根,沿着鼻外侧(承泣)下行,入上齿,环绕口唇,交会承浆,循行过下颌、耳前、止头角;主干线从颈下胸,内行部分入缺盆,属胃络脾;外行部分循行于胸腹第二侧线,抵腹股沟处,下循下肢外侧前缘,止于第二趾外侧端;分支从膝下 3 寸和足背分出,分别到中趾和足大趾。

【原文】《灵枢·经脉》:胃足阳明之脉:起于鼻,交頞中[1],旁约太阳之脉[2],下循鼻外,入上齿中,还出挟口,环唇,下交承浆[3],却循颐[4]后下廉,出大迎[5],循颊车[6],上耳前,过客主人[7],循发际,至额颅。

其支者:从大迎前,下人迎[8],循喉咙,入缺盆,下膈,属胃,络脾。

其直者:从缺盆下乳内廉,下挟脐,入气街[9]中。

其支者:起于胃口[10],下循腹里,下至气街中而合。以下髀关[11],抵伏兔[12],下膝髌中,下循胫外廉,下足跗,入中指内间。

其支者,下膝三寸而别,下入中指外间。

其支者:别跗上,入大指间,出其端。

注释:[1]頞:音遏;鼻茎:指鼻根。[2]太阳之脉:指足太阳膀胱经。[3]承浆:穴在颏唇沟中央。

[4]颐：音"夷"，口角后，下颌部。[5]大迎：穴在下颌角前1.3寸骨陷中。[6]颊车：穴在下颌角前，咬肌中。[7]客主人：即上关穴，当耳前颧弓上缘。[8]人迎：穴在结喉两侧，颈动脉搏动处。[9]气街：此处指气冲部，当股动脉搏动处。[10]胃口：指胃之下口，即幽门部。[11]髀关：股外为髀；穴在髂前上棘直下、缝匠肌外侧，约平会阴。[12]伏兔：大腿前正中部，股四头肌隆起如伏兔。[13]中指内间："指"通作"趾"；内间指它的内侧趾缝，实则止于第二趾外侧端。

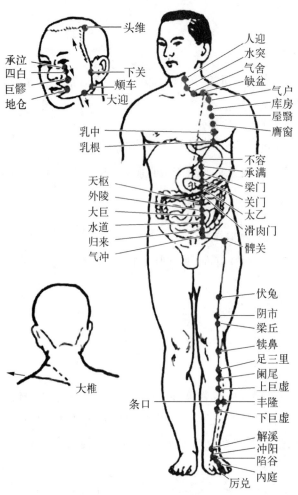

图7-3-3　足阳明胃经穴位图

【主治概要】本经腧穴主治胃肠病、头面五官病、神志病、皮肤病、热病及经脉循行部位的其他病证。

【本经腧穴】本经左右各45穴，具体穴位如图7-3-3所示。

1. 承泣(chéngqì,ST1)

【定位】目正视，瞳孔直下，当眼球与眶下缘之间。

【解剖】在眶下缘上方，眼轮匝肌中，深层眶内有眼球下直肌、下斜肌；有眶下动、静脉分支，眼动、静脉分支；布有眶下神经分支及动眼神经下支的肌支、面神经分支。

【主治】① 目疾；② 口眼歪斜、面肌痉挛。

【操作】以左手拇指向上轻推眼球，紧靠眶缘缓慢直刺0.5～1.5寸，不宜提插，以防刺破血管引起血肿。出针时稍加按压，以防出血。

2. 四白(sìbái,ST2)

【定位】目正视，瞳孔直下，当眶下孔凹陷处。

【解剖】在眶下孔处，当眼轮匝肌和上唇方肌之间；有面动、静脉分支，眶下动、静脉；布有面神经分支，当眶下神经处。

【主治】① 目疾；② 口眼歪斜、三叉神经痛、面肌痉挛；③ 头痛、眩晕。

【操作】直刺或微向上斜刺0.3～0.5寸，不可深刺，以免伤及眼球，不可过度提插捻转。

3. 地仓(dìcāng,ST4)

【定位】口角旁约0.4寸，上直对瞳孔。

【解剖】在口轮匝肌中，深层为颊肌；有面动、静脉；布有面神经和眶下神经分支，深层为颊肌神经的末支。

【主治】① 口角歪斜、流涎；② 三叉神经痛。

【操作】斜刺或平刺 0.5～0.8 寸，可向颊车穴透刺。

4. **颊车**(jiáchē，ST6)

【定位】在下颌角前上方约 1 横指，按之凹陷处，当咀嚼时咬肌隆起最高点处。

【解剖】在下颌角前方，有咬肌；有咬肌动、静脉；布有耳大神经、面神经及咬肌神经。

【主治】① 齿痛、牙关不利、颊肿；② 口角歪斜。

【操作】直刺 0.3～0.5 寸，或平刺 0.5～1 寸；可向地仓穴透刺。

5. **下关**(xiàguān，ST7)

【定位】在耳屏前、下颌骨髁状突前方，当颧弓与下颌切迹所形成的凹陷中。合口有孔，张口即闭，宜闭口取穴。

【解剖】当颧弓下缘，皮下有腮腺，为咬肌起始部；有面横动、静脉，最深层为上颌动、静脉；正当面神经颧眶支及耳颞神经分支，最深层为下颌神经。

【主治】① 牙关不利、三叉神经痛、齿痛；② 口眼歪斜；③ 耳聋、耳鸣、聤耳。

【操作】直刺 0.5～1 寸。留针时不可做张口动作，以免折针。

6. **头维**(tóuwéi，ST8)

【定位】当额角发际上 0.5 寸，头正中线旁 4.5 寸。

【解剖】在颞肌上缘帽状腱膜中；有颞浅动、静脉的额支；布有耳额神经的分支及面神经额颞支。

【主治】① 头痛；② 目眩、目痛。

【操作】平刺 0.5～1 寸。

7. **天枢**(tiānshū，ST25)：**大肠募穴**

【定位】脐中旁开 2 寸。

【解剖】当腹直肌及其鞘处；有第九肋间动、静脉分支及腹壁下动、静脉分支；布有第 9 肋间神经分支（内部为小肠）。

【主治】① 腹痛、腹胀、便秘、腹泻、痢疾等胃肠病；② 月经不调、痛经。

【操作】直刺 1～1.5 寸。《千金》：孕妇不可灸。

8. **梁丘**(liángqiū，ST34)：**郄穴**

【定位】屈膝，在髂前上棘与髌骨外上缘连线上，髌骨外上缘上 3 寸。

【解剖】在股直肌和股外侧肌之间；有旋股外侧动脉降支；布有股前皮神经、股外侧皮神经。

【主治】① 膝肿痛、下肢不遂；② 急性胃痛、乳痈、乳痛。

【操作】直刺 1～1.2 寸。

9. **犊鼻**(dúbí，ST35)

【定位】屈膝，在髌韧带外侧凹陷中。又名外膝眼。

【解剖】在髌韧带外缘；有膝关节动、静脉网；布有腓肠外侧皮神经及腓总神经关节支。

【主治】膝痛、屈伸不利、下肢麻痹。

【操作】向后内斜刺 0.5～1 寸。

10. 足三里(zúsānlǐ,ST36)：合穴、胃之下合穴

【定位】犊鼻穴下 3 寸,胫骨前嵴外一横指处。

【解剖】在胫骨前肌,趾长伸肌之间;有胫前动、静脉;为腓肠外侧皮神经及隐神经的皮支分布处,深层当腓深神经。

【主治】① 胃痛、呕吐、噎膈、腹胀、腹泻、痢疾、便秘等胃肠诸疾;② 下肢痿痹;③ 心悸、高血压、癫狂;④ 乳痈;⑤ 虚劳诸症,为强壮保健要穴。

【操作】直刺 1～2 寸。强壮保健用,常用温灸法。

11. 上巨虚(shàngjùxū,ST37)：大肠下合穴

【定位】在犊鼻穴下 6 寸,足三里穴下 3 寸。

【解剖】在胫骨前肌中;有胫前动、静脉;布有腓肠外侧皮神经及隐神经的皮支,深层当腓深神经。

【主治】① 肠鸣、腹痛、腹泻、便秘、肠痈等肠胃疾患;② 下肢痿痹。

【操作】直刺 1～2 寸。

12. 条口(tiáokǒu,ST38)

【定位】上巨虚穴下 2 寸。

【解剖】在胫骨前肌中;有胫前动、静脉;布有腓肠外侧皮神经及隐神经的皮支,深层当腓深神经。

【主治】① 下肢痿痹、转筋;② 肩臂痛;③ 脘腹疼痛。

【操作】直刺 1～1.5 寸。

13. 下巨虚(xiàjùxū,ST39)：小肠下合穴

【定位】上巨虚穴下 3 寸。

【解剖】在胫骨前肌与趾长伸肌之间,深层为胫长伸肌;有胫前动、静脉;布有腓浅神经分支,深层为腓深神经。

【主治】① 腹泻、痢疾、小腹痛;② 下肢痿痹;③ 乳痈。

【操作】直刺 1～1.5 寸。

14. 丰隆(fēnglóng,ST40)：络穴

【定位】外踝尖上 8 寸,条口穴外 1 寸,胫骨前嵴外二横指处。

【解剖】在趾长伸肌外侧和腓骨短肌之间;有胫前动脉分支;当腓浅神经处。

【主治】① 头痛、眩晕、癫狂;② 咳嗽痰多;③ 下肢痿痹。

【操作】直刺 1～1.5 寸。

15. 解溪(jiěxī,ST41)：经穴

【定位】足背踝关节横纹中央凹陷处,当拇长伸肌腱与趾长伸肌腱之间。

【解剖】在拇长伸肌膜与趾长伸肌胫之间;有胫前动、静脉;浅部当腓浅神经,深层当

腓深神经。

【主治】① 下肢痿痹、踝关节病、垂足；② 头痛、眩晕、癫狂；③ 腹胀、便秘。

【操作】直刺 0.5～1 寸。

16. **冲阳**(chōngyáng,ST42)：**原穴**

【定位】在足背最高处，当拇长伸肌腱和趾长伸肌腱之间，足背动脉搏动处。

【解剖】在趾长伸肌腱外侧；有足背动、静脉及足背静脉网；当腓浅神经的足背内侧皮神经第二支本干处，深层为腓深神经。

【主治】① 胃痛；② 口眼歪斜；③ 癫狂痫；④ 足痿无力。

【操作】避开动脉，直刺 0.3～0.5 寸。

17. **内庭**(nèitíng,ST44)：**荥穴**

【定位】足背第二、第三趾间缝纹端。

【解剖】有足背静脉网；布有腓浅神经足背支。

【主治】① 齿痛、咽喉肿痛、鼻衄；② 热病；③ 胃病吐酸、腹泻、痢疾、便秘；④ 足背肿痛、跖趾关节痛。

【操作】直刺或斜刺 0.5～0.8 寸。

18. **厉兑**(lìduì,ST45)：**井穴**

【定位】第二趾外侧趾甲角旁约 0.1 寸。

【解剖】有趾背动脉形成的动脉网；布有腓浅神经的足背支。

【主治】① 鼻衄、齿痛、咽喉肿痛；② 热病、多梦、癫狂。

【操作】浅刺 0.1 寸。

四、足太阴脾经

【经脉循行】足太阴脾经起于足大趾，循行于小腿内侧的中间，至内踝上 8 寸后循行于小腿内侧的前缘，经膝股部内侧前缘，入腹属脾络胃，上膈，经过咽，止于舌；分支从胃注心中；另有一条分布于胸腹部第三侧线，经锁骨下，止于腋下大包穴。

【原文】《灵枢·经脉》：脾足太阴之脉，起于大指之端，循指内侧白肉际，过核骨后[1]，上内踝前廉，上踹[2]内，循胫骨后，交出厥阴[3]之前，上膝股内前廉，入腹，属脾，络胃，上膈，挟咽[4]，连舌本，散舌下。

其支者：复从胃，别上膈，注心中（脾之大络，名曰大包，出渊腋下三寸，布胸胁）[5]。

注释：[1] 核骨：即指第一跖骨的头部突起。[2] 踹：音篆。小腿肚，即腓肠肌部。[3] 厥阴：指足厥阴肝经。[4] 咽：此兼指食管而言。[5] 足太阴经脉尚有胸腹部外行线一条，循行分布于腹部前正中线旁开 4 寸和胸部前正中线旁开 6 寸，至锁骨下周荣穴，而后折向腋下，络于大包穴。

【主治概要】本经腧穴主治脾胃病、妇科、前阴病及经脉循行部位的其他病证。

【本经腧穴】本经左右各 21 穴，具体穴位如图 7-3-4 所示。

1. **隐白**(yǐnbái,SP1)：**井穴**

【定位】足大趾内侧趾甲角旁 0.1 寸。

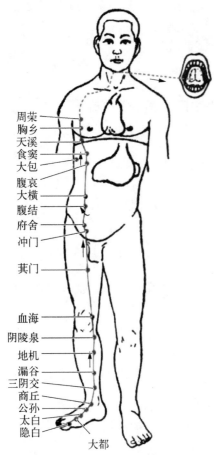

图 7-3-4　足太阴脾经穴位图

周荣
胸乡
天溪
食窦
大包
腹哀
大横
腹结
府舍
冲门
箕门
血海
阴陵泉
地机
漏谷
三阴交
商丘
公孙
太白
隐白
大都

【解剖】有趾背动脉；为腓浅神经的足背支及足底内侧神经。

【主治】① 月经过多、崩漏；② 便血、尿血等慢性出血；③ 癫狂、多梦、惊风。④ 腹满、暴泄。

【操作】浅刺 0.1 寸。

2. 大都(dàdū,SP2)：荥穴

【定位】足大趾内侧，第一跖趾关节前下方，赤白肉际处。

【解剖】在𫏋展肌止点；有足底内侧动、静脉的分支；布有足底内侧神经的趾底固有神经。

【主治】① 腹胀、胃痛、呕吐、腹泻、便秘；② 热病、无汗。

【操作】直刺 0.3～0.5 寸。

3. 太白(tàibái,SP3)：输穴、原穴

【定位】第一跖骨小头后缘，赤白肉际凹陷处。

【解剖】在𫏋展肌中；有足背静脉网，足底内侧动脉及足跗内侧动脉分支；布有隐神经及腓浅神经分支。

【主治】① 肠鸣、腹胀、腹泻、胃痛、便秘；② 体重节痛。

【操作】直刺 0.5～0.8 寸。

4. 公孙(gōngsūn,SP4)：络穴、八脉交会穴(通于冲脉)

【定位】第一跖骨基底部的前下方，赤白肉际处。

【解剖】在𫏋展肌中；有跗内侧动脉分支及足背静脉网；布有隐神经及腓浅神经分支。

【主治】胃痛、呕吐、腹痛、腹泻、痢疾。

【操作】直刺 0.6～1.2 寸。

5. 商丘(shāngqiū,SP5)：经穴

【定位】内踝前下方凹陷中，当舟骨结节与内踝尖连线的中点处。

【解剖】有跗内侧动脉和大隐静脉；布有隐神经及腓浅神经分支丛。

【主治】① 腹胀、腹泻、便秘、黄疸；② 足踝痛。

【操作】直刺 0.5～0.8 寸。

6. 三阴交(sānyīnjiāo,SP6)

【定位】内踝尖上 3 寸，胫骨内侧面后缘。

【解剖】在胫骨后缘和比目鱼肌之间，深层有屈趾长肌；有大隐静脉，胫后动、静脉；有小腿内侧皮神经，深层后方有胫神经。

【主治】① 肠鸣腹胀、腹泻等脾胃虚弱诸症；② 月经不调、带下、阴挺、不孕、滞产、遗

精、阳痿、遗尿等生殖泌尿系统疾患；③ 心悸、失眠、高血压；④ 下肢痿痹；⑤ 阴虚诸症。

【操作】直刺 1～1.5 寸。孕妇禁针。

7. 地机(dìjī,SP8)：郄穴

【定位】在内踝尖与阴陵泉穴的连线上,阴陵泉穴下 3 寸。

【解剖】在胫骨后缘与比目鱼肌之间；前方有大隐静脉及膝最上动脉的末支,深层有胫后动、静脉；布有小腿内侧皮神经,深层后方有胫神经。

【主治】① 痛经、崩漏、月经不调；② 腹痛、腹泻、小便不利、水肿。

【操作】直刺 1～1.5 寸。

8. 阴陵泉(yīnlíngquán,SP9)：合穴

【定位】胫骨内侧髁下方凹陷处。

【解剖】在胫骨后缘和腓肠肌之间,比目鱼肌起点上；前方有大隐静脉、膝最上动脉,最深层有胫后动、静脉；布有小腿内侧皮神经本干,最深层有胫神经。

【主治】① 腹胀、腹泻、水肿、黄疸、小便不利；② 膝痛。

【操作】直刺 1～2 寸。

9. 血海(xuèhǎi,SP10)

【定位】屈膝,在髌骨内上缘上 2 寸,当股四头肌内侧头的隆起处。简便取穴法：患者屈膝,医者以左手掌心按于患者右膝髌骨上缘,二至五指向上伸直,拇指约呈 45°角斜置,拇指尖下是穴。对侧取法仿此。

【解剖】在股骨内上髁上缘,股内侧肌中间；有股动、静脉肌支；布有股前皮神经及股神经肌支。

【主治】① 月经不调、痛经、经闭；② 瘾疹、湿疹、丹毒。

【操作】直刺 1～1.5 寸。

10. 大横(dàhéng,SP15)

【定位】脐中旁开 4 寸。

【解剖】在腹外斜肌肌部及腹横肌肌部；布有第十一肋间动、静脉；布有第十二肋间神经。

【主治】腹痛、腹泻、便秘。

【操作】直刺 1～2 寸。

11. 大包(dàbāo,SP21)：脾之大络

【定位】在侧胸部腋中线上,当第六肋间隙处。

【解剖】在第六肋间隙,前锯肌中；有胸背动、静脉及第六肋间动、静脉；布有第六肋间神经,当胸长神经直系的末端。

【主治】① 气喘；② 胸胁痛；③ 全身疼痛、急性扭伤、四肢无力。

【操作】斜刺或向后平刺 0.5～0.8 寸。

五、手少阴心经

【经脉循行】手少阴心经起于心中,联系心系、肺、咽及目系,属心络小肠,浅出腋下,

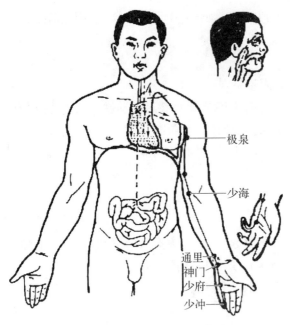

极泉

少海

通里
神门
少府
少冲

图 7 - 3 - 5　手少阴心经穴位图

循行于上肢内侧后缘,止于小指桡侧端。

【原文】《灵枢·经脉》：心手少阴之脉,起于心中,出属心系[1],下膈,络小肠。

其支者：从心系,上挟咽,系目系[2]。

其直者：复从心系,却上肺,下出腋下,下循臑内后廉,行太阴、心主之后,下肘内,循臂内后廉,抵掌后锐骨[3]之端,入掌内后廉,循小指之内,出其端。

注释：[1] 心系：是指心与各脏相连的组织。[2] 目系：指眼后与脑相连的组织。[3] 掌后锐骨：指腕后之豌豆骨部。

【主治概要】本经腧穴主治心、胸、神志及经脉循行部位的其他病证。

【本经腧穴】本经左右各 9 穴,具体穴位如图 7 - 3 - 5 所示。

1. 极泉(jíquán,HT1)

【定位】腋窝正中,腋动脉搏动处。

【解剖】在胸大肌的外下缘,深层为喙肱肌;外侧为腋动脉;布有尺神经,正中神经,前臂内侧皮神经及臂内侧皮神经。

【主治】① 心痛、心悸;② 肩臂疼痛、胁肋疼痛、臂丛神经损伤。③ 瘰疬、腋臭;④ 上肢针麻用穴。

【操作】避开腋动脉,直刺或斜刺 0.3~0.5 寸。

2. 少海(shàohǎi,HT3)：合穴

【定位】屈肘,当肘横纹内侧端与肱骨内上髁连线的中点处。

【解剖】有旋前圆肌、肱肌;有贵要静脉、尺侧上下副动脉、尺返动脉;布有前臂内侧皮神经,外前方有正中神经。

【主治】① 心痛、癔症;② 肘臂挛痛、臂麻手颤、头项痛、腋胁痛;③ 瘰疬。

【操作】直刺 0.5~1 寸。

3. 灵道(língdào,HT4)：经穴

【定位】腕横纹上 1.5 寸,尺侧腕屈肌腱的桡侧缘。

【解剖】在尺侧腕屈肌与指浅屈肌之间,深层为指深屈肌;有尺动脉通过;布有前臂内侧皮神经,尺侧为尺神经。

【主治】① 心痛、悲恐善笑;② 暴喑;③ 肘臂挛痛。

【操作】直刺 0.3~0.5 寸。不宜深刺,以免伤及血管和神经。留针时,不可作屈腕动作。

4. **通里**(tōnglǐ,HT5)：**络穴**

【定位】腕横纹上1寸,尺侧腕屈肌腱的桡侧缘。

【解剖】在尺侧腕屈肌与指浅屈肌之间,深层为指深屈肌;有尺动脉通过;布有前臂内侧皮神经,尺侧为尺神经。

【主治】① 心悸、怔忡;② 舌强不语、暴喑;③ 腕臂痛。

【操作】直刺0.3～0.5寸。不宜深刺,以免伤及血管和神经。留针时,不可做屈腕动作。

5. **阴郄**(yīnxì,HT6)：**郄穴**

【定位】腕横纹上0.5寸,尺侧腕屈肌腱的桡侧缘。

【解剖】在尺侧腕屈肌与指浅屈肌之间,深层为指深屈肌;有尺动脉通过;布有前臂内侧皮神经,尺侧为尺神经。

【主治】① 心痛、惊悸;② 骨蒸盗汗;③ 吐血、衄血。

【操作】直刺0.3～0.5寸。不宜深刺,以免伤及血管和神经。留针时,不可做屈腕动作。

6. **神门**(shénmén,HT7)：**输穴、原穴**

【定位】腕横纹尺侧端,尺侧腕屈肌腱的桡侧凹陷处。

【解剖】在尺侧腕屈肌与指浅屈肌之间,深层为指深屈肌;有尺动脉通过;布有前臂内侧皮神经,尺侧为尺神经。

【主治】① 心痛、心烦、惊悸、怔忡、健忘、失眠、痴呆、癫狂痫等心与神志病变;② 高血压;③ 胸胁痛。

【操作】直刺0.3～0.5寸。

7. **少府**(shàofǔ,HT8)：**荥穴**

【定位】在手掌面,第四、第五掌骨之间,握拳时当小指与无名指指端之间。

【解剖】在第四、第五掌骨间,有第四蚓状肌,指浅、深屈肌腱,深部为骨间肌;有指掌侧总动、静脉;布有第四指掌侧固有神经。

【主治】① 心悸、胸痛;② 阴痒、阴痛;③ 痈疡;④ 小指挛痛。

【操作】直刺0.3～0.5寸。

8. **少冲**(shàochōng,HT9)：**井穴**

【定位】小指桡侧指甲角旁0.1寸。

【解剖】有指掌侧固有动、静脉所形成的动、静脉网;布有指掌侧固有神经。

【主治】① 心悸、心痛、癫狂;② 热病、昏迷;③ 胸胁痛。

【操作】浅刺0.1寸,或点刺出血。

六、手太阳小肠经

【经脉循行】手太阳小肠经起于小指尺侧端,循行于上肢外侧的后缘,绕行肩胛部,内行从缺盆络心,属小肠,联系胃、咽;上行从缺盆至目外眦、耳,分支从面颊抵鼻,止于目内眦。

【原文】《灵枢·经脉》：小肠手太阳之脉，起于小指之端，循手外侧上腕，出踝中[1]，直上循臂骨[2]下廉，出肘内侧两骨[3]之间，上循外后廉，出肩解[4]，绕肩胛，交肩上，入缺盆，络心，循咽下膈，抵胃，属小肠。

其支者：从缺盆循颈，上颊，至目锐眦[5]，却入耳中。

其支者：别颊上出䪼[6]，抵鼻，至目内眦（斜络于颧）。

注释：[1]踝：此指手腕后方小指侧的高骨。[2]臂骨：指尺骨。[3]两骨：指尺骨鹰嘴和肱骨内上髁。[4]肩解："肩后骨缝曰肩解"（张介宾注）。[5]目锐眦：指目外眦。[6]出䪼：音"拙"。眼眶的下方，包括颧骨内连及上牙床的部位。

【主治概要】本经腧穴主治头面五官病、热病、神志病及经脉循行部位的其他病证。

【本经腧穴】本经左右各19穴，具体穴位如图7-3-6所示。

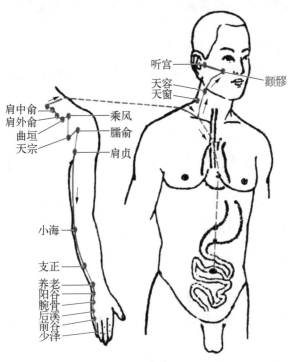

图7-3-6 手太阳小肠经穴位图

1. 少泽(shàozé,SI1)：井穴

【定位】小指尺侧指甲角旁0.1寸。

【解剖】有指掌侧固有动、静脉，指背动脉形成的动、静脉网；布有尺神经手背支。

【主治】① 乳痈、乳汁少；② 昏迷、热病；③ 头痛、目翳、咽喉肿痛。

【操作】浅刺0.1寸或点刺出血。孕妇慎用。

2. 前谷(qiángǔ,SI2)：荥穴

【定位】微握拳，第五指掌关节前尺侧，掌指横纹头赤白肉际。

【解剖】有指背动、静脉；布有尺神经手背支。

【主治】① 热病；② 乳痈、乳汁少；③ 头痛、目痛、耳鸣、咽喉肿痛。

【操作】直刺0.3～0.5寸。

3. 后溪(hòuxī,SI3)：输穴、八脉交会穴(通于督脉)

【定位】微握拳，第五指掌关节后尺侧的远侧掌横纹头赤白肉际。

【解剖】在小指尺侧，第五掌骨小头后方，当小指展肌起点外缘；有指背动、静脉，手背静脉网；布有尺神经手背支。

【主治】① 头项强痛、腰背痛、手指及肘臂挛痛；② 耳聋、目赤；③ 癫狂痫；④ 疟疾。

【操作】直刺 0.5～1 寸。治手指挛痛可透刺合谷穴。

4. 腕骨(wàngǔ,SI4)：**原穴**

【定位】第五掌骨基底与三角骨之间的凹陷处,赤白肉际。

【解剖】在手背尺侧,小指展肌起点外缘;有腕背侧动脉(尺动脉分支),手背静脉网;布有尺神经手背支。

【主治】① 指挛腕痛、头项强痛;② 目翳、黄疸;③ 热病、疟疾。

【操作】直刺 0.3～0.5 寸。

5. 阳谷(yánggǔ,SI5)：**经穴**

【定位】腕背横纹尺侧端,当尺骨茎突与三角骨之间的凹陷处。

【解剖】当尺侧腕伸肌腱的尺侧缘;有腕背侧动脉;布有尺神经手背支。

【主治】① 颈颔肿、臂外侧痛、腕痛;② 头痛、目眩、耳鸣、耳聋;③ 热病、癫狂痫。

【操作】直刺 0.3～0.5 寸。

6. 养老(yǎnglǎo,SI6)：**郄穴**

【定位】以手掌面向胸,当尺骨茎突桡侧骨缝凹缘中。

【解剖】左尺骨背面,尺骨茎突上方,尺侧腕伸肌腱和小指固有伸肌腱之间;布有前臂骨间背侧动、静脉的末支,腕静脉网;有前臂背侧皮神经和尺神经。

【主治】① 目视不明;② 肩、背、肘、臂酸痛。

【操作】直刺或斜刺 0.5～0.8 寸。强身保健可用温和灸。

7. 支正(zhīzhèng,SI7)：**络穴**

【定位】阳谷穴与小海穴的连线上,腕背横纹上 5 寸。

【解剖】在尺骨背面,尺侧腕伸肌的尺侧缘;布有骨间背侧动、静脉;布有前臂内侧皮神经分支。

【主治】① 头痛、项强、肘臂酸痛;② 热病、癫狂;③ 疣症。

【操作】直刺或斜刺 0.5～0.8 寸。

8. 小海(xiǎohǎi,SI8)：**合穴**

【定位】屈肘,当尺骨鹰嘴与肱骨内上髁之间凹陷处。

【解剖】尺神经沟中,为尺侧腕屈肌的起始部;有尺侧上、下副动脉和副静脉以及尺返动、静脉;布有前臂内侧皮神经、尺神经本干。

【主治】① 肘臂疼痛、麻木;② 癫痫。

【操作】直刺 0.3～0.5 寸。

9. 肩贞(jiānzhēn,SI9)

【定位】臂内收,腋后纹头上 1 寸。

【解剖】在肩关节后下方,肩胛骨外侧缘,三角肌后缘,下层是大圆肌;有旋肩胛动、静脉;布有腋神经分支,最深部上方为桡神经。

【主治】① 肩臂疼痛,上肢不遂;② 瘰疬。

【操作】直刺 1～1.5 寸。不宜向胸侧深刺。

10. 听宫 (tīnggōng,SI19)

【定位】耳屏前,下颌骨髁状突的后方,张口时呈凹陷处。

【解剖】有颞浅动、静脉的耳前支;布有面神经及三叉神经的第三支的耳颞神经。

【主治】① 耳鸣、耳聋、聤耳等诸耳疾;② 齿痛。

【操作】张口,直刺 1～1.5 寸。留针时应保持一定的张口姿势。

七、足太阳膀胱经

【经脉循行】足太阳膀胱经起于目内眦,循行至头顶并入络脑;分支至耳上角,在枕部分出两支向下,分别循行分布于背腰臀部,入内属膀胱络肾,向下贯臀,在腘窝相合后循行于小腿后侧,止于小趾外侧端。

【原文】《灵枢·经脉》:膀胱足太阳之脉,起于目内眦,上额,交巅[1]。其支者:从巅至耳上角。

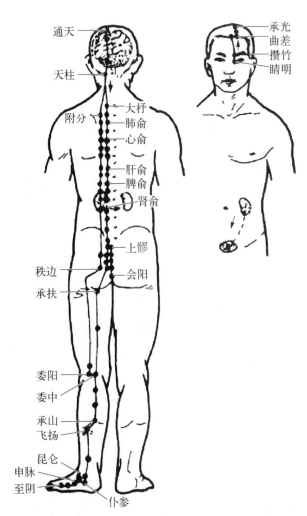

其直者:从巅入络脑,还出别下项[2],循肩膊[3],挟脊抵腰中,入循膂[4],络肾,属膀胱。

其支者:从腰中,下挟脊,贯臀,入腘中。

其支者:从膊内左右别下贯胛,挟脊内,过髀枢[5],循髀外后廉下合腘中——以下贯踹内,出外踝之后,循京骨[6]至小指外侧。

注释:[1]交巅:当百会穴处与督脉相交会。[2]还出别下项:原文指经脉从脑后浅出,并从天柱穴分别而下。目前认为足太阳经脉在头顶至后枕部有一外行线。[3]肩膊:指肩胛区。[4]膂:挟脊两旁的肌肉。[5]髀枢:当股骨大转子部,环跳穴所在。[6]京骨:即第五跖骨粗隆,又为穴名。

【主治概要】本经腧穴主治头面五官病,项、背、腰、下肢病证及神志病;位于背部两条侧线的背俞穴及其他腧穴主治相应的脏腑病证和有关的组织器官病证。

【本经腧穴】本经腧穴左右各 67 穴,具体穴位如图 7-3-7 所示。

图 7-3-7　足太阳膀胱经穴位图

1. **睛明**(jīngmíng，BL1)

【定位】目内眦角稍上方凹陷处。

【解剖】在眶内缘睑内侧韧带中，深部为眼内直肌；有内眦动、静脉和滑车上下动、静脉，深层上方有眼动、静脉本干；布有滑车上、下神经，深层为眼神经，上方为鼻睫神经。

【主治】① 目赤肿痛、流泪、视物不明、目眩、近视、夜盲、色盲等目疾；② 急性腰扭伤、坐骨神经痛；③ 心动过速。

【操作】嘱患者闭目，医者左手轻推眼球向外侧固定，左手缓慢进针，紧靠眶缘直刺0.5～1寸。遇到阻力时，不宜强行进针，应改变进针方向或退针。不捻转，不提插(或只轻微地捻转和提插)。出针后按压针孔片刻，以防出血。针具宜细，消毒宜严。禁灸。

2. **攒竹**(cuánzhú、zánzhú，BL2)

【定位】眉头凹陷中，约在目内眦直上。

【解剖】有额肌及皱眉肌，当额动、静脉处；布有额神经内侧支。

【主治】① 头痛、眉棱骨痛；② 眼睑瞤动、眼睑下垂、口眼歪斜、目视不明、流泪、目赤肿痛；③ 呃逆。

【操作】可向眉中或向眼眶内缘平刺或斜刺0.5～0.8寸。禁灸。

3. **大杼**(dàzhù，BL11)：八会穴之骨会

【定位】第一胸椎棘突下，旁开1.5寸。

【解剖】有斜方肌、菱形肌、上后锯肌，最深层为最长肌；有第一肋间动、静脉后支布有第一胸神经后支的皮支，深层为第一胸神经后支外侧支。

【主治】① 咳嗽；② 项强、肩背痛。

【操作】斜刺0.5～0.8寸。本经背部诸穴，不宜深刺，以免伤及内部重要脏器。

4. **风门**(fēngmén，BL12)

【定位】第二胸椎棘突下，旁开1.5寸。

【解剖】有斜方肌、菱形肌、上后锯肌，深层为最肌；有第二肋间动、静脉后支；布有第二、第三胸神经后支的皮支，深层为第三胸神经后支外侧支。

【主治】① 感冒、咳嗽、发热、头痛；② 项强、胸背痛。

【操作】斜刺0.5～0.8寸。

5. **肺俞**(fèishū，BL13)：肺之背俞穴

【定位】第三胸椎棘突下，旁开1.5寸。

【解剖】有斜方肌、菱形肌，深层为最长肌；有第三肋间动、静脉后支；布有第三或第四胸神经后支的皮支，深层为第三胸神经后支外侧支。

【主治】① 咳嗽、气喘、咯血等肺疾；② 骨蒸潮热、盗汗。

【操作】斜刺0.5～0.8寸

6. **心俞**(xīnshū，BL15)：心之背俞穴

【定位】第五胸椎棘突下，旁开1.5寸。

【解剖】有斜方肌、菱形肌，深层为最长肌；有第五肋间动、静脉后支；布有第五或第六

胸神经后支的皮支,深层为第五胸神经后支外侧支。

【主治】① 心痛、惊悸、失眠、健忘、癫痫、盗汗等心与神志病变;② 咳嗽、吐血。

【操作】斜刺 0.5～0.8 寸。

7. 膈俞(géshū,BL17):八会穴之血会

【定位】第七胸椎棘突下,旁开 1.5 寸。

【解剖】在斜方肌下缘,有背阔肌、最长肌;布有第七肋间动、静脉后支;布有第七或第八胸神经后支的皮支,深层为第七胸神经后支外侧支。

【主治】① 呕吐、呃逆、气喘、吐血等上逆之症;② 贫血;③ 瘾疹、皮肤瘙痒;④ 潮热、盗汗。

【操作】斜刺 0.5～0.8 寸。

8. 肝俞(gānshū,BL18):肝之背俞穴

【定位】第九胸椎棘突下,旁开 1.5 寸。

【解剖】在背阔肌、最长肌和髂肋肌之间;有第九肋间动、静脉后支;布有第九或第十胸神经后支的皮支,深层为第九胸神经后支外侧支。

【主治】① 肝疾、胁痛、目疾;② 癫狂痫;③ 脊背痛。

【操作】斜刺 0.5～0.8 寸。

9. 胆俞(dǎnshū,BL19):胆之背俞穴

【定位】第十胸椎棘突下,旁开 1.5 寸。

【解剖】在背阔肌、最长肌和腱肋肌之间;有第十肋间动、静脉后支;布有第十胸神经后支的皮支,深层为第十胸神经后支的外侧支。

【主治】① 黄疸、口苦、胁痛等肝胆疾患;② 肺痨、潮热。

【操作】斜刺 0.5～0.8 寸。

10. 脾俞(pǐshū,BL20):脾之背俞穴

【定位】第十一胸椎棘突下,旁开 1.5 寸。

【解剖】在背阔肌、最长肌和髂肋肌之间;有第十一肋间动、静脉后支;布有第十一胸神经后支的皮支,深层为第十一胸神经后支肌支。

【主治】① 腹胀、纳呆、呕吐、腹泻、痢疾、便血、水肿等脾胃疾患;② 背痛。

【操作】斜刺 0.5～0.8 寸。

11. 胃俞(wèishū,BL21):胃之背俞穴

【定位】第十二胸椎棘突下,旁开 1.5 寸。

【解剖】在腰背筋膜、最长肌和髂肋肌之间;有肋下动、静脉后支;布有第十二胸神经后支的皮支,深层为第十二胸神经后支外侧支。

【主治】胃脘痛、呕吐、腹胀、肠鸣等胃疾。

【操作】斜刺 0.5～0.8 寸。

12. 肾俞(shènshū,BL23):肾之背俞穴

【定位】第二腰椎棘突下,旁开 1.5 寸。

【解剖】在腰背筋膜、最长肌和髂肋肌之间；有第二腰动、静脉后支；布有第一腰神经后支的外侧支，深层为第一腰丛。

【主治】① 腰痛；② 遗尿、遗精、阳痿、月经不调、带下等生殖泌尿系疾患。③ 耳鸣、耳聋。

【操作】直刺 0.5～1 寸。

13. 气海俞(qìhǎishū,BL24)

【定位】第三腰椎棘突下，旁开 1.5 寸。

【解剖】在腰背筋膜、最长肌和髂肋肌之间；有第二腰动、静脉后支；布有第二腰神经后支的外侧支，深层为第一腰丛。

【主治】① 肠鸣腹胀；② 痛经、腰痛。

【操作】直刺 0.5～1 寸。

14. 大肠俞(dàchángshū,BL25)：大肠背俞穴

【定位】第四腰椎棘突下，旁开 1.5 寸。

【解剖】在腰背筋膜、最长肌和髂肋肌之间；有第四腰动、静脉后支；布有第三腰神经皮支，深层为腰丛。

【主治】① 腰腿痛；② 腹胀、腹泻、便秘。

【操作】直刺 0.8～1.2 寸。

15. 关元俞(guānyuánshū,BL26)

【定位】第五腰椎棘突下，旁开 1.5 寸。

【解剖】有骶棘肌，有腰最下动、静脉后支的内侧支；布有第五腰神经后支。

【主治】① 腹胀、腹泻；② 腰骶痛；③ 小便频数或不利、遗尿。

【操作】直刺 0.8～1.2 寸。

16. 小肠俞(xiǎochángshū,BL27)：小肠背俞穴

【定位】第一骶椎棘突下，旁开 1.5 寸，约平第一骶后孔。

【解剖】在骶髂肌起始部和臀大肌起始部之间；有骶外侧动、静脉后支的外侧支；布有第一骶神经后支外侧支，第五腰神经后支。

【主治】① 遗精、遗尿、尿血、尿痛、带下；② 腹泻、痢疾、疝气；③ 腰骶痛。

【操作】直刺或斜刺 0.8～1 寸。

17. 膀胱俞(pángguāngshū,BL28)：膀胱背俞穴

【定位】第二骶椎棘突下，旁开 1.5 寸，约平第二骶后孔。

【解剖】在骶棘肌起部和臀大肌起部之间；有骶外侧动、静脉后支；布有臀中皮神经分支。

【主治】① 小便不利、遗尿；② 腰骶痛；③ 腹泻、便秘。

【操作】直刺或斜刺 0.8～1.2 寸。

18. 次髎(cìliáo,BL32)

【定位】第二骶后孔中，约当髂后上棘下与后正中线之间。

【解剖】在臀大肌起始部；当骶外侧动、静脉后支处；为第二骶神经后支通过处。

【主治】① 月经不调、痛经、带下等妇科疾患；② 小便不利、遗精、疝气；③ 腰骶痛、下肢痿痹。

【操作】直刺 1～1.5 寸。

19. **承扶**(chéngfú,BL36)

【定位】臀横纹的中点。

【解剖】在臀大肌下缘；有坐骨神经伴行的动、静脉；布有股后皮神经,深层为坐骨神经。

【主治】① 腰骶臀股部疼痛；② 痔疾。

【操作】直刺 1～2 寸。

20. **委阳**(wěiyáng,BL39)：**三焦下合穴**

【定位】腘横纹外侧端,当股二头肌腱的内侧。

【解剖】在股二头肌腱内侧；有膝上外侧动、静脉；布有股后皮神经,正当腓总神经处。

【主治】① 腹满、小便不利；② 腰脊强痛、腿足挛痛。

【操作】直刺 1～1.5 寸。

21. **委中**(wěizhōng,BL40)：**合穴、膀胱下合穴**

【定位】腘横纹中点,当股二头肌腱与半腱肌肌腱的中间。

【解剖】在腘窝正中,有腘筋膜；皮下有股腘静脉,深层内侧为腘静脉,最深层为腘动有股后皮神经,正当胫神经处。

【主治】① 腰背痛、下肢痿痹；② 腹痛、急性吐泻；③ 小便不利、遗尿；④ 丹毒。

【操作】直刺 1～1.5 寸,或用三棱针点刺腘静脉出血。针刺不宜过快、过强、过深,以免损伤血管和神经。

22. **膏肓**(gāohuāng,BL43)

【定位】第四胸椎棘突下,旁开 3 寸。

【解剖】在肩胛骨脊柱缘,有斜方肌、菱形肌,深层为髂肋肌；有第四肋间动、静脉背侧支及颈横动脉降支；布有第三、第四胸神经后支。

【主治】① 咳嗽、气喘、肺痨,② 肩胛痛；③ 虚劳诸疾。

【操作】斜刺 0.5～0.8 寸。

23. **秩边**(zhìbiān,BL54)

【定位】第四骶椎棘突下,旁开 3 寸。

【解剖】有臀大肌,在梨状肌下缘；正当臀下动、静脉深层当臀下神经及股后皮神经,外侧为坐骨神经。

【主治】① 腰骶痛、下肢痿痹；② 小便不利、便秘、痔疾。

【操作】直刺 1.5～2 寸。

24. **承山**(chéngshān,BL57)

【定位】腓肠肌两肌腹之间凹陷的顶端处,约在委中穴与昆仑穴之间中点。

【解剖】在腓肠肌两肌腹交界下端;有小隐静脉,深层为股后动、静脉;布有腓肠内侧皮神经,深层为腓神经。

【主治】① 腰腿拘急、疼痛;② 痔疾、便秘。

【操作】直刺 1～2 寸。不宜行过强的刺激,以免引起腓肠肌痉挛。

25. 昆仑(kūnlún,BL60):经穴

【定位】外踝尖与跟腱之间的凹陷处。

【解剖】有腓骨短肌;有小隐静脉及外踝后动、静脉;布有腓肠神经。

【主治】① 后头痛、项强、腰骶疼痛、足踝肿痛;② 癫痫;③ 滞产。

【操作】直刺 0.5～0.8 寸。孕妇禁用,经期慎用。

26. 申脉(shēnmài,BL62):八脉交会穴(通于阳跷脉)

【定位】外踝直下方凹陷中。

【解剖】在腓骨长短肌腱上缘;有外踝动脉网及小隐静脉;布有腓肠神经的足背外侧皮神经分支。

【主治】① 头痛、眩晕;② 癫狂痫、失眠;③ 腰腿酸痛。

【操作】直刺 0.3～0.5 寸。

27. 京骨(jīnggǔ,BL64):原穴

【定位】第五跖骨粗隆下方,赤白肉际处。

【解剖】在小趾外展肌下方;有足底外侧动、静脉;布有足背外侧皮神经,深层为足底外侧神经。

【主治】① 头痛、项强、腰痛;② 癫痫。

【操作】直刺 0.3～0.5 寸。

28. 束骨(shùgǔ,BL65):输穴

【定位】第五跖骨小头的后缘,赤白肉际处。

【解剖】在小趾外展肌下方;有第四趾跖侧总动、静脉;有第四趾跖侧神经及足背外侧皮神经分布。

【主治】① 头痛、项强、目眩、腰腿痛;② 癫狂。

【操作】直刺 0.3～0.5 寸。

29. 足通谷(zútōnggǔ,BL66):荥穴

【定位】第五跖趾关节的前方,赤白肉际处。

【解剖】有趾跖侧动、静脉;布有趾跖侧固有神经及足背外侧皮神经。

【主治】① 头痛、项强、鼻衄;② 癫狂。

【操作】直刺 0.2～0.3 寸。

30. 至阴(zhìyīn,BL67):井穴

【定位】足小趾外侧趾甲角旁 0.1 寸。

【解剖】有趾背动脉及趾跖侧固有动脉形成的动脉网;布有趾跖侧固有神经及足背外侧皮神经。

【主治】① 胎位不正、滞产；② 头痛、目痛、鼻塞、鼻衄。

【操作】浅刺 0.1 寸。胎位不正用灸法。

八、足少阴肾经

【经脉循行】足少阴肾经起于足小趾之下，斜走足心，经舟骨粗隆下、内踝后侧，沿小腿、腘窝、大腿的内后侧上行，穿过脊柱，属于肾（腧穴通路：还出于前，向上行于腹部前正中线旁 0.5 寸，胸部前正中线旁 2 寸，止于锁骨下缘），络膀胱。肾部直行脉向上穿过肝、膈，进入肺中，再沿喉咙上行，止于舌根两旁；肺部支脉，联络于心，流注于胸中。

【原文】《灵枢·经脉》：肾足少阴之脉，起于小指之下，邪走[1]足心，出于然谷[2]之下，循内踝之后，别入跟中，以上踹[3]内，出腘内廉，上股内后廉，贯脊属肾，络膀胱。

其直者，从肾上贯肝、膈，入肺中，循喉咙，挟舌本。其支者，从肺出，络心，注胸中。

注释：[1] 邪：通"斜"。[2] 然谷：穴名，在舟骨粗隆下方。谷，《脉经·卷第六》作"骨"。"然骨"即指舟骨粗隆。[3] 踹：《脉经·卷第六》作"腨"。

【主治概要】本经腧穴主治妇科病、前阴病、肾脏病，以及与肾有关的肺、心、肝、脑病，咽喉、舌等经脉循行经过部位的其他病证。

【本经腧穴】本经左右各 27 穴，具体穴位如图 7-3-8 所示。

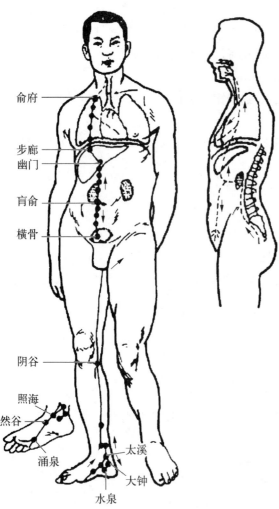

俞府
步廊
幽门
肓俞
横骨
阴谷
照海
然谷
涌泉
太溪
大钟
水泉

图 7-3-8　足少阴肾经穴位图

1. 涌泉(yǒngquán, KI1)：井穴

【定位】足趾跖屈时，约当足底(去趾)前 1/3 凹陷处。

【解剖】有趾短屈肌腱、趾长屈肌腱、第二蚓状肌，深层为骨间肌；有来自胫前动脉的足底弓；布有足底内侧神经支。

【主治】① 昏厥、中暑、癫狂痫、小儿惊风；② 头痛、头晕、目眩、失眠；③ 咳血、咽喉肿痛、喉痹；④ 大便难、小便不利；⑤ 奔豚气；⑥ 足心热。为急救要穴之一。

【操作】直刺 0.5～0.8 寸。降邪宜用灸法或药物贴敷。

2. **然谷**(rángǔ,KI2)：**荥穴**

【定位】内踝前下方,足舟骨粗隆下缘凹陷中。

【解剖】有足大趾外展肌,有跖内侧动脉及跗内侧动脉分支;布有小腿内侧皮神经末支及足底内侧神经。

【主治】① 月经不调、阴挺、阴痒、白浊;② 遗精、阳痿;③ 消渴、腹泻、小便不利;④ 咳血、咽喉肿痛;⑤ 小儿脐风、口噤。

【操作】直刺 0.5～0.8 寸。

3. **太溪**(tàixī,KI3)：**输穴、原穴**

【定位】内踝高点与跟腱后缘连线的中点凹陷处。

【解剖】有胫后动、静脉;布有小腿内侧皮神经,当胫神经经过处。

【主治】① 头痛、目眩、失眠、健忘、咽喉肿痛、齿痛、耳鸣、耳聋;② 咳嗽、气喘、咳血、胸痛;③ 消渴、小便频数、便秘;④ 月经不调、遗精、阳痿;⑤ 腰脊痛、下肢厥冷。

【操作】直刺 0.5～0.8 寸。

4. **大钟**(dàzhōng,KI4)

络穴。

【定位】太溪穴下 0.5 寸,当跟骨内侧前缘。

【解剖】有胫后动脉跟内侧支;布有小腿内侧皮神经及胫神经的跟骨内侧神经。

【主治】① 痴呆;② 癃闭、遗尿、便秘;③ 月经不调;④ 咳血、气喘;⑤ 腰脊强痛、足跟痛。

【操作】直刺 0.3～0.5 寸。

5. **水泉**(shuǐquán,KI5)：**郄穴**

【定位】太溪穴直下 1 寸,当跟骨结节内侧上缘。

【解剖】有胫后动脉跟内侧支;布有小腿内侧皮神经及胫神经的跟骨内侧神经。

【主治】① 月经不调、痛经、经闭、阴挺;② 小便不利。

【操作】直刺 0.3～0.5 寸。

6. **照海**(zhàohǎi,KI6)：**八脉交会穴(通于阴跷脉)**

【定位】内踝高点正下缘凹陷处。

【解剖】在足大趾外展肌的止点处;后方有胫后动、静脉;布有小腿内侧皮神经,深部为胫神经干。

【主治】① 失眠、癫痫;② 咽喉干痛、目赤肿痛;③ 月经不调、带下、阴挺、小便频数、癃闭。

【操作】直刺 0.5～0.8 寸。

7. **复溜**(fùliū,KI7)：**经穴**

【定位】太溪穴上 2 寸,当跟腱的前缘。

【解剖】在比目鱼肌下端移行于跟腱处的内侧;前方有胫后动、静脉;布有腓肠内侧皮神经,小腿内侧皮神经,深层为胫神经。

【主治】① 水肿、汗证;② 腹胀、腹泻;③ 腰脊强痛、下肢痿痹。

【操作】直刺 0.5～1 寸。

8. 交信(jiāoxìn,KI8):阴跷脉之郄穴

【定位】太溪穴上 2 寸,胫骨内侧面后缘,约当复溜穴前 0.5 寸。

【解剖】在趾长屈肌中;深层为胫后动、静脉;布有小腿内侧皮神经,后方为胫神经本干。

【主治】① 月经不调、崩漏、阴挺、阴痒、疝气、五淋;② 腹泻、便秘、痢疾。

【操作】直刺 0.8～1.2 寸。

9. 筑宾(zhùbīn,KI9):阴维脉之郄穴

【定位】太溪穴与阴谷穴的连线上,太溪穴直上 5 寸,约当腓肠肌内侧肌腹下缘处。

【解剖】在腓肠肌和趾长屈肌之间;深部有胫后动、静脉;布有腓肠内侧皮神经和小腿内侧皮神经,深部为胫神经干。

【主治】① 癫狂;② 疝气;③ 呕吐涎沫、吐舌;④ 小腿内侧痛。

【操作】直刺 1～1.5 寸。

10. 阴谷(yīngǔ,KI10):合穴

【定位】屈膝,腘窝内侧,当半腱肌腱与半膜肌腱之间。

【解剖】在半腱肌和半膜肌之间;有膝上内侧动、静脉;布有股内侧皮神经。

【主治】① 癫狂;② 阳痿、月经不调、崩漏、小便不利;③ 膝股内侧痛。

【操作】直刺 1～1.5 寸。

九、手厥阴心包经

【经脉循行】手厥阴心包经起于胸中,属心包,下膈,联络三焦;外行支出于侧胸上部,循行于上肢的中间部,入掌止于中指端;掌中分支止于无名指末端。

【原文】《灵枢·经脉》:心主手厥阴心包络[1]之脉,起于胸中,出属心包络,下膈,历络三焦[2]。

其支者,循胸出胁,下腋三寸,上抵腋下,循臑内,行太阴、少阴之间,入肘中,下臂,行两筋[3]之间,入掌中,循中指,出其端。

其支者,别掌中,循小指次指[4]出其端。

注释:[1]心主、心包络:《甲乙经》无"心包络"三字。[2]历络三焦:指自胸至腹依次联络上、中、下三焦。[3]两筋:指掌长肌腱和桡侧腕屈肌腱。[4]小指次指——即无名指,下同。

【主治概要】本经腧穴主治心、心包、胸、胃、神志病,以及经脉循行经过部位的其他病证。

【本经腧穴】本经左右各 9 穴,具体穴位如图 7-3-9 所示。

1. 曲泽(qūzé,PC3):合穴

【定位】肘微屈,肘横纹中,肱二头肌腱尺侧缘。

【解剖】在肱二头肌腱的尺侧；当肱动、静脉处；布有正中神经的主干。

【主治】① 心痛、心悸、善惊；② 胃痛、呕血、呕吐；③ 暑热病；④ 肘臂挛痛。

【操作】直刺 1～1.5 寸；或点刺出血。

2. 郄门(xìmén, PC4)：郄穴

【定位】腕横纹上 5 寸，掌长肌腱与桡侧腕屈肌腱之间。

【解剖】在桡侧腕屈肌腱与掌长肌腱之间，有指浅屈肌，深部为指深屈肌；有前臂正中动、静脉，深部为前臂掌侧骨间动、静脉；布有前臂内侧皮神经，其下为正中神经，深层有前臂掌侧骨间神经。

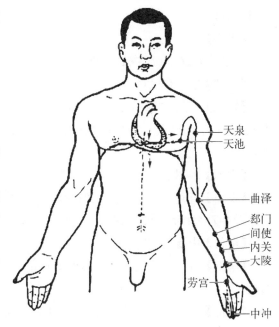

【主治】① 心痛、心悸、心烦胸痛；② 咳血、呕血、衄血；③ 疔疮；④ 癫痫。

【操作】直刺 0.5～1 寸。

图 7 - 3 - 9　手厥阴心包经穴位图

3. 间使(jiānshǐ, PC5)：经穴

【定位】腕横纹上 3 寸，掌长肌腱与桡侧腕屈肌腱之间。

【解剖】在桡侧腕屈肌腱与掌长肌腱之间，有指浅屈肌，深部为指深屈肌；有前臂正中动、静脉，深部为前臂掌侧骨间动、静脉；布有前臂内侧皮神经，其下为正中神经，深层有前臂掌侧骨间神经。

【主治】① 心痛、心悸；② 胃痛、呕吐；③ 热病、疟疾；④ 癫狂痫。

【操作】直刺 0.5～1 寸。

4. 内关(nèiguān, PC6)：络穴、八脉交会穴(通于阴维脉)

【定位】腕横纹上 2 寸，掌长肌腱与桡侧腕屈肌腱之间。

【解剖】在桡侧腕屈肌腱与掌长肌腱之间，有指浅屈肌，深部为指深屈肌；有前臂正中动、静脉，深部为前臂掌侧骨间动、静脉；布有前臂内侧皮神经，其下为正中神经，深层有前臂掌侧骨间神经。

【主治】① 心痛、心悸；② 胃痛、呕吐、呃逆；③ 胁痛、胁下痞块；③ 中风、失眠、眩晕、郁证、癫狂痫、偏头痛；④ 热病；⑤ 肘臂挛痛。

【操作】直刺 0.5～1 寸。

5. 大陵(dàlíng, PC7)：输穴、原穴

【定位】腕横纹中央，掌长肌腱与桡侧腕屈肌腱之间。

【解剖】在掌长肌腱与桡侧腕屈肌腱之间，有拇长屈肌和指深屈肌腱；有腕掌侧动、静脉网；布有前臂内侧皮神经、正中神经掌皮支，深层为正中神经本干。

【主治】① 心痛、心悸；② 胃痛、呕吐、口臭；③ 胸胁满痛；④ 喜笑悲恐、癫狂痫；

⑤ 臂、手挛痛。

【操作】直刺 0.3～0.5 寸。

6. 劳宫(láogōng,PC8)：荥穴

【定位】掌心横纹中，第二、第三掌骨中间。简便取穴法：握拳，中指尖下是穴。

【解剖】在第二掌骨间，下为掌腱膜，第二蚓状肌及指浅、深屈肌腱，深层为拇指内收肌横头的起点，有骨间肌；有指掌侧总动脉；布有正中神经的第二指掌侧总神经。

【主治】① 中风昏迷、中暑；② 心痛、烦闷、癫狂痫；③ 口疮、口臭；④ 鹅掌风。

【操作】直刺 0.3～0.5 寸。为急救要穴之一。

7. 中冲(zhōngchōng,PC9)：井穴

【定位】中指尖端的中央。

【解剖】有指掌侧固有动静脉所形成的动、静脉网；为正中神经的指掌侧固有神经分布处。

【主治】① 中风昏迷、舌强不语、中暑、昏厥、小儿惊风；② 热病。

【操作】浅刺 0.1 寸；或点刺出血。为急救要穴之一。

十、手少阳三焦经

【经脉循行】手少阳三焦经起于无名指末端，循行于上肢外侧中间部，上肩，经颈部上行联系耳内及耳前后、面颊、目锐眦等部；体腔支从缺盆进入，联系心包、膻中、三焦等。

【原文】《灵枢·经脉》：三焦手少阳之脉，起于小指次指之端，上出两指之间，循手表腕[1]，出臂外两骨之间[2]，上贯肘，循臑外上肩，而交出足少阳之后，入缺盆，布膻中[3]，散络心包，下膈，遍[4]属三焦。

其支者，从膻中，上出缺盆，上项，系耳后，直上出耳上角，以屈下颊至[5]。其支者，从耳后入耳中，出走耳前，过客主人[6]，前交颊，至目锐眦。

注释：[1]手表腕：手背腕关节。[2]臂外两骨之间：前臂背侧，尺骨与桡骨之间。[3]膻中：膻音坦，此指胸中，不指穴名。[4]遍：《脉经·卷第六》作"偏"，指自上而下依次联属三焦。[5]颊：目眶骨（现称眶下缘）之下部。[6]客主人：上关穴之异名。

【主治概要】本经腧穴主治头、目、耳、颊、咽喉、胸胁病和热病，以及经脉循行经过部位的其他病证。

【本经腧穴】本经左右各 23 穴，具体穴位如图 7-3-10 所示。

1. 关冲(guānchōng,SJ1)：井穴

【定位】无名指尺侧指甲根角旁 0.1 寸。

【解剖】有指掌侧固有动、静脉所形成的动、静脉网；布有尺神经的指掌侧固有神经。

【主治】① 头痛、目赤、耳鸣、耳聋、喉痹、舌强；② 热病、心烦。

【操作】浅刺 0.1 寸；或点刺出血。为急救要穴之一。

2. 液门(yèmén,SJ2)：荥穴

【定位】第四、第五掌指关节之间的前缘凹陷中。

【解剖】有来自尺动脉的指背动脉；布有来自尺神经的手背支。

【主治】① 头痛、目赤、耳鸣、耳聋、喉痹；② 疟疾；③ 手臂痛。

【操作】直刺 0.3～0.5 寸。

3. 中渚(zhōngzhǔ,SJ3)：输穴

【定位】手背，第四、第五掌骨小头后缘之间凹陷中，当液门穴后 1 寸。

【解剖】有第四骨间肌；皮下有手背静脉网及第四掌背动脉；布有来自尺神经的手背支。

【主治】① 头痛、目赤、耳鸣、耳聋、喉痹；② 热病；③ 肩背肘臂酸痛、手指不能屈伸。

【操作】直刺 0.3～0.5 寸。

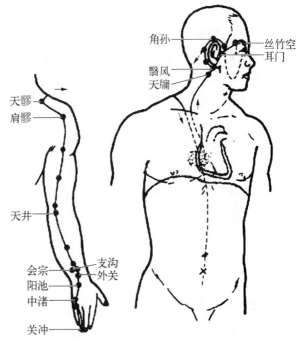

图 7 - 3 - 10　手少阳三焦经穴位图

4. 阳池(yángchí,SJ4)：原穴

【定位】腕背横纹中，指总伸肌腱尺侧缘凹陷中。

【解剖】有皮下手背静脉网，第四掌背动脉；布有尺侧神经手背支及前臂背侧皮神经末支。

【主治】① 目赤肿痛、耳聋、喉痹：② 消渴、口干；③ 腕痛、肩臂痛。

【操作】直刺 0.3～0.5 寸。

5. 外关(Wàiguān,SJ5)：络穴、八脉交会穴(通阳维脉)

【定位】腕背横纹上 2 寸，尺骨与桡骨正中间。

【解剖】在桡骨于尺骨之间，指总深肌与拇长伸肌之间；深层有前臂骨间背侧动脉和掌侧动、静脉；布有前臂背侧皮神经，深层有前臂骨间背侧神经及掌侧神经。

【主治】① 热病：② 头痛、目赤肿痛、耳鸣、耳聋；③ 瘰疬、胁肋痛；④ 上肢痿痹不遂。

【操作】直刺 0.5～1 寸。

6. 支沟(zhīgōu,SJ6)：经穴

【定位】腕背横纹上 3 寸，尺骨与桡骨正中间。

【解剖】在桡骨于尺骨之间，指总深肌与拇长伸肌之间；深层有前臂骨间背侧动脉和掌侧动、静脉；布有前臂背侧皮神经，深层有前臂骨间背侧神经及掌侧神经。

【主治】① 便秘；② 耳鸣、耳聋、暴喑；③ 瘰疬、胁肋疼痛；④ 热病。

【操作】直刺 0.5～1 寸。

7. **会宗**(huìzōng,SJ7)：郄穴

【定位】支沟穴尺侧约 1 寸,当尺骨桡侧缘。

【解剖】在尺骨桡侧缘,在小指固有伸肌和尺侧腕伸肌之间;深层有前臂骨间背侧动、静脉;布有前臂背侧皮神经,深层有前臂骨间背侧神经及骨间掌侧神经。

【主治】耳聋、痫证、上肢肌肤痛。

【操作】直刺 0.5～1 寸。

8. **天井**(tiānjǐng,SJ10)：合穴

【定位】屈肘,尺骨鹰嘴上 1 寸凹陷中。

【解剖】在肱骨下端后面鹰嘴握中,有肱三头肌腱;有肘关节动、静脉网;布有前臂背侧皮神经和桡神经肌支。

【主治】① 耳聋;② 癫痫;③ 瘰疬、瘿气;④ 偏头痛、胁肋痛、颈项肩臂痛。

【操作】直刺 0.5～1 寸。

9. **肩髎**(jiānliáo,SJ14)

【定位】肩峰后下方,上臂外展时,当肩髃穴后寸许凹陷中。

【解剖】在肩峰后下方,三角肌中;有旋肱后动脉肌支;布有腋神经的肌支。

【主治】肩臂挛痛不遂。

【操作】直刺 1～1.5 寸。

10. **翳风**(yìfēng,SJ17)

【定位】乳突前下方与耳垂之间的凹陷中。

【解剖】有耳后动、静脉,颈外浅静脉;布有耳大神经,深层为面神经干从茎乳突穿出处。

【主治】① 耳鸣、耳聋;② 口眼歪斜、牙关紧闭、颊肿;③ 瘰疬。

【操作】直刺 0.5～1 寸。

11. **角孙**(jiǎosūn,SJ20)

【定位】当耳尖发际处。

【解剖】有耳上肌;颞浅动、静脉耳前支;布有耳颞神经分支。

【主治】① 头痛、项强;② 目赤肿痛、目翳;③ 齿痛、颊肿。

【操作】平刺 0.3～0.5 寸。

12. **耳门**(ermén,SJ21)

【定位】耳屏上切迹前,下颌骨髁状突后缘,张口有孔。

【解剖】有颞浅动、静脉耳前支;布有耳颞神经和面神经分支。

【主治】① 耳鸣、耳聋、聤耳;② 齿痛、头颌痛。

【操作】微张口,直刺 0.5～1 寸。

13. **丝竹空**(sīzúkōng,SJ23)

【定位】眉梢的凹陷处。

【解剖】有眼轮匝肌;颞浅动、静脉额支;布有面神经颧眶支及耳颞神经分支。

【主治】① 癫痫;② 头痛、眩晕、目赤肿痛、眼睑眴动;③ 齿痛。

【操作】平刺 0.3～0.5 寸。

十一、足少阳胆经

【经脉循行】足少阳胆经起于目外眦,向上到达额角,向后行至耳后(风池),经颈、肩部后下入缺盆;耳部支脉从耳后进入耳中,出走耳前,到目外眦后方;外眦部支脉,从外眦部分出,下走大迎,上达目眶下,下行经颊车,由颈部向下会合前脉于缺盆;从缺盆部发出内行支进入胸中,通过横膈,联系肝胆,经胁肋内,下达腹股沟动脉部,再经过外阴毛际,横行入髋关节部(环跳);从缺盆部发出的外行支,下经腋、侧胸、季胁部与前脉会合于髋关节部,再向下沿着大腿外侧、膝外侧、腓骨前、腓骨下段、外踝前至足背,沿足背下行止于第四趾外侧;足背分支止于足大趾。

【原文】《灵枢·经脉》:胆足少阳之脉,起于目锐眦,上抵头角[1],下耳后,循颈,行手少阳之前,至肩上,却交出手少阳之后,入缺盆。

其支者,从耳后入耳中,出走耳前,至目锐眦后。

其支者,别锐眦,下大迎,合于手少阳,抵于(拙),下加颊车[2],下颈,合缺盆,以下胸中,贯膈,络肝,属胆,循胁里,出气街,绕毛际[3],横入髀厌中[4]。

其直者,从缺盆下腋,循胸,过季胁,下合髀厌中。以下循髀阳[5],出膝外廉,下外辅骨之前[6],直下抵绝骨之端[7],下出外踝之前,循足跗上,入小指次指之间。

其支者,别跗上,入大指之间,循大指歧骨内[8],出其端,还贯爪甲,出三毛[9]。

注释:[1]头角:当额结节处。[2]下加颊车:指经脉向下经过颊车部位。[3]毛际:指耻骨阴毛部。[4]髀厌:即髀枢,相当于环跳穴处。[5]髀阳:指大腿外侧。[6]外辅骨:即腓骨。[7]绝骨:腓骨下段低凹处。[8]大指歧骨:指第一、第二跖骨。[9]三毛:指足趾背短毛。

【主治概要】本经腧穴主治肝胆病,侧头、目、耳、咽喉、胸胁病,以及经脉循行经过部位的其他病证。

【本经腧穴】本经左右各 44 穴,具体穴位如图 7-3-11 所示。

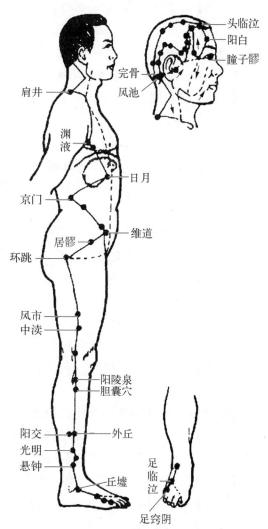

图 7-3-11 足少阳胆经穴位图

1. **瞳子髎**(tóngzǐliáo,GB1)

【定位】目外眦外侧 0.5 寸,眶骨外缘凹陷中。

【解剖】有眼轮匝肌,深层为颞肌;当颧眶动、静脉分布处;布有颧面神经和颧颞神经,面神经的额颞支。

【主治】① 头痛;② 目赤肿痛、畏光流泪、内障、目翳等目疾。

【操作】平刺 0.3～0.5 寸,或三棱针点刺出血。

2. **听会**(tīnghuì,GB2)

【定位】耳屏间切迹前,下颌骨髁状突后缘,张口有孔。

【解剖】有颞浅动脉耳前支,深部为颈外动脉及面后静脉;布有耳大神经,皮下为面神经。

【主治】① 耳鸣、耳聋、聤耳;② 齿痛、口眼歪斜。

【操作】微张口,直刺 0.5～0.8 寸。

3. **上关**(shàngguān,GB3)

【定位】下关穴直上,颧弓上缘。

【解剖】在颞肌中;有颧眶动、静脉;布有面神经的颧眶支及三叉神经小分支。

【主治】① 耳鸣、耳聋、聤耳;② 齿痛、面痛、口眼歪斜、口噤。

【操作】直刺 0.3～0.5 寸。

4. **风池**(fēngchí,GB20)

【定位】胸锁乳突肌与斜方肌上端之间的凹陷中,平风府穴。

【解剖】在胸锁乳突肌与斜方肌上端附着部之间的凹陷中,深部为头夹肌;有枕动、静脉分支;布有枕小神经分支。

【主治】① 中风、癫痫、头痛、眩晕、耳鸣等内风为患者;② 感冒、鼻塞、衄血、目赤肿痛、畏光流泪、耳聋、口眼歪斜等外风为患者;③ 颈项强痛。

【操作】针尖微下,向鼻尖斜刺 0.8～1.2 寸,或平刺透风府穴。深部中间为延髓,必须严格掌握针刺的角度与深度。

5. **肩井**(jiānjǐng,GB21)

【定位】肩上,大椎穴与肩峰连线的中点。

【解剖】有斜方肌,深部为肩胛提肌与冈上肌;有颈横动、静脉分支;布有腋神经分支,深部上方为桡神经。

【主治】① 颈项强痛、肩背疼痛、上肢不遂;② 难产、乳痈、乳汁不下;③ 瘰疬。

【操作】直刺 0.5～0.8 寸。内有肺尖,慎不可深刺;孕妇禁针。

6. **日月**(rìyuè,GB24):胆之募穴

【定位】乳头直下,第七肋间隙。

【解剖】有肋间内、外肌,肋下缘有腹外斜肌腱膜、腹内斜肌、腹横肌;有第七肋间动、静脉;布有第七或第八肋间神经。

【主治】① 黄疸、呕吐、吞酸、呃逆等胆腑病;② 胁痛。

【操作】斜刺或平刺 0.5～0.8 寸,不可深刺,以免伤及脏器。

7. 京门(jīngmén,GB25)：**肾之募穴**

【定位】侧卧,第十二肋游离端下际处。

【解剖】有腹内、外斜肌及腹横肌;有第十一肋间动、静脉;布有第十一肋间神经。

【主治】① 小便不利、水肿;② 腹胀、肠鸣、腹泻;③ 腰痛、胁痛。

【操作】直刺 0.5～1 寸。

8. 带脉(dàimài,GB26)

【定位】侧腹,第十一肋骨游离端直下平脐处。

【解剖】有腹内、外斜肌及腹横肌;有第十二肋间动、静脉;布有第十二肋间神经。

【主治】① 月经不调、闭经、赤白带下;② 疝气;③ 腰痛、胁痛。

【操作】直刺 1～1.5 寸。

9. 环跳(huántiào,GB30)

【定位】侧卧屈股,当股骨大转子高点与骶管裂孔连线的外 1/3 与内 2/3 交界处。

【解剖】在臀大肌、梨状肌下缘;内侧为臀下动、静脉;布有臀下皮神经、臀下神经,深部正当坐骨神经。

【主治】① 腰胯疼痛、下肢痿痹、半身不遂;② 遍身风疹。

【操作】直刺 2～3 寸。

10. 风市(fēngshì,GB31)

【定位】大腿外侧正中,腘横纹上 7 寸。或垂手直立时,中指尖下是穴。

【解剖】在阔筋膜下,股外侧肌中;有旋股外侧动、静脉肌支;布有股外侧皮神经和股神经肌支。

【主治】① 下肢痿痹、麻木,半身不遂;② 遍身瘙痒。

【操作】直刺 1～1.5 寸。

11. 膝阳关(xīyángguān,GB33)

【定位】阳陵泉上 3 寸,股骨外上髁外上方凹陷中。

【解剖】在髂胫束后方,股二头肌腱前方;有膝上外侧动、静脉;布有股外侧皮神经末支。

【主治】膝腘肿痛、挛急,小腿麻木。

【操作】直刺 1～1.5 寸。

12. 阳陵泉(yánglíngquán,GB34)：**合穴、胆之下合穴、八会穴之筋会**

【定位】腓骨小头前下方凹陷中。

【解剖】在腓骨长、短肌中;有膝下外侧动、静脉;当腓总神经分为腓浅神经及腓深神经处。

【主治】① 黄疸、胁痛、口苦、呕吐、吞酸等胆腑病;② 膝肿痛,下肢痿痹、麻木;③ 小儿惊风。

【操作】直刺 1～1.5 寸。

13. 阳交(yángjiāo,GB35)：**阳维脉之郄穴**

【定位】外踝高点上 7 寸,腓骨后缘。

【解剖】在腓骨长肌附着部;有腓动、静脉分支;布有腓肠外侧皮神经。

【主治】① 惊狂、癫痫、瘛疭;② 胸胁满痛;③ 下肢痿痹。

【操作】直刺 0.5～0.8 寸。

14. 外丘(wàiqiū,GB36):郄穴

【定位】外踝高点上 7 寸,腓骨前缘。

【解剖】在腓骨长肌和趾总伸肌之间,深层为腓骨短肌;有胫前动、静脉肌支;布有腓浅神经。

【主治】① 癫狂;② 胸胁胀满;③ 下肢痿痹。

【操作】直刺 0.5～0.8 寸。

15. 光明(guāngmíng,GB37):络穴

【定位】外踝高点上 5 寸,腓骨前缘。

【解剖】在趾长伸肌和腓骨短肌之间;有胫前动、静脉分支;布有腓浅神经。

【主治】① 目痛、夜盲;② 胸乳胀痛;③ 下肢痿痹。

【操作】直刺 0.5～0.8 寸。

16. 阳辅(yángfǔ,GB38):经穴

【定位】外踝高点上 4 寸,腓骨前缘稍前处。

【解剖】在趾长伸肌和腓骨短肌之间;有胫前动、静脉分支;布有腓浅神经。

【主治】① 偏头痛、目外眦痛、咽喉肿痛、腋下肿痛、胸胁满痛;② 瘰疬;③ 下肢痿痹。

【操作】直刺 0.5～0.8 寸。

17. 悬钟(xuánzhōng,GB39):八会穴之髓会

【定位】外踝高点上 3 寸,腓骨后缘。

【解剖】在腓骨短肌与趾长伸肌分歧处;有胫前动、静脉分支;布有腓浅神经。

【主治】① 痴呆、中风、半身不遂;② 颈项强痛、胸胁满痛、下肢痿痹。

【操作】直刺 0.5～0.8 寸。

【附注】治疗耳鸣的要穴,又名绝谷。

18. 丘墟(qiūxū,GB40):原穴

【定位】外踝前下方,趾长伸肌腱的外侧凹陷中。

【解剖】在趾短伸肌起点处;有外踝前动、静脉分支;布有足背外侧皮神经分支及腓浅神经分支。

【主治】① 目赤肿痛、目生翳膜;② 颈项痛、腋下肿、胸胁痛、外踝肿痛;③ 下肢痿痹。

【操作】直刺 0.5～0.8 寸。

19. 足临泣(zúlínqì,GB41):输穴、八脉交会穴(通于带脉)

【定位】第四、第五跖骨结合部的前方凹陷处,足小趾伸肌腱的外侧。

【解剖】有足背静脉网,第四跖背侧动、静脉;布有足背中间皮神经。

【主治】① 偏头痛、目赤肿痛、胁肋疼痛、足跗疼痛;② 月经不调、乳痈;③ 瘰疬。

【操作】直刺 0.5～0.8 寸。

20. **侠溪**(xiáxī,GB43)：荥穴

【定位】足背,第四、第五趾间纹头上凹陷处。

【解剖】有趾背侧动、静脉;布有足背中间皮神经的趾背侧神经。

【主治】① 惊悸;② 头痛、眩晕、耳鸣、耳聋;③ 颊肿、目外眦赤痛、胁肋疼痛、膝股痛、足跗肿痛;③ 乳痈。

【操作】直刺 0.3～0.5 寸。

21. **足窍阴**(zúqiàoyīn,GB44)：井穴

【定位】第四趾外侧趾甲根角旁 0.1 寸。

【解剖】有趾背侧动、静脉,跖趾侧动、静脉形成的动、静脉网;布有趾背侧神经。

【主治】① 头痛、目赤肿痛、耳鸣、耳聋、咽喉肿痛;② 胸胁痛、足跗肿痛。

【操作】浅刺 0.1 寸,或点刺出血。

十二、足厥阴肝经

【经脉循行】足厥阴肝经起于足大趾外侧,经足背、内踝前上行于大腿内侧,联系阴部,入体腔联系于胃、肝、胆、膈、胁肋,经咽喉上联目系,上行出于额部,与督脉交会于巅顶部。目系支脉下经颊里,环绕唇内。肝部支脉上膈,注于肺中。

【原文】《灵枢·经脉》:肝足厥阴之脉,起于大指丛毛之际,上循足跗上廉,去内踝一寸,上踝八寸,交出太阴之后,上腘内廉,循股阴[1],入毛中,环阴器,抵小腹,挟胃,属肝,络胆,上贯膈,布胁肋,循喉咙之后,上入颃颡[2],连目系,上出额,与督脉会于巅。

其支者,从目系下颊里,环唇内。

其支者,复从肝别贯膈,上注肺。

注释:[1] 股阴:大腿内侧。[2] 颃颡:同吭嗓。《太素·卷八》注:"喉咙上孔名颃颡。"此指喉头和鼻咽部。

【主治概要】本经腧穴主治肝、胆、脾、胃病,妇科病,少腹、前阴病,以及经脉循行经过部位的其他病证。

【本经腧穴】本经共 14 穴,具体穴位如图 7 - 3 - 12 所示。

1. **大敦**(dàdūn,LR1)：井穴

【定位】足大趾外侧趾甲根角旁约 0.1 寸。

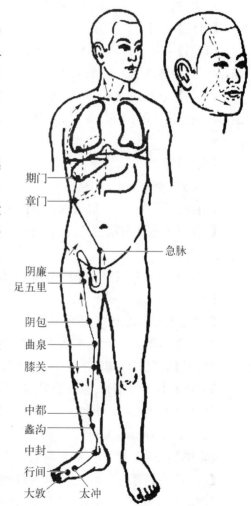

期门
章门
急脉
阴廉
足五里
阴包
曲泉
膝关
中都
蠡沟
中封
行间
大敦   太冲

图 7 - 3 - 12 足厥阴肝经穴位图

【解剖】有趾背动、静脉;布有腓深神经的趾背神经。

【主治】① 疝气、少腹痛;② 遗尿、癃闭、五淋、尿血;③ 月经不调、崩漏、缩阴、阴中痛、阴挺;④ 癫痫、善寐。

【操作】浅刺0.1～0.2寸,或点刺出血。

2. 行间(xíngjiān,LR2):荥穴

【定位】足背,当第一、第二趾间的趾蹼缘上方纹头处。

【解剖】有足背静脉网;第一跖背动、静脉;正当腓深神经的趾背神经分为趾背神经的分歧处。

【主治】① 中风、癫痫;② 头痛、目眩、目赤肿痛、青盲、口歪;③ 月经不调、痛经、闭经、崩漏、带下、阴中痛、疝气;④ 遗尿、癃闭、五淋;⑤ 胸胁满痛;⑥ 下肢内侧痛、足跗肿痛。

【操作】直刺0.5～0.8寸。

3. 太冲(tàichōng,LR3):输穴、原穴

【定位】足背,第一、第二跖骨结合部之前凹陷中。

【解剖】在拇长伸肌腱外缘;有足背静脉网,第一跖背动脉;布有腓深神经的跖背侧神经,深层为胫神经足底内侧神经。

【主治】① 中风、癫狂痫、小儿惊风;② 头痛、眩晕、耳鸣、目赤肿痛、口歪、咽痛;③ 月经不调、痛经、经闭、崩漏、带下;④ 胁痛、腹胀、呕逆、黄疸;⑤ 癃闭、遗尿:⑥ 下肢痿痹、足跗肿痛。

【操作】直刺0.5～0.8寸。

4. 中封(zhōngfēng,LR4):经穴

【定位】内踝前1寸,胫骨前肌腱内缘凹陷中。

【解剖】在胫骨前肌腱的内侧;有足背静脉网,内踝前动脉;布有足背内侧皮神经的分支及隐神经。

【主治】① 疝气、遗精、小便不利;② 腰痛、少腹痛、内踝肿痛。

【操作】直刺0.5～0.8寸。

5. 蠡沟(lígōu,LR5):络穴

【定位】内踝尖上5寸,胫骨内侧面的中央。

【解剖】在胫骨内侧面下1/3处;其内后侧有大隐静脉;布有隐神经前支。

【主治】① 月经不调、赤白带下、阴挺、阴痒;② 小便不利、疝气、睾丸肿痛。

【操作】平刺0.5～0.8寸。

6. 中都(zhōngdū,LR6):郄穴

【定位】内踝尖上7寸,胫骨内侧面的中央。

【解剖】在胫骨内侧面中央;其内后侧有大隐静脉;布有隐神经中支。

【主治】① 疝气、小腹痛;② 崩漏、恶露不尽。

【操作】平刺0.5～0.8寸。

7. 曲泉(qūquán,LR8)：合穴

【定位】屈膝,当膝内侧横纹头上方,半腱肌、半膜肌止端前缘凹陷中。

【解剖】在胫骨内髁后缘,半膜肌、半腱肌止点前上方,缝匠肌后缘;浅层有大隐静脉,深层有腘动、静脉;布有隐神经、闭孔神经,深向腘窝可及胫神经。

【主治】① 月经不调、痛经、带下、阴挺、阴痒、产后腹痛;② 遗精、阳痿、疝气、小便不利;③ 膝髌肿痛、下肢痿痹。

【操作】直刺 1～1.5 寸。

8. 章门(zhāngmén,LR13)：**脾之募穴、八会穴之脏会**

【定位】第十一肋游离端下际。

【解剖】有腹内、外斜肌及腹横肌;有第十肋间动脉末支;布有第十、第十一肋间神经;右侧当肝脏下缘,左侧当脾脏下缘。

【主治】① 腹痛、腹胀、肠鸣、腹泻、呕吐;② 胁痛、黄疸、痞块、小儿疳疾。

【操作】直刺 0.8～1 寸。

9. 期门(qīmén,LR14)：**肝之募穴**

【定位】乳头直下,第六肋间隙,前正中线旁开 4 寸。

【解剖】在腹内外斜肌腱膜中,有肋间肌;有肋间动、静脉;布有第六、第七肋间神经。

【主治】① 胸胁胀痛、乳痈;② 呕吐、吞酸、呃逆、腹胀、腹泻;③ 奔豚;④ 伤寒热入血室。

【操作】斜刺或平刺 0.5～0.8 寸,不可深刺,以免伤及内脏。

十三、督脉

【经脉循行】起于小腹内,下出于会阴部,向后、向上行于脊柱的内部,上达项后风府,进入脑内,上行巅顶,沿前额下行鼻柱,止于上唇内龈交穴。

【原文】《难经·二十八难》：督脉者,起于下极之输[1],并于脊里,上至风府,入属于脑[2](上巅、循额,至鼻柱)。

　　注释：[1] 下极之输：指脊柱下端的长强穴。[2] 脑：此下《甲乙经·奇经八脉第二》有"上巅,循额,至鼻柱"七字。

【主治概要】本经腧穴主治神志病,热病,腰骶、背、头项等局部病证及相应的内脏病证。

【本经腧穴】本经 29 穴,具体穴位如图 7-3-13 所示。

1. 长强(chángqiáng,DU1)：**督脉络穴**

【定位】跪伏或胸膝位,当尾骨尖端与肛门连线的中点处。

【解剖】在肛尾膈中;有肛门动、静脉分支,棘突间静脉丛的延续部;布有尾神经后支及肛门神经。

【主治】① 腹泻、痢疾、便血、便秘、痔疮、脱肛;② 癫狂痫、瘈疭、脊强反折。

【操作】紧靠尾骨前面斜刺 0.8～1 寸;不宜直刺,以免伤及直肠。

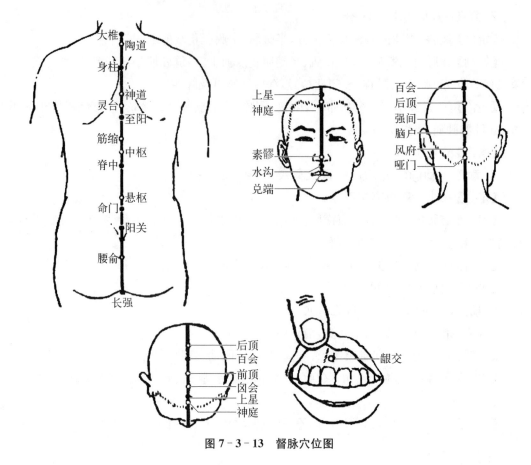

图 7 - 3 - 13　督脉穴位图

2. **腰俞**(yāoshū, DU2)

【定位】正当骶管裂孔处。

【解剖】在骶后韧带、腰背筋膜中;有骶中动、静脉后支,棘间静脉丛;布有尾神经分支。

【主治】① 腹泻、痢疾、便血、便秘、痔疮、脱肛;② 月经不调、经闭;③ 腰脊强痛、下肢痿痹。

【操作】向上斜刺 0.5～1 寸。

3. **腰阳关**(yāoyángguān, DU3)

【定位】后正中线上,第四腰椎棘突下凹陷中;约与髂嵴相平。

【解剖】在腰背筋膜、棘上韧带及肌间韧带中;有腰动脉后支,棘间皮下静脉丛;布有腰神经后支的内侧支。

【主治】① 腰骶疼痛、下肢痿痹;② 月经不调、赤白带下;③ 遗精、阳痿。

【操作】向上斜刺 0.5～1 寸。多用灸法。

4. **命门**(mìngmén, DU4)

【定位】后正中线上,第二腰椎棘突下凹陷中。

【解剖】在腰背筋膜、棘上韧带及肌间韧带中;有腰动脉后支和棘间皮下静脉丛;布有腰神经后支的内侧支。

【主治】① 腰脊强痛、下肢痿痹;② 月经不调、赤白带下、痛经、经闭、不孕;③ 遗精、阳痿、精冷不育、小便频数;④ 小腹冷痛、腹泻。

【操作】向上斜刺 0.5~1 寸。多用灸法。

5. 大椎(dàzhuī,DU14)

【定位】后正中线上,第七颈椎棘突下凹陷中。

【解剖】在腰背筋膜、棘上韧带及肌间韧带中;有颈横动脉分支和棘间皮下静脉丛;布有第八颈神经后支的内侧支。

【主治】① 热病、疟疾;② 恶寒发热、咳嗽、气喘、骨蒸潮热、胸痛;③ 癫狂痫、小儿惊风;④ 项强、脊痛;⑤ 风疹、痤疮。

【操作】向上斜刺 0.5~1 寸。

6. 风府(fēngfǔ,DU16)

【定位】正坐,头微前倾,后正中线上,入发际上 1 寸。

【解剖】在项韧带和项肌中,深部为环枕后膜和小脑延髓池;有枕动、静脉分支及棘间静脉丛;布有第三颈神经和枕大神经支。

【主治】① 中风、癫狂痫、癔症;② 眩晕、头痛、颈项强痛;③ 咽喉肿痛、失音、目痛、鼻衄。

【操作】正坐位,头微前倾,项部放松,向下颌方向缓慢刺入 0.5~1 寸;不可向上深刺,以免刺入枕骨大孔,伤及延髓。

7. 百会(bǎihuì,DU20)

【定位】后发际正中直上 7 寸;或当头部正中线与两耳尖连线的交点处。

【解剖】在帽状腱膜中;有左右颞浅动、静脉及左右枕动、静脉吻合网;布有枕大神经及额神经分支。

【主治】① 中风、痴呆、癫狂痫、癔症、瘛疭;② 头风、头痛、眩晕、耳鸣;③ 惊悸、失眠、健忘;④ 脱肛、阴挺、腹泻。

【操作】平刺 0.5~0.8 寸;升阳举陷可用灸法。

8. 神庭(shéntíng,DU24)

【定位】额前部发际正中直上 0.5 寸。

【解剖】在左右额肌交界处;有额动、静脉分支;布有额神经分支。

【主治】① 癫狂痫、中风;② 头痛、目眩、失眠、惊悸;③ 目赤、目翳、鼻渊、鼻衄。

【操作】平刺 0.5~0.8 寸。

9. 印堂(yìntáng,DU29)

【定位】在额部,当两眉头的中间。

【解剖】在掌眉间肌中,浅层有滑车上神经分布,深层有面神经颞支和内眦动脉分布。

【主治】头痛、眩晕、鼻衄、鼻渊、小儿惊风、失眠。

【操作】提捏局部皮肤,平刺 0.3～0.5 寸,或用三棱针点刺出血;可灸。

10. 素髎(sùliáo,DU25)

【定位】鼻尖正中。

【解剖】在鼻尖软骨中;有面动、静脉鼻背支;布有筛前神经鼻外支(眼神经分支)。

【主治】① 昏迷、惊厥、新生儿窒息;② 鼻渊、鼻衄、喘息。

【操作】向上斜刺 0.3～0.5 寸;或点刺出血。为急救要穴之一。

11. 水沟(shuǐgōu,DU26):人中(rénzhōng)

【定位】在人中沟的上 1/3 与下 2/3 交界处。

【解剖】在口轮匝肌中;有上唇动、静脉;布有眶下神经支及面神经颊支。

【主治】① 昏迷、晕厥、中风、中暑、癔症、癫狂痫、急慢惊风;② 鼻塞、鼻衄、面肿、口歪、齿痛、牙关紧闭;③ 闪挫腰痛。

【操作】向上斜刺 0.3～0.5 寸,强刺激;或指甲掐按。为急救要穴之一。

12. 兑端(duìduān,DU27)

【定位】上唇正中的尖端,红唇与皮肤交接处。

【解剖】在口轮匝肌中;有上唇动、静脉;布有眶下神经支及面神经颊支。

【主治】① 昏迷、晕厥、癫狂、癔症;② 口歪、口噤、口臭、齿痛;③ 消渴嗜饮。

【操作】向上斜刺 0.2～0.3 寸。

13. 龈交(yínjiāo,DU28)

【定位】上唇系带与齿龈连接处。

【解剖】有上唇系带;有上唇动、静脉;布有上颌内槽神经分支。

【主治】① 口歪、口噤、口臭、齿衄、齿痛、鼻衄、面赤颊肿;② 癫狂、项强。

【操作】向上斜刺 0.2～0.3 寸;或点刺出血。

十四、任脉

【经脉循行】任脉起于小腹内,下出会阴部,向前上行于阴毛部,在腹内沿前正中线上行,经关元等穴至咽喉部,再上行环绕口唇,经过面部,进入目眶下,联系于目。

【原文】《素问·骨空论》:任脉者,起于中极之下[1],以上毛际,循腹里,上关元[2],至咽喉,上颐[3],循面,入目。

注释:[1] 中极之下:中极,穴名,在腹正中线脐下四寸。[2] 关元:穴名,在腹正中线脐下三寸。[3] 颐:指下颌部,承浆穴所在。《难经》无"上颐,循面,入目"六字。

【主治概要】本经腧穴主治少腹、脐腹、胃脘、胸、颈、咽喉、头面等局部病证和相应的内脏病证,部分腧穴有强壮作用或可治疗神志病。

【本经腧穴】本经 24 穴,具体穴位如图 7-3-14 所示。

1. 会阴(huìyīn,RN1)

【定位】男性在阴囊根部与肛门连线的中点处;女性在大阴唇后联合与肛门连线的中点处。

【解剖】在海绵体的中央；有会阴浅、深横肌；有会阴动、静脉分支；布有会阴神经的分支。

【主治】① 溺水窒息、昏迷、癫狂痫；② 小便不利、遗尿、阴痛、阴痒、脱肛、阴挺、痔疮；③ 遗精、月经不调。

【操作】直刺 0.5～1 寸。孕妇慎用。

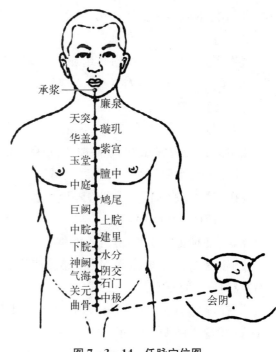

图 7-3-14 任脉穴位图

2. **中极**(zhōngjí, RN3)：**膀胱募穴**

【定位】前正中线上，脐下 4 寸。

【解剖】在腹白线上，内部为乙状结肠；有腹壁浅动、静脉分支和腹壁下动、静脉分支；布有髂腹下神经的前皮支。

【主治】① 遗尿、小便不利、癃闭；② 遗精、阳痿、不育；③ 月经不调、崩漏、阴挺、阴痒、不孕、产后恶露不止、带下。

【操作】直刺 1～1.5 寸；孕妇慎用。

3. **关元**(guānyuán, RN4)：**小肠募穴**

【定位】前正中线上，脐下 3 寸。

【解剖】在腹白线上，深部为小肠；有腹壁浅动、静脉分支和腹壁下动、静脉分支；布有第十二肋间神经前皮支的内侧支。

【主治】① 中风脱证、虚劳冷惫；② 少腹疼痛、腹泻、痢疾、脱肛、疝气；③ 五淋、便血、尿血、尿闭、尿频；④ 遗精、阳痿、早泄、白浊；⑤ 月经不调、痛经、经闭、崩漏、带下、阴挺、恶露不尽、胞衣不下。

【操作】直刺 1～1.5 寸；多用灸法。孕妇慎用。

4. **石门**(shímén, RN5)：**三焦募穴**

【定位】前正中线上，脐下 2 寸。

【解剖】在腹白线上，深部为小肠；有腹壁浅动、静脉分支和腹壁下动、静脉分支；布有第十一肋间神经前皮支的内侧支。

【主治】① 腹胀、腹泻、痢疾、绕脐疼痛；② 奔豚、疝气、水肿、小便不利；③ 遗精、阳痿；④ 经闭、带下、崩漏、产后恶露不止。

【操作】直刺 1～1.5 寸。孕妇慎用。

5. **气海**(qìhǎi, RN6)：**肓之原穴**

【定位】前正中线上，脐下 1.5 寸。

【解剖】在腹白线上，深部为小肠；有腹壁浅动、静脉分支和腹壁下动、静脉分支；布有第十一肋间神经前皮支的内侧支。

【主治】① 虚脱、形体羸瘦、脏气衰惫、乏力；② 水谷不化、绕脐疼痛、腹泻、痢疾、便秘;③ 小便不利、遗尿;④ 遗精、阳痿、疝气;⑤ 月经不调、痛经、经闭、崩漏、带下、阴挺、产后恶露不止、胞衣不下;⑥ 水肿、气喘。

【操作】直刺 1～1.5 寸;多用灸法。孕妇慎用。

6. 神阙(shénquè,RN8)

【定位】脐窝中央。

【解剖】在脐窝正中,深部为小肠;有腹壁下动、静脉;布有第十肋间神经前皮支的内侧支。

【主治】① 阳气暴脱、形寒神惫、尸厥、风痫;② 腹痛、腹胀、腹泻、痢疾、便秘、脱肛;③ 水肿、鼓胀、小便不利。

【操作】一般不针,多用艾炷隔盐灸法。

7. 下脘(xiàwǎn,RN10)

【定位】前正中线上,脐上 2 寸。

【解剖】在腹白线上,深部为横结肠;有腹壁上、下动、静脉交界处的分支;布有第八肋间神经前皮支的内侧支。

【主治】① 腹痛、腹胀、腹泻、呕吐、食谷不化;② 小儿疳疾、痞块。

【操作】直刺 1～1.5 寸。

8. 中脘(zhōngwǎn,RN12):**胃之募穴、八会穴之腑会**

【定位】前正中线上,脐上 4 寸;或脐与胸剑联合连线的中点处。

【解剖】在腹白线上,深部为胃幽门部;有腹壁上动、静脉;布有第七、第八肋间神经前皮支的内侧支。

【主治】① 胃痛、腹胀、纳呆、呕吐、吞酸、呃逆、疳疾、黄疸;② 癫狂痫、脏燥、尸厥、失眠、惊悸、哮喘。

【操作】直刺 1～1.5 寸。

9. 上脘(shàngwǎn,RN13)

【定位】前正中线上,脐上 5 寸。

【解剖】在腹白线上,深部为肝下缘及胃幽门部;有腹壁上动、静脉分支;布有第 7 肋间神经前皮支的内侧支。

【主治】① 胃痛、呕吐、呃逆、腹胀;② 癫痫。

【操作】直刺 1～1.5 寸。

10. 巨阙(jùquè,RN14):**心之募穴**

【定位】前正中线上,脐上 6 寸;或胸剑联合下 2 寸。

【解剖】在腹白线上,深部为肝脏;有腹壁上动、静脉分支;布有第七肋间神经前皮支的内侧支。

【主治】① 癫狂痫;② 胸痛、心悸;③ 呕吐、吞酸。

【操作】向下斜刺 0.5～1 寸;不可深刺,以免伤及肝脏。

11. 鸠尾(jiūwěi,RN15):**任脉络穴、膏之原穴**

【定位】前正中线上,脐上 7 寸;或剑突下,胸剑联合下 1 寸。

【解剖】在腹白线上,腹直肌起始部,深部为肝脏;有腹壁上动、静脉分支;布有第六肋间神经前皮支的内侧支。

【主治】① 癫狂痫;② 胸满、咳喘;③ 皮肤痛或瘙痒。

【操作】向下斜刺 0.5～1 寸。

12. **膻中**(dànzhōng,RN17)：**心包募穴、八会穴之气会**

【定位】前正中线上,平第四肋间隙;或两乳头连线与前正中线的交点处。

【解剖】在胸骨体上;有胸廓内动、静脉的前穿支;布有第四肋间神经前皮支的内侧支。

【主治】① 咳嗽、气喘、胸闷、心痛、噎嗝、呃逆;② 产后乳少、乳痈。

【操作】平刺 0.3～0.5 寸。

13. **天突**(tiāntū,RN22)

【定位】胸骨上窝正中。

【解剖】在胸骨切迹中央,左右胸锁乳突肌之间,深层为胸骨舌骨肌和胸骨甲状肌;皮下有颈静脉弓,甲状腺下动脉分支,深部为气管,向下胸骨柄后方为无名静脉及主动脉弓;布有锁骨上神经前支。

【主治】① 咳嗽、哮喘、胸痛、咽喉肿痛;② 暴喑、瘿气、梅核气、噎嗝。

【操作】先直刺 0.2～0.3 寸,然后将针尖向下,紧靠胸骨柄后方刺入 1～1.5 寸。必须严格掌握针刺的角度和深度,以防刺伤肺和有关动、静脉。

14. **承浆**(chéngjiāng,RN24)

【定位】颏唇沟的正中凹陷处。

【解剖】在口轮匝肌和颏肌之间;有下唇动、静脉分支;布有面神经的下颌支及颏神经分支。

【主治】① 口歪、齿龈肿痛、流涎;② 暴喑、癫狂。

【操作】斜刺 0.3～0.5 寸。

第四节　经外奇穴

一、头颈部

1. **四神聪**(sìshéncōng,EX－HN1)

【定位】在顶部,当百会前后左右各 1 寸,共 4 穴(见图 7－4－1)。

【解剖】在帽状腱膜中,有枕大神经、滑车上神经、耳颞神经分布,并有枕动脉、颞浅动脉、额动脉的吻合网分布。

【主治】① 头痛、眩晕、失眠、健忘、癫痫;② 目疾。

【操作】平刺 0.5～0.8 寸;可灸。

2. **鱼腰**(yúyāo,EX－HN4)

【定位】在额部,瞳孔直上,眉毛中。

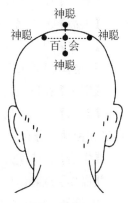

图 7－4－1
头颈部四神聪穴位图

【解剖】在眼轮匝肌中,浅层有眶上神经分布,深层有面神经颞支和额动脉分布。

【主治】① 眉棱骨痛;② 眼睑𬌗动、眼睑下垂、目赤肿痛、目翳;③ 口眼㖞斜。

【操作】平刺 0.3～0.5 寸。

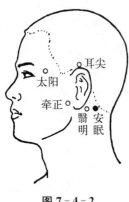

图 7 - 4 - 2
头颈部其他穴位图

3. **太阳**(tàiyáng,EX - HN5)

【定位】在颞部,当眉梢与目外眦之间,向后约一横指的凹陷处(见图 7 - 4 - 2)。

【解剖】在颞筋膜及颞肌中,浅层有上颌神经颧颞支和颞浅动脉分布,深层有下颌神经肌支和颞浅动脉肌支分布。

【主治】① 头痛;② 目疾;③ 面瘫。

【操作】直刺或斜刺 0.3～0.5 寸,或点刺出血;可灸。

4. **耳尖**(erjiān,EX - HN6)

【定位】在耳廓的上方,当折耳向前,耳廓上方的尖端处(见图 7 - 4 - 2)。

【解剖】在耳廓软骨部,浅层有颞浅动、静脉的耳前支,耳后动、静脉的耳后支,耳颞神经耳前支;深层有枕小神经后支和面神经耳支。

【主治】① 目疾;② 头痛;③ 咽喉肿痛。

【操作】直刺 0.1～0.2 寸;可灸。

5. **上迎香**(shàngyíngxiāng,EX - HN8)

【定位】在面部,当鼻翼软骨与鼻甲的交界处,近鼻唇沟上端处。

【解剖】在鼻肌、鼻翼软骨部,浅层有眶下神经和滑车下神经分布;深层有面神经颊支和面动脉分支分布。

【主治】鼻渊、鼻部疮疖。

【操作】向内上方平刺 0.3～0.5 寸。

6. **内迎香**(nèiyíngxiāng,EX - HN9)

【定位】在鼻孔内,当鼻翼软骨与鼻甲交界的黏膜上。

【解剖】在鼻黏膜中,有面动、静脉鼻背支的动、静脉网和筛神经的鼻外支。

【主治】① 目赤肿痛、热病、中暑;② 鼻疾、喉痹;③ 眩晕。

【操作】用三棱针点刺出血。

7. **金津**(jīnjīn,EX - HN12)**和玉液**(yùyè,EX - HN13)

【定位】在口腔内,当舌系带两侧静脉上,左为金津,右为玉液。

【解剖】穴区浅层有舌神经(发自下颌神经)和舌深静脉干经过;深层有舌神经、舌下神经和舌动脉分布。

【主治】① 口疮、舌强、舌肿;② 呕吐、消渴。

【操作】点刺出血。

8. **牵正**(qiānzhèng)

【定位】在面颊部,耳垂前 0.5～1 寸处(见图 7 - 4 - 2)。

【解剖】在咬肌中,浅层有耳大神经分布;深层有面神经颊支、下颌神经咬肌支和咬肌动脉分布。

【主治】口㖞、口疮。

【操作】向前斜刺 0.5～0.8 寸;可灸。

9. 安眠(ānmián)

【定位】在项部,当翳风穴与风池穴连线的中点(见图 7 - 4 - 2)。

【解剖】同翳明。

【主治】① 失眠、头痛、眩晕;② 心悸;③ 癫狂。

【操作】直刺 0.8～1.2 寸;可灸。

二、胸腹背部

1. 子宫(zǐgōng,EX - CA1)

【定位】在下腹部,当脐中下 4 寸,中极旁开 3 寸。

【解剖】在腹内、外斜肌中,穴区浅层有髂腹下神经和腹壁浅动脉分布;深层有髂腹股沟神经的肌支和腹壁下动脉分布;再深层可进入腹腔刺及小肠。

【主治】① 阴挺;② 月经不调、痛经、崩漏;③ 不孕。

【操作】直刺 0.8～1.2 寸。

2. 定喘(dìngchuǎn,EX - B1)

【定位】在背部,当第七颈椎棘突下,旁开 0.5 寸。

【解剖】在斜方肌、菱形肌、上后锯肌、头夹肌、头半棘肌中,穴区浅层有颈神经后支的皮支分布;深层有颈神经后支的肌支、副神经和颈横动脉、颈深动脉分布。

【主治】① 哮喘、咳嗽;② 肩背痛、落枕。

【操作】直刺 0.5～0.8 寸;可灸。

3. 夹脊(jiájǐ,EX - B2)

【定位】在背腰部,当第一胸椎至第五腰椎棘突下两侧,后正中线旁开 0.5 寸,一侧 17 穴,左右共 34 穴。

【解剖】在背肌浅层(斜方肌、菱形肌、胸腰筋膜、后锯肌)及背肌深层(竖脊肌)中。穴区浅层有胸或腰神经后支的皮支分布;深层有胸或腰神经后支和肋间后动脉、腰动脉分布。

【主治】适应范围较广,其中上胸部的穴位治疗心肺、上肢疾病;下胸部的穴位治疗胃肠疾病;腰部的穴位治疗腰腹及下肢疾病。

【操作】直刺 0.3～0.5 寸,或用梅花针叩刺;可灸。

4. 腰眼(yāoyǎn,EX - B7)

【定位】在腰部,当第四腰椎棘突下,旁开约 3.5 寸凹陷中。

【解剖】在背阔肌、腰方肌中,穴区浅层有第三腰神经后支的皮支分布;深层有第四腰神经后支的肌支和腰动脉分布。

【主治】① 腰痛;② 月经不调、带下;③ 虚劳。

【操作】直刺 1～1.5 寸;可灸。

5. **十七椎**(shíqīzhuī,EX - B8)

【定位】在腰部,当后正中线上,第五腰椎棘突下。

【解剖】在棘上韧带、棘间韧带中,穴区浅层有第五腰神经后支的皮支分布;深层有第五腰神经后支的肌支和腰动脉分布。

【主治】① 腰腿痛、下肢瘫痪;② 崩漏、月经不调;③ 小便不利。

【操作】直刺 0.5～1 寸;可灸。

6. **腰奇**(yāoqí,EX - B9)

【定位】在骶部,当尾骨端直上 2 寸,骶角之间凹陷中。

【解剖】在棘上韧带,穴区浅层有臀中皮神经分布;深层有骶神经后支和骶中动脉分布;再深可进入骶管裂孔。

【主治】① 癫痫、头痛、失眠;② 便秘。

【操作】向上平刺 1～1.5 寸;可灸。

三、上肢穴

1. **肩前**(jiānqián)

【定位】在肩部,正坐垂臂,当腋前皱襞顶端与肩髃穴连线的中点。

【解剖】在三角肌中,穴区浅层有锁骨上神经外侧支分布;深层有腋神经、肌皮神经和胸肩峰动脉分布。

【主治】肩臂痛、臂不能举。

【操作】直刺 1～1.5 寸;可灸。

2. **肘尖**(zhóujiān,EX - UE1)

【定位】在肘后部,屈肘当尺骨鹰嘴的尖端。

【解剖】穴区有前臂背侧皮神经和肘关节动脉网分布。

【主治】① 瘰疬;② 痈疽;③ 肠痈。

【操作】艾炷灸 7～15 壮。

3. **二白**(erbái,EX - UE2)

【定位】在前臂掌侧,腕横纹上 4 寸,桡侧腕屈肌腱的两侧,一侧各 1 穴,一臂 2 穴,左右两臂共 4 穴。

【解剖】在指浅屈肌、拇长屈肌(桡侧穴)和指深屈肌(尺侧肌)中,穴区浅层有前臂内、外侧皮神经分布;深层有桡动脉干、桡神经浅支(桡侧穴)和正中神经(尺侧穴)经过,并有正中神经肌支和骨间前动脉分布。

【主治】① 痔疾、脱肛;② 前臂痛、胸肋痛。

【操作】直刺 0.5～0.8 寸;可灸。

4. **中魁**(zhōngkuí,EX - UE4)

【定位】在中指背侧近侧指间关节的中点处。握拳取穴。

【解剖】有桡、尺神经的指背神经和指背动脉分布。

【主治】噎膈、呕吐、食欲缺乏、呃逆。

【操作】针刺 0.2～0.3 寸；艾炷灸 5～7 壮。

5. 腰痛点(yāotòngdiǎn,EX－UE7)

【定位】在手背侧,当第二、第三掌骨及第四、第五掌骨之间,当腕横纹与掌指关节中点处,一侧 2 穴,左右共 4 穴。

【解剖】在桡侧腕短伸肌腱(桡侧腱)和小指伸肌腱(尺侧穴)中,穴区浅层有桡神经浅支的手背支(桡侧穴)和尺神经手背支(尺侧穴)分布;深层有桡神经肌支和掌背动脉分布。

【主治】急性腰扭伤。

【操作】由两侧向掌中斜刺 0.5～0.8 寸;可灸。

6. 落枕穴(làozhěnxué)

【定位】在手背侧,当第二、第三掌骨间,指掌关节后约 0.5 寸处。

【解剖】在第二骨间背侧肌中,穴区浅层有桡神经手背支和手背静脉网分布;深层有尺神经深支和掌背动脉分布。

【主治】① 落枕、手臂痛;② 胃痛。

【操作】直刺或斜刺 0.5～0.8 寸。

7. 外劳宫(wàiláogōng,EX－UE8)

【定位】左手背侧,当第二、第三掌骨间,指掌关节后约 0.5 寸处(指寸)。

【解剖】在第二骨间背侧肌中,穴区有桡神经浅支的指背神经、手背静脉网和掌背动脉。

【主治】① 落枕、手臂肿痛;② 脐风。

【操作】直刺 0.5～0.8 寸;可灸。

8. 八邪(bāxié,EX－UE9)

【定位】在手背侧,微握拳,第一至第五指间,指蹼缘后方赤白肉际处,左右共 8 穴(见图 7－4－3)。

【解剖】在拇收肌(八邪 1)和骨间肌(八邪 2～4)中,穴区浅层有桡神经浅支的手背支、尺神经手背支和手背静脉网分布;深层有尺神经肌支和掌背动脉分布。

【主治】① 手背肿痛、手指麻木;② 烦热、目痛;③ 毒蛇咬伤。

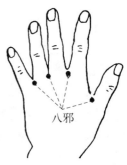

图 7－4－3 八邪穴位图

【操作】斜刺 0.5～0.8 寸,或点刺出血。

9. 四缝(sìfèng,EX－UE10)

【定位】在第二至第五指掌侧,近端指关节的中央,一手 4 穴,左右共 8 穴(见图 7－4－4)。

【解剖】在指深屈肌腱中,穴区浅层有掌侧固有神经和指掌侧固有动脉分布;深层有正中神经肌支(桡侧两个半手指)和尺神经肌支(尺侧一个半手指)分布。

【主治】① 小儿疳积;② 百日咳。

【操作】点刺出血或挤出少许黄色透明黏液。

10. **十宣**(shíxuān,EX－UE11)

【定位】在手十指尖端,距指甲游离缘 0.1 寸(指寸),左右共 10 穴(见图 7-4-5)。

【解剖】有指掌侧固有神经(桡侧 3 个半手指由正中神经发出,尺侧一个半手指有尺神经发出)和掌侧固有动脉分布。

【主治】① 昏迷;② 癫痫;③ 高热、咽喉肿痛。

【操作】浅刺 0.1～0.2 寸,或点刺出血。

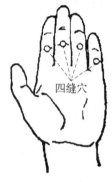

图 7-4-4　四缝穴位图

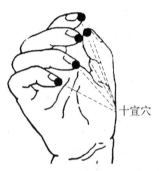

图 7-4-5　十宣穴位图

四、下肢穴

1. **鹤顶**(hèdǐng,EX－LE2)

【定位】在膝上部,髌底的中点上方凹陷处。

【解剖】在股四头肌腱中,穴区浅层有股神经前皮支分布;深层有股神经肌支和膝关节动脉网分布。

【主治】膝痛、足胫无力、瘫痪。

【操作】直刺 0.8～1 寸;可灸。

2. **膝眼**(xīyǎn,EX－LE5)

【定位】屈膝,在髌韧带两侧凹陷处。在内侧的称内膝眼,在外侧的称外膝眼。

【解剖】浅层有隐神经分支和股神经前皮支分布;深层有股神经关节支和膝关节动脉网分布。

【主治】① 膝痛、腿痛;② 脚气。

【操作】向膝中斜刺 0.5～1 寸,或透刺对侧膝眼;可灸。

3. **胆囊**(dǎnnáng,EX－LE6)

【定位】在小腿外侧上部,当腓骨小头前下方凹陷处(阳陵泉)直下 2 寸。

【解剖】在腓骨长肌中,穴区浅层有腓肠外侧皮神经分布;深层有腓深神经干和胫前动、静脉经过,并有腓浅神经肌支和胫前动脉分布。

【主治】① 急慢性胆囊炎、胆石症、胆道蛔虫症;② 下肢痿痹。

【操作】直刺 1~2 寸;可灸。

4. **阑尾**(lánwěi,EX－LE7)

【定位】在小腿前侧上部,当犊鼻下 5 寸,胫骨前缘旁开一横指。

【解剖】在胫骨前肌、小腿骨间膜、胫骨后肌中,穴区浅层有腓肠外侧皮神经分布;深层有腓深神经干和胫前动、静脉经过,并有腓深神经肌支、胫神经肌支和胫前动脉分布。

【主治】① 急慢性阑尾炎;② 消化不良;③ 下肢痿痹。

【操作】直刺 1.5~2 寸;可灸。

5. **八风**(bāfēng,EX－LE10)

【定位】在足背侧,第一至第五趾间,趾蹼缘后方赤白肉际处,一足 4 穴,左右共 8 穴(见图 7－4－6)。

【解剖】有趾背神经(八风 1 为腓深神经终末支,八风 2~4 为腓浅神经终末支)和趾背动脉分布。

【主治】① 足跗肿痛、趾痛;② 毒蛇咬伤;③ 脚气。

【操作】斜刺 0.5~0.8 寸,或点刺出血。

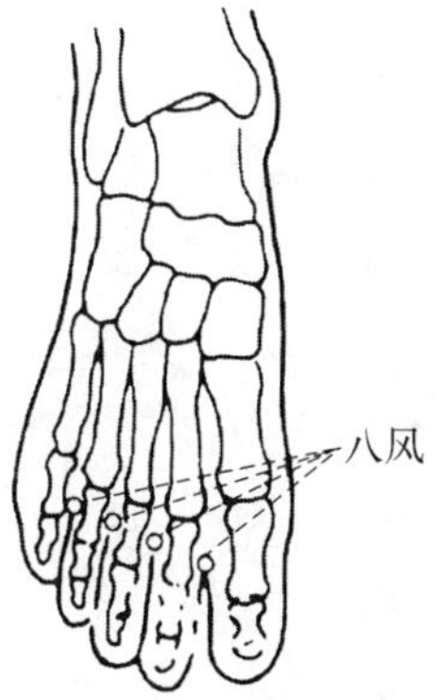

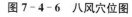

图 7－4－6 八风穴位图

五、针灸常见疾病

(一) 感冒

肾气亏虚案

【原文】一人患肺伤寒,头痛、发热、恶寒、咳嗽、肢节痛、脉沉紧。服华盖散、黄芪建中汤,略解。至五日,昏睡谵语、四肢微厥,乃肾气虚也。灸关元百壮,服姜附汤,始汗出而愈。(《扁鹊心书》)

【译文】一个患者患了感冒,症状为头痛、发热、恶寒、咳嗽、肢体关节疼痛、脉沉紧。医生给他服用华盖散、黄芪建中汤,症状略微减轻。但是到了第五日,出现嗜睡,胡言乱语、四肢微冷的症状,这是肾气虚之证。医生又艾灸他关元穴一百壮,并让他服用姜附汤,才慢慢地发了汗,疾病也就痊愈了。

【医理】肺伤寒即感冒,其表在肺,其本在肾,其治在温。初服华盖散、黄芪建中汤不愈,温肺脾而未温肾。灸关元穴、服姜附汤,肾气温而大振,故能鼓汗外出而愈。

(二) 内伤发热

1. **瘀血阻滞案**

【原文】南邻老翁,年六十余岁,身热数日不已,舌根肿起,和舌尖亦肿,肿至满口,比元舌大二倍,一外科以燔针刺其舌两旁下廉泉穴,病势转凶,将至颠蹶,戴人曰,血实者宜决之,以非针磨令锋极尖,轻砭之,日砭八九次,血出约一二盏,如此者三次,渐而血少痛减肿消。(《儒门事亲》)

【译文】患者为男性,六十多岁,症状为发热数日不愈,舌肿大,比正常的大二倍,有一名外科医生用燔针刺舌两旁下廉泉穴,病情加重,十分危险。张从正接诊后,认为这是血热,属实证,应该用泻法治疗,将金非针的针尖磨得极其锋利,轻轻砭刺,每日砭刺放血八九次,出血一至二盏,如此反复三次,渐渐地出血少了,疼痛也减轻了,肿消了,病就痊愈了。

戴人:指张从正(1156—1228),字子和,号戴人。金朝睢州考城县郜城乡(今河南省商丘市民权县王庄寨乡吴屯村)人,金朝四大名医之首。

【医理】本案是因瘀血阻滞而发热的实证,因此用砭刺放血的方法泻热活血,化瘀通络,瘀血消则肿胀除,其热自泻。

2. 阳气虚衰案

【原文】罗谦甫治建康道周卿子,年二十三,至元戊寅春间,病发热肌肉消瘦,四肢困倦,嗜卧盗汗,大便溏多,肠鸣,不思饮食,舌不知味,懒言,时来时去,约半载余。罗诊脉浮数按之无力,正应浮脉歌云,脏中积冷营中热,欲得生津要补虚,先灸中脘,乃胃之纪也,使引清气上行,肥腠理,又灸气海,使生发元气,滋荣百脉,长养肌肉,又灸三里,乃胃之合穴。亦助胃气。撤上热使下于阴分。以甘寒之剂泻火热。佐以甘温养其中气。又食粳米羊肉之类。(《卫生宝鉴》)

【译文】元代名医罗谦甫治疗一名患者,年龄二十三岁。在元戊寅春天患病,症状为发热、肌肉消瘦、四肢困倦、嗜睡盗汗、大便溏多、肠鸣、不思饮食、舌不知味、懒言。反反复复发作大约半年多。罗谦甫诊脉后发现他的脉象浮数,按之无力。脉象正应浮脉歌中所说:"脏腑积冷营中热,欲得生津要补虚。"因此,治疗宜先灸中脘穴,这是胃府内伤之证。为了引清气上行,使肌肤腠理紧实,又灸气海穴。为了使元气生发、滋养百脉、肌肉丰满,又灸足三里穴,这是胃的合穴,用以补助胃气。为了泻上热于阴分,服用甘寒之剂以泻火热,甘温之药辅佐以调养中气,再吃粳米羊肉等食物以稳固胃气。

【医理】本案是虚中有热的案例。患者因损伤脾胃导致脾胃虚弱,久病阳气虚衰,阴火内生,阳气外浮而发热,因此需温中补气以助阳,可灸中脘、气海、足三里穴。

(三) 咳嗽

1. 外感咳嗽

风寒表证案

【原文】施秘监尊人,患伤寒咳嗽,医告技穷。施检灸经,于结喉下灸三壮,即差,盖天突穴也。(《针灸资生经》)

【译文】施秘监(官名)的长辈患了伤寒咳嗽,医生用尽各种方法治疗也没有好转。于是施秘监翻看灸经寻找方法,灸经上说在结喉下(即天突穴)艾灸三壮可以治疗伤寒咳嗽。于是他就尝试用这个方法进行治疗,疾病果真痊愈了。尊人:对父母的尊称。

【医理】本案中咳嗽因寒凝气滞,肺失清肃,上逆为咳,灸天突穴可散寒止咳。

2. 内伤咳嗽

1) 肺气上逆案

【原文】有一男子咳嗽,忽气出不绝声,病数日矣。以手按其膻中穴而应,微以冷针频频刺之而愈。(《针灸资生经》)

【译文】有一名男子患了咳嗽,连声不绝,已经病了数日。医生用手按他的膻中穴有感应,于是用毫针反复浅刺他的膻中穴,咳嗽就治愈了。

【医理】咳嗽而气出不绝声,是肺气上逆的症状。肺为华盖,禀清肃之体,性主降。今肺气上逆之证当于上气海求之,以调气机闭滞而宽胸理气,降逆止咳。上气海者,膻中也,能治一切气分之病,故又称"气会"。

2) 肺肾阳虚案

【原文】一人病咳嗽、盗汗、发热、困倦、减食、四肢逆冷,六脉弦紧。乃肾气虚也。先灸关元五百壮,服保命延寿但二十丸,钟乳粉二钱。间日,服金液丹百丸,一月全安。(《扁鹊心书》)

【译文】有一人患了病,症状为咳嗽、盗汗、发热、困倦、饮食减少、四肢逆冷,脉弦紧,这是肾气虚之证。医生先灸关元穴五百壮,再让他服用保命延寿丹二十丸,钟乳粉二钱。第二天起,再让他每天服用金液丹一百丸,一个月后就完全康复了。

【医理】内伤咳嗽,肺阴损耗,肺失清肃,由肺及肾,气虚导致阳虚,本案中"四肢厥冷"为肾阳虚之象。本案辨证为肺肾阳虚为妥。灸关元穴温补肾阳、培元固本,灸药并用,意在温肾壮阳。

3. 饮冷伤肺案

【原文】一人暑月饮食冷物,伤肺气,致咳嗽、胸膈不利。先服金液丹百粒,泄去一行,痛减三分,又服五膈散而安。但觉常发,后五年大发,灸中府穴五百壮,方有极臭下气难闻,自后永不再发。(《扁鹊心书》)

【译文】一人在大暑天吃了寒冷的食物,损伤了肺气,导致咳嗽、胸膈不利的症状。医生先给他服用金液丹一百粒,病情有所减轻,疼痛也减轻三分,又给他服用五膈散就痊愈了。但至此之后咳嗽经常反复发作,五年后有一次大发作,症状非常严重。医生接诊后,艾灸中府穴五百壮,才有极臭下气下泄,自此以后再未发作。

【医理】饮冷伤肺,当从其经论治。中府为肺经之募穴。灸中府穴能舒达抑郁元气,使体内积气下泄,艾绒温通之性善祛肺经之寒,寒祛则肺气清肃,自能升降如常。

(四) 咯血

肺肾阴虚案

【原文】丹溪治一壮年,患嗽而咯血,发热肌瘦,医用补药数年而病甚,脉涩。此因好色而多怒,精神耗少,又补塞药多,营卫不行,瘀血内积,肺气壅遏不能下降。治肺壅非吐不可,精血耗非补不可。惟倒仓法两者兼备,但使吐多于泻耳,兼灸肺俞二穴,在三椎骨下横过各一寸半,灸五次而愈。(《古今医案按》)

【译文】朱丹溪治疗一名壮年患者,症状为咳嗽,伴咯血、发热、身体消瘦。其他医生给他服用补药数年,却病得更加厉害,脉涩。朱丹溪认为:这是因为他喜好女色而且容易发怒,导致精神损耗,且服用补药多年导致营卫不和、瘀血内积、肺气壅塞而不能下降。一般治疗肺壅一定要用吐法,精血损耗一定要用补法,只有倒仓法可以两者兼顾。于是,朱丹溪先用吐法使肺气下降,再灸肺俞二穴补其肺虚,肺俞穴在第三椎骨下旁开各一寸半处,艾灸肺俞五次就痊愈了。

【医理】本案中患者肾精亏损,水不济火导致虚火上炎而致劳嗽咯血、发热、肌肉消瘦;肺气壅塞,营卫不行,瘀血内结,久嗽不愈。若服用补药,则肺气更加壅塞;若用泻法,则肾精更亏。本案中用吐法先泻其实以清瘀血,再灸肺俞补其虚,咯血自愈。

(五) 哮喘

1. 肺肾阳虚案

【原文】王在庭之室,病虚劳十余载,喘促吐沫,呕血不食,形体骨立,诸医束手,延予诊视,见其平日之方,皆滋阴润肺,温平之剂。予曰:"以如是之病,而乃用如是之药,自然日趋鬼趣,焉望生机,独不思仲景云咳者则剧,数吐涎沫,以脾虚也。"又昔贤云:"肾家生阳,不能上交于肺则喘。"又云:"脾虚而肺失生化之原则喘。今脾肾败脱用药如此,焉望其生。"乃重投参姜附等二剂而喘定,缘泄泻更甚再加萸蔻十余剂而病减十七;又灸关元,因畏痛只灸五十壮,迄今十余年而形体大健矣。(《扁鹊心书》)

【译文】王在庭的夫人得了虚劳病,已经十余年,症状为喘促、吐白沫、呕血、不思饮食、形体消瘦。诸位医生都束手无策,于是请我为她诊治。我看了她平日服用的方子,都是滋阴润肺、温和平缓的中药。我说:"按照她的疾病,这样用药,怎么能好转呢?怎么不想想张仲景曾经说过,剧烈咳嗽、反复口吐涎沫,这是脾虚之症。"又有先贤曾经说过:"肾阳不能上交于肺则生喘症。"又说:"脾虚而肺失生化之源则生喘症。现在你的夫人脾肾虚衰,而按照这样用药,疾病怎么能好转呢?"于是我重新开了处方,用参姜附等药煎服,患者服用二剂就不喘了。因为患者泄泻严重再在处方中加入茱萸、豆蔻等十余味中药,泄泻也好转了。又艾灸关元穴,因为患者害怕疼痛,所以只灸了五十壮,到现在已十余年,身体健康。

【医理】"喘促吐沫,呕血不食,形体骨立"是久病肺虚及肾,灸关元穴可温补肾阳,培元固本。

2. 肺肾阳虚案

【原文】有贵人久患喘,夜卧不得而起行,夏月亦衣夹背心,予知是膏肓病也,令灸膏肓而愈。(《针灸资生经》)

【译文】有贵人患了喘证很久了,每天晚上喘得不能睡觉,就是夏天也穿着夹衣背心,我知道这是膏肓的疾。因此灸膏肓穴,患者的喘症就痊愈了。

【医理】喘证日久不愈,久病后肺虚及肾,肺肾阳虚。灸膏肓穴有补益虚损、养肺益肾的作用。

(六) 胸痹

1. 寒邪内侵案

【原文】荆妇旧侍亲疾,累日不食,因得心脾疼,发则攻心腹,后心痛亦应之,至不可忍,则与儿女别,以药饮之,疼反甚。若灸则遍身不胜灸矣。不免令儿女各以火针微刺之,不拘心腹,须臾痛定,即欲起矣。神哉。(《针灸资生经》)

【译文】有一名妇人因为照顾患病的亲人很多天没有进食,因而患了心脾疼痛的疾病。发作时心腹疼痛,接着心胸疼痛,疼痛严重时不可忍受。于是告诉子女并和他们商量服用药物治疗,结果疼痛反而加重。如果用灸法治疗,则全身都痛不知该灸何处。不得已令子女用火针反复浅刺疼痛的部位,不管是心腹还是别的部位,一会儿竟然不痛了,立即可以起身了。真是太神奇了。

【医理】寒邪入内,寒性收引而痛不可忍。本案以治疗寒痹在骨之法治疗寒在心脾之症,病虽不同,其理无异,故能随手而愈。此亦火针变通之法。

2. 瘀血痹阻案

【原文】予旧患心痹,发则疼不可忍,急用瓦片置炭火中,烧令通红,取出投米醋中,漉出,以纸三二重裹之,置疼处,稍止。冷即再易,耆旧所传也。后阅《千金方》,有云:"凡心腹冷痛,熬盐,一半熨,或熬蚕砂烧砖石蒸熨取其里温暖止,或蒸土亦大佳。"始知予家所用,盖出《千金方》也。它日心疼甚,急灸中管数壮,觉小腹两边有冷气自下而上,至灸处即散。此灸之功也。(《针灸资生经》)

【译文】我以前曾患过心痛的疾病,发作时则心前区疼痛不可忍,于是急忙用瓦片放置在炭火中,燃烧至瓦片通红,再取出瓦片投入米醋中,浸过后捞出,用二三层纸裹住,放置在心前区疼痛的部位,一会儿疼痛就好转了。瓦片冷却后就再换一片继续,这是古代医书记载的治疗方法。后来我查阅《千金方》,上面说:"凡是心腹冷痛的疾病,用盐加热后热敷,或者加热蚕砂、砖石,再裹上东西后热敷,或者加热黄土热敷也是一个很好的方法。"这才知道我所用的方法都出自《千金方》。有一次我心痛得很严重,急灸中脘穴好几壮,自觉小腹两边有冷气从下而上,到了艾灸处就消散了,心痛治愈了。这是灸法的功效。

【医理】心痹当以通脉活血为宗旨。中脘穴内应胃中,其络通心,为手太阳、少阳、足阳明、任脉之恢,灸之能温经散寒,寒凝得温则散,气血得温则行,痰浊瘀血不能生,脉道通利,气血调和,心痛即止。

(七)头痛

1. 热犯清窍案

【原文】有士人患脑热疼,甚则自床投下,以脑拄地,或得冷水粗得,而疼终不已,服诸药不效。人教灸囟会而愈。"热疼且可灸,况冷疼乎。"凡脑痛脑旋脑泻,先宜灸囟会,而强间等穴,盖其次也。(《针灸资生经》)

【译文】有读书人得了头部热痛的疾病,发作时甚至从床上头朝下,以头部顶着地面,或者用冷水冷敷,才得以缓解。但疼痛终究不能治愈,服用各种药物也没有效果。有人教他灸囟会穴,头痛竟痊愈了。那人说:"头部热痛尚且可以灸(囟会),何况冷痛呢?"凡是一切头痛、头晕、脑泻,应该首选灸囟会穴,其次可以灸强间等穴进行治疗。脑泻:病名,指鼻渊之鼻涕脓臭。

【医理】囟会位于囟门之上,凡头脑之病,皆可使用。脑冷痛者灸之,散其寒也,寒去则血活,血活则疼自止。脑热疼者灸囟会穴可活血祛瘀,血活则瘀热自去,头痛自愈。

2. 湿热内侵案

【原文】菑川王病,召臣意诊脉,曰:"蹶上,为重头痛身热,使人烦懑。"臣意即以寒水拊其头,刺足阳明脉,左右各三所,病旋已。病得之沐发未干而卧,诊如前,所以蹶,头热至

肩。(《史记》)

【译文】菑川王病了,召臣下淳于意诊脉,淳于意说:"气逆于上,所以头痛、头热、伴身热而烦。"淳于意即以冷水冷敷他的头,再针刺足阳明经脉,左右各三处,疾病就痊愈了。菑川王得病的原因是由于他洗发未干就睡觉了,湿邪内侵(郁而化热,热阻气机),导致气逆于上,所以出现头痛、头热伴身热烦躁的症状。

【医理】本案头痛的病机为气逆于上,即"蹶上"之意。淳于意认为头痛的原因是洗发未干而卧,湿邪内侵,郁而化热,热阻气机,气逆于上,故见头痛、头热伴身热而烦,治疗用冷水敷其头,此乃物理降温法,可遏其内热上攻。针刺足阳明经脉,左右经脉各三处,用以泄阳明邪热。治从足阳明,其理有二:一是头部为足阳明经循行所过之处;二是湿邪由外入里、郁而化热、热阻气机、气逆于上,针刺足阳明可泻热于外,则头痛自解。

3. 气血瘀滞案

【原文】尝治一老妇人头痛,久岁不已,因视其手足有血络,皆紫黑,遂用三棱针尽刺,出其血,如墨汁者数盏,后视其受病之经,灸刺之,而得痊愈。即《经》所谓大痹为恶,及头痛久痹不去身,视其血络,尽出其血也。(《医学纲目》)

【译文】我(指娄全善,明代医家)曾经治疗一位老妇人,症状为头痛,多年不愈。因为看到她的手足都有血络,呈紫黑色,于是就用三棱针点刺出血,放出黑血数盏,然后再艾灸并针刺血络所属经脉,她的病就痊愈了。这就是《内经》所说疼痛一类的病患,以及头痛日久不愈的疾患,皆可检查患者身上是否有紫黑色血络,刺络出血即可痊愈。

【医理】瘀血滞于手足,经络阻塞,气血不能上荣,颠顶之经脉拘急则引起头痛。先刺络放出手足瘀血,通经活络,后针刺并艾灸血络所属经脉,有接气之效。不治头而头痛自愈。

4. 厥阴、少阳头痛案

【原文】予周师,目珠疼及连眉棱痛,并头半边肿痛,遇夜则作,用黄连膏子点上,则反大疼,诸药不效,灸厥阴、少阳则疼随止。半月又发,又灸又止。(《医学纲目》)

【译文】有一名姓周的患者,眼珠疼痛连及眉棱骨疼痛,伴半边头部肿痛,一到夜晚就发作,用黄连膏涂抹疼痛部位,反而疼痛加重,使用很多药物都没有效果,我给他艾灸厥阴经和少阳经就不疼了。半个月后患者的疼痛又发作了,再次艾灸厥阴和少阳经,疼痛止住了。

【医理】目珠疼连及眉棱骨痛,连及半边头肿痛,是厥阴、少阳合病,取足厥阴、足少阳经艾灸,熄风化痰,通经止痛。

(八)中风

1. 中经络

1)医案一

【原文】一人病半身不遂,先灸关元五百壮,一日二服八仙丹,五日一服换骨丹,其夜觉患处汗出,来日病减四分,一月痊愈。再服延寿丹半斤,保元丹一斤,五十年病不作。千金等方,不灸关元,不服丹药,唯以寻常药治之,虽愈难久。(《扁鹊新书》)

【译文】有一名患者得了半身不遂的疾病,我先灸他的关元穴五百壮,给他每日两次服用八仙丹,每五日服用一次换骨丹。治疗当晚患者就感觉到患处出汗,一段时间后病情减轻四分,治疗一个月后完全康复。再让他口服延寿丹半斤,保元丹一斤,服药后五十年此病不再发作。千金等方书中,不灸关元穴,不服用丹药,只以寻常药物进行治疗,虽然痊愈不能维持长久。

【医理】关元为任脉与足三阴经交会穴,灸之可扶助元阳、培元固本。本案中"不灸关元,不服丹药,唯以寻常药治之,虽愈难久。"指出治疗中风需灸药并用,才能祛病固本。

2)医案二

【原文】范子墨自壬午五月间口眼㖞斜,灸听会等三穴即正。右手足麻无力,灸百会发际等七穴愈。次年八月间,气塞涎上,不能语,金虎丹、腻粉服至四丸半,气不通,涎不下,药从口鼻出,魂魄飞扬,顷刻欲绝。灸百会、风池、左右颊车共十二穴气遂通,吐涎几一碗许。继又十余行,伏枕半月余,遂平。尔后又觉意思少异于常,心中愦乱,即使灸百会、风池等穴立效。(《针灸资生经》)

【译文】范子墨自从壬午年五月患了口眼㖞斜的疾病,医生艾灸听会等三个穴位他的面颊就正常了。右手足麻木无力,医生灸他百会、发际(经外奇穴名)等七个穴位病就痊愈了。第二年八月间,他又发病了,气机痞塞,牙关紧闭,痰涎堵塞,不能说话。医生让他服用金虎丹、轻粉四丸半,服药后药从口鼻出,不能服下,气息欲绝。于是医生又灸他百会、风池、左右颊车共十二个穴位,艾灸后气息渐强,呕吐痰涎一碗多。后又继续灸了十余次,卧床半个多月,症状才逐渐好转。之后又因他神志异常,心神混乱,即灸他百会、风池等穴,病痊愈。

【医理】"听会等三穴"当指听会、颊车、地仓;百会发际等七穴当指百会、曲鬓、肩髃、曲池、风市、足三里、绝骨。《本事方》云:"十二穴,谓听会、颊车、地仓、百会、肩髃、曲池、风市、足三里、绝骨、发际、大椎、风池也。用之立效。"从取穴来看,对于中风证,出现口眼㖞斜和半身不遂的表现,王执中强调治疗头部与四肢部腧穴,通过对全身诸穴的艾灸,以"泄风气""治气虚阳脱"。

3)医案三

【原文】一人中风,口眼歪斜,语言不正。口角涎流,或半身不遂,或全体如是。此因元气虚弱而受外邪,又兼酒色之过也,以人参、防风、麻黄、羌活、升麻、桔梗、石膏、黄芩、荆芥、天麻、南星、薄荷、葛根、赤芍药、杏仁、川归、川芎、白术、细辛、皂角等分,加葱姜水煎,入竹沥半盏,随灸风市(奇俞穴)、百会(督脉)、曲池(大肠穴)、合绝骨(胆穴,绝骨即悬钟穴)、环跳(胆穴)、肩髃(大肠穴)、三里(胃穴)等穴,以凿窍疏风,得微汗而愈(亦以汗解)。(《名医类案》)

【译文】有一名患者中风了,口眼歪斜、言语不清、口角流涎,或是半身不遂,或是全身不遂。这都是因为元气虚弱而感受外邪,又兼酒色过度的原因,以人参、防风、麻黄、羌活、升麻、桔梗、石膏、黄芩、荆芥、天麻、南星、薄荷、葛根、赤芍药、杏仁、川归、川芎、白术、细辛、皂角各等分,加葱、姜水煎,加入竹沥半盏一起服用,随后再灸风市、百会、曲池、绝骨、环跳、肩髃、三里等穴,以凿窍疏风,使得微微出汗即可痊愈(也可以通过汗法进行治疗)。

【医理】本案是风邪中经络之症,灸百会以醒脑开窍,上肢不遂加灸肩髃、曲池、合谷;下肢不遂加灸环跳、风市、足三里、绝骨等穴,以疏风祛邪,得微汗而愈。

4) 医案四

【原文】有曹通甫外郎妻萧氏,六旬有余,孤寒无依,春月忽患风疾,半身不遂,语言蹇涩,精神昏聩,口眼㖞斜,与李仲宽证同。予刺十二经井穴,接其经络不通,又灸肩井、曲池,详病时月,处药服之,减半。予曰:"不须服药,病将自愈。"明年春,张子敬郎中家见行步如故。(《卫生宝鉴》)

【译文】曹通甫外郎的妻子萧氏,六十多岁,孤苦伶仃、无依无靠。春天忽然患了中风,半身不遂,言语不利,神志混乱,口眼歪斜。我接诊后,用针刺她的十二经井穴,以连接她不通的经络,又艾灸肩井、曲池穴,同时详细询问她的病情,并开处方让她服用,病情减半。我说:"不须再继续服药,疾病将逐渐自愈。"第二年春天,在张子敬郎中家见到她,已经行走如常,完全康复。

予:指罗天益。罗天益,字谦甫,元代著名医学家,著有《卫生宝鉴》和《内经类编》。

【医理】井穴是经气所出之处,是十二经脉脉气交错衔接之处,针刺之能通经接气,凡阴阳气血逆乱皆能通之,故能"接其经络不通"。

2. 中脏腑

1) 闭证案

【原文】真定府临济寺赵僧判,于至元庚辰八月间,患中风、半身不遂,精神昏愦,面红颊赤,(面红颊赤,阳中也。)耳聋鼻塞,语言不出,诊其两手,六脉弦数(中风此脉甚多)。洁古有云:"中脏者,多滞九窍,中腑者,多著四肢。"今语言不出、耳聋鼻塞、精神昏愦,是中脏也,半身不遂,是中腑也。此脏腑俱受病邪,先以三化汤一两,内疏三两行,散其壅滞(先下),使清气上升,充实四肢,次与至宝丹加龙骨、南星,安心定志养神治之(后补),使各脏之气上升,通利九窍。五日,声音出,言语梢利,后随四时脉证,加减用药,不旬,即稍能行步!日以绳络其病脚,如履阈,或高处,得人扶之,方可逾也,又刺十二经之井穴[(脏井)肺,少商穴。心,少冲穴。肝,大敦穴。脾,隐白穴。肾,涌泉穴。包络,中冲穴。(腑井)胆,窍阴穴。胃,厉兑穴。三焦,关冲穴。小肠,少泽穴。人肠,商阳穴。膀胱,至阴穴],以接经络。翌日,舍绳络,能步几百步,大势皆去,戒之慎言语,节饮食,一年方愈。(《名医类案》)

【译文】真定府临济寺的赵僧判,在至元庚辰八月患了中风,症状为半身不遂、精神昏聩、面红颊赤、耳聋鼻塞、不能言语、六脉弦数。张洁古曾经说过:"中脏者,风多凝滞于九窍;中腑者,风多着于四肢。"现在患者出现不能言语、耳聋鼻塞、精神昏聩的症状,是风中于脏的征象;半身不遂的症状,是风中于腑的征象。这是因为脏腑都受到风邪侵袭,治疗时先给予他服用三化汤散其邪气壅滞,使清气上升,充实四肢,然后再用至宝丹加龙骨、南星,安心定志养神,使各脏腑之气上升,通利九窍。治疗第五天,患者就能发出声音,说话稍微利索些,然后按照四时脉象证型,加减用药,不到 10 天,就稍微能够行走了。让人用绳子缠住患足,帮助他行走。如果过门槛,或是经过高的地方,必须有人扶着他才可以通过。所以又给他针刺十二经井穴,以接通经络。次日,不用绳子缠足,他也能行走几百步,同时嘱咐他少说话,饮食节制,这样经过一年的治疗方才痊愈。

洁古:张洁古,名元素。金代医学家,著有《珍珠囊》和《医学启源》。

【医理】井穴为经气发源之地,为经络运行之末,又是经络运行之始,刺之能贯通经气。因此,针刺十二井穴,可接通十二经气,调和阴阳。

2)脱证案

【原文】徐平,中风不省,得桃源主簿为灸脐中百壮(即神阙穴,多灸良。凡灸先以盐实之。)始苏。更数月,乃不起。郑云:"有一亲表中风,医者为灸五百壮而苏,后年八十余。使徐平灸三五百壮,安知其不永年耶?"

【译文】徐平,中风不省人事,桃源主簿为他隔盐灸神阙穴一百壮,方才苏醒。数月后又不能起身了。郑云说:"我有一个表亲患了中风,医生为他灸了五百壮才苏醒,后来活到八十多岁。让徐平灸个三五百壮,怎知他不会长寿呢?"

【医理】本案为中风脱证,元阳衰微,故中风不省人事,治宜回阳故脱。脐中穴即神阙穴,居全腹正中,是任脉穴位,内存元气,故《道藏》又称"气舍"。神阙穴有温补元阳,复苏固脱之效,且喜熨灸而忌针刺,故多作隔姜灸或隔盐灸。在此穴施灸亦可延年益寿。

(九) 眩晕

1. 痰浊中阻案

【原文】一人头风,发则眩晕呕吐,数日不食。余为针风府穴,向左耳入三寸,去来留十三呼,病患头内觉麻热,方令吸气出针,服附子半夏汤永不发。华佗针曹操头风,亦针此穴立愈。但此穴入针,人即昏倒,其法向左耳横下针,则不伤大筋,而无晕,乃《千金》妙法也。(《扁鹊心书》)

【译文】有一名患者患了头风病,发作的时候眩晕呕吐,几天吃不下饭。我为他针刺风府穴,向左侧的耳朵方向针刺,进针三寸,留针十三呼的时间,患者颅内自觉有麻热感时,方才令他吸气出针,再服用附子半夏汤,眩晕永不再发。华佗针刺治疗曹操头风,也是针刺风府穴即可痊愈。但是在风府针刺,针刺入人就昏倒了,正确的方法是向左耳方向横着进针,就不会伤及筋肉,人也不会晕倒,这是《千金方》的针刺妙法。

【医理】风府为风邪所入之府,是督脉与足太阳和阳维脉之会,有散风息风、通关开窍的功效。凡风病针刺风府穴能疏守脉气,通调诸阳而祛风外出。

2. 痰热上扰案

【原文】罗谦甫治杨大参七旬余,宿有风痰,春间忽病头旋眼黑,目不见物,心神烦乱,兀兀欲吐不吐,心中如懊憹状,头遍痛微肿而赤色,腮颊亦赤色,足胻冷。(此足冷因痰火上升。)罗曰:"此少壮时好饮酒,久积湿热于内,风痰内作,上热下寒,阴阳不得交通,否之象也。"经云:"治热以寒。"虽良工不能废其绳墨而更其道也,然而病有远近,治有重轻,参政年高气弱,上热虽盛,岂敢用寒凉之剂损其脾胃。经云:"热则砭之。"以三棱针约二十余处,刺出紫血,如露珠之状,少刻,头目清利,诸症悉减。遂处一方,天麻为君,柴胡、黄芩、黄连俱酒制为臣,以治上热,陈皮辛温,炙甘草甘温,补中益气为佐,生姜、半夏辛温,治风痰,茯苓甘平利水,导湿热,引而下行,故以为使。(立方可法)服数服,邪气平而愈(此案与东垣治火条中案相同)。(《名医类案》)

【译文】罗谦甫治疗患者杨大参,年龄七十余岁,向来有风痰之症。春天忽然觉得眩晕,眼前发黑,看不清东西,心神烦乱,恶心想吐却吐不出,心中有烧灼嘈杂感,头部红肿疼痛,腮颊也呈红色,足部发冷。罗谦甫说:"这是因为年轻强壮时喜欢饮酒,湿热长久积于体内,风痰内作,上热下寒,阴阳不得交通、不畅通的表现。"《内经》中说:"治疗热症要用寒凉之剂。"虽然好的医者应该遵循这个治疗原则不能更改,然而疾病有缓急,治疗有轻重,参政年迈气血虚弱,上热虽强盛,怎么敢用寒凉之剂损伤他的脾胃。《内经》中又说:"热症用砭刺之法治疗。"因此,用三棱针砭刺二十余处,刺出紫色的血,如露珠状。一会儿,参政就感觉头目清利,各种症状均有好转。于是罗谦甫又开处方,其中天麻为君药,柴胡、黄芩、黄连都用酒制为臣药,用来治疗上热之证,陈皮辛温,炙甘草甘温,补中益气为佐药,生姜、半夏辛温,治疗风痰,茯苓甘平利水,导湿热,引湿热下行,故为使药。参政服用了几副药后,邪气渐去,身体恢复健康。

【医理】本案是眩晕的刺血疗法。刺血疗法开窍泻热、活血消肿效果较好。本案中患者眩晕,伴头部红肿疼痛,腮颊也呈红色,足部发冷是上热下寒的症状。因患者年老体弱,不能用寒凉的药物,因此用砭刺放血法泻热消肿,再口服中药泻热祛湿化痰,因此疾病痊愈。

3. 风痰上扰案

【原文】母氏随执中赴任,为江风所吹,自觉头摇如在舟车上,如是半年,乃大吐痰。遍服各种祛痰药,并灸百会、脑空、天柱方愈。(《针灸资生经》)

【译文】王执中的母亲跟随他赴任,在路途中被江风所吹而病倒,自觉头部眩晕如在舟车之上,这样的症状持续半年后,又开始大吐痰。服用各种祛痰药也不见好转,后来口服药物同时艾灸百会、脑空、天柱等穴位,方才痊愈。

【医理】风为百病之长,善行而数变,风入则痰涌,风痰上涌则眩晕发作。百会、脑空、天柱三穴都是祛风之要穴,其所属经脉皆上循到头,"经脉所过,主治所及"。因此,灸百会、脑空、天柱可祛风化痰、清利脑窍而定眩。

4. 风热上扰案

【原文】东垣治参政年近七十,春间,病面颜郁赤,若饮酒状,痰稠黏,时眩晕,如在风云中,又加目视不明。李诊两寸洪大,尺弦细无力,此上热下寒明矣。欲药之寒凉,为高年气弱不任。记先师所论,凡治上焦,譬犹乌集高巅,射而取之,即以三棱针于巅前眉际,疾刺二十余,出紫黑血约二合。许时,觉头目清利,诸苦皆去,自后不复作。(《名医类案》)

【译文】李东垣治疗年近七十的参政,他在春天时患病,症状为面部赤红,如同饮酒后的状态,吐痰稠黏,时时眩晕,如同在风云中旋转,且有视物不清的症状。李东垣诊其脉象两手寸脉都洪大,尺脉弦细无力,这是上热下寒之证。想要用寒凉之剂为他治疗,又恐他年迈气弱而伤及身体。李东垣想起去世的师傅所说的话,凡是治疗上焦热证,犹如鸟聚集在高巅,用箭射它才能得到,于是用三棱针在额前眉际处(即印堂穴)疾刺二十余下,出紫黑色血。过一会儿,参政便感觉头目清利,各种症状都有好转,自此疾病不再发作。

【医理】巅在眉际,是印堂穴所在的位置。印堂属经外奇穴,位于督脉额部循行径路上,善清上焦郁热,用三棱针刺络放血泻热最快。凡由风热所致的头痛眩晕,取印堂放血均有很好的疗效。

(十) 面瘫

1. 风邪阻滞案

【原文】过颍,一长使病此,命予疗之,目之斜,灸以承泣,口之㖞,灸以地仓,俱效,苟不效者,当灸人迎。夫气虚风入而为偏,上不得出,下不得泄,真气为风邪所陷,故宜灸。《内经》曰:“陷下则灸之。”正谓此也,所以立愈。(《儒门事亲》)

【译文】有一次路过颍这个地方,当地官府中有一名衙役患了面瘫,让我(指张子和)为他治疗。眼睛歪斜灸承泣穴,口角歪斜灸地仓穴,都有效果;如果艾灸这两个穴位都没有效果,应当再加灸人迎穴。面瘫是因为面部气虚,风邪乘虚进入导致。风邪进入后上不得出,下不得泄,风邪阻络,上下不通,真气被风邪陷在里面,就得了面瘫,所以应该用灸法治疗。《内经》说“陷下则灸之”。正因为如此,所以用灸法就可以痊愈。

予:张从正,字子和,号戴人,金元四大家之一,又是“攻下派”的代表。著有《儒门事亲》。

【医理】面瘫由于气虚,风邪乘虚而入,上不得出,下不得泻,风邪阻滞,真气被风邪陷在里面,就得了面瘫。根据《内经》所说“陷下则灸之”,故治疗面瘫应用灸法。且面瘫病位在面部,是阳明经所过之处,因此艾灸首选阳明经穴。承泣、地仓、人迎均是足阳明胃经的穴位。承泣穴是足阳明、任脉、阳跷之会,有祛风清热、补益气血的作用,是治疗各种眼疾和口眼歪斜的要穴。地仓是阳跷、手足阳明之会,有舒筋活络、活血化瘀的作用,主治口眼歪斜、流涎等疾病。人迎穴为足阳明胃经穴位,如果灸承泣、地仓无效可加灸人迎取效。

2. 风寒侵袭案

【原文】元·罗谦甫治太尉忠武史公,年近七十,于至元戊辰十月初,侍国师于圣安寺。丈室中,煤炭火一炉,在左侧边,遂觉面热,左颊微有汗,师及左右诸人皆出,因左颊疏缓(伤热故也),被风寒客之,右颊急,口㖞于右,脉得浮紧,按之洪缓。罗举医学提举忽君吉甫,专科针灸。先于左颊上灸地仓穴(胃穴)一七壮,次灸颊车穴(胃穴)二七壮,后于右颊上热手炭之,议以升麻汤加防风、秦艽、白芷、桂枝。发散风寒,数服而愈(琇按:非真中风,故但升敢火邪自愈)。或曰:“世医多治以续命等汤,今用升麻汤加四味,其理安在?”曰:“足阳明经(胃),起于鼻交安如泰山颊中,循鼻外,入上齿中,手阳明经(大肠),亦贯于下齿中,况两颊皆属阳明,升麻汤,乃阳明经药,香白芷又行手阳明之经,秦艽治口噤,防风散风邪,桂枝实表而固荣卫,使邪不能伤,此其理也。”(《名医类案》)

【译文】罗谦甫治疗年近七十的太尉忠武史公,他在至元戊辰十月初,在圣安寺侍奉国师。在室内,他的左侧有一煤炭火炉,于是自觉得左侧面热,左颊微微有汗出。后他跟随国师和其他人都去了室外,因为左颊受过热,毛孔舒张,又被风寒侵袭,右侧面颊毛孔闭合,不被风寒所侵,所以导致左侧面瘫,左侧口角歪向右侧,脉象理应浮紧,实则按之洪缓。

罗谦甫举荐医学提举(官名)忽吉甫为他治疗,他擅长针灸。忽吉甫先灸他左颊上地仓穴七壮,后灸颊车穴十四壮,然后在他右颊上热敷,再让他服用升麻汤加防风、秦艽、白芷、桂枝,用来发散风寒,数服药后他就痊愈了。有人说:"世上大多数医生多用续命汤等方治疗面瘫,现在用升麻汤加四味中药进行治疗,这是什么道理呢?"我认为:"这是因为足阳明胃经,起于鼻翼旁,向下沿鼻外,循行入上齿中,手阳明大肠经,也循行入下齿中,何况两侧面颊皆属阳明经。升麻汤,是阳明经药,香白芷又入手阳明之经,秦艽治疗口噤不语,防风散风寒之邪,桂枝实表而固荣卫,使邪不能侵袭,这就是用此方治疗面瘫的道理。"忽君吉甫:即忽吉甫,名忽泰必烈,著有《金兰循经取穴图解》。

【医理】面瘫位于面部,是足阳明和手阳明循行所过之处。因此取穴首选阳明经穴。地仓是足阳明胃经的穴位,是阳跷、手足阳明之会,有舒筋活络、活血化瘀的作用,主治口眼歪斜、流涎等疾病。颊车穴有祛风清热、开关通络的作用,配地仓穴主治口眼歪斜。再加上升麻汤加味都是阳明经药,故针药并用可治面瘫。

(十一) 呃逆

1. 肝气犯胃案

【原文】陈良甫尝治许主簿,痢疾咳逆不止,诸药无效。灸期门穴,不三壮而愈。(《续名医类案》)

【译文】陈良甫曾经为许主簿治疗疾病,症状为下痢不止,又反复呃逆,陈良甫用了各种方药都没有效果。后来他艾灸许主簿期门穴,不到三壮就痊愈了。

陈良甫:名自明,字良甫。宋代著名医学家。著有《妇人大全良方》二十四卷和《外科精要》二卷。

【医理】呃逆是胃经气逆之证。不治胃而治肝,灸期门妙处所在。《医学纲目》云:"噫呃服药无效,灸期门必愈。"期门是肝经募穴,是肝、脾、阴维三脉之会。灸期门穴能疏肝理气和胃降逆,则呃逆自平。

2. 胃气上逆案

【原文】一人得伤寒证,七日热退而呃大作。举家彷徨。虞诊其脉,皆沉细无力,人倦甚。以补中益气汤大剂加姜、附,一日三帖,兼灸气海、乳根,当日呃止,脉亦充而平安。(《古今医案按》)

【译文】有一名患者患了伤寒证,七天后不发热了,但是不停地呃逆。全家都犹疑不定,不知该怎么治疗。虞抟诊他的脉象,双手都沉细无力,人感觉十分疲倦乏力。虞抟用大剂量补中益气汤加味生姜、附子,让他每天口服三次,兼灸气海、乳根穴,治疗当天就不再呃逆,脉象也充实而平和。

虞:虞抟,字天民。明代医学家。著有《医学正传》《方脉发蒙》及《苍生司命》等书。

【医理】本案是患者大病之后,损伤正气,导致脾胃虚弱、胃失和降、胃气上逆,治疗需益气温中、和胃降逆。本案中用大剂量补中益气汤加姜、附口服,可益气温中,兼灸气海、乳根穴,气海乃元气发源之海,灸之能益气温中,以保养其源,为使气足;灸乳根穴可利膈降逆,为令气顺。气顺则呃逆止,气足则脉亦充而平安。

（十二）呕吐

1. **胃气上逆案**

【原文】一人粥食汤药皆吐不停,灸手间使(手间使穴手厥阴穴也,在掌后三寸),用同身寸法。三十壮。若四肢厥,脉沉绝不至者,灸之便通,此起死之法。(《名医类案》)

【译文】有一名患者吃粥、食、汤、药,都不停呕吐,我给他灸手间使穴三十壮,他就不再呕吐了。如果四肢厥冷,脉沉微欲绝,灸间使穴能使心脉畅通,这是能够起死回生的方法。

【医理】心者,君主之官,间使属手厥阴心包经,而心包络系心主之脉,故《灵枢·邪客》云:"由心主宰,间有臣使之意,故名间使。"间使是手厥阴心包经之经穴,有传递经气、和胃降逆的作用。胃和则吐自止,心脉通则无肢厥之患。

2. **胃失和降案**

【原文】有老妇人患反胃,饮食至晚即吐出,见其气绕脐而转。予为点水分、气海并夹脐边两穴,既归。只灸水分、气海即愈。神效。(《针灸资生经》)

【译文】有一名老年妇女患了反胃的疾病,吃的食物到了晚上就全部吐出,自觉身体内有一股气绕脐而转。我给她指出水分、气海和夹脐边两穴(指肓俞或天枢穴)的位置,让她回去艾灸。她回去后只灸了水分、气海两穴,疾病就痊愈了。真是神奇的效果。

【医理】本案中呕吐是胃失和降之证。水分穴又名中守,守中之意,有分清别浊的功效,善治腹中之病。合气海穴舒畅气机,待清气上升,浊气下降,诸症自愈。

（十三）腹痛

1. **寒邪内阻**

1）医案一

【原文】予旧苦脐中疼,则欲溏泻,常以手中指按之少止。或正泻下,亦按之,则不疼。它日灸脐中,遂不疼矣。后又尝溏利不已,灸之则止。凡脐疼者,宜灸神阙。(《针灸滋生经》)

【译文】我(指王执中)以前曾得过脐中疼痛的疾病,发作时有想泄泻的感觉,我就常常用手中指按脐中(神阙穴)才能缓解。有时候正在泻下,脐中开始疼痛,也用手按脐中,就不疼了。又一日疼痛发作时艾灸脐中,就又不疼了。后来曾经又有一次不停地泄泻,灸脐中就痊愈。凡是脐部及其周围疼痛的疾病,最适宜的治疗方法就是艾灸神阙穴。

【医理】神阙为先天之蒂,又为后天之气舍。灸神阙能温阳散寒、健运脾胃,寒邪得温则散,气不拘急则缓,脾胃得温则运,运则升清降浊而溏利自愈,腹痛亦除。灸神阙治疗腹痛以寒盛者为宜,取其散寒健脾之功效。脐疼由虫扰者不宜灸之。

2）医案二

【原文】虞天民治一人,壮年寒月,入水网鱼,饥食冷粥,腹大通。二昼夜不止。医用大黄丸、大承气下粪水而痛愈甚。诊其六脉沉浮而实,面青黑色。虞曰:"此大寒证,及下焦有燥矢作痛。"先与丁附治中汤一帖,又灸气海穴二十一壮,痛减半,继以巴豆、沉香、木香作丸,如绿豆大,生姜汁送下五粒,下五七次而愈。(《古今医案按》)

【译文】虞天民治疗一名正值壮年的患者,冬天入水网鱼,饿了就吃冷粥,结果引起剧烈的腹痛,两昼夜疼痛不止。医生用大黄丸、大承气汤给他服用,大便下粪水而疼痛加重。虞天民诊他的脉象沉浮而实,又见他面色青黑。虞天民认为:"这是大寒之证,再加上下焦有燥屎才会作痛。"先让他服用丁附治中汤一帖,又艾灸气海穴二十一壮,疼痛减半,再以巴豆、沉香、木香磨粉做成丸状,如绿豆大小,用生姜汁送服五粒,大便五至七次,他的腹痛就治愈了。

【医理】寒冬腊月,寒邪袭于外,饥食冷粥,寒邪攻于内,内外交迫,太阴失温而拘急作痛,"寒主收引"的原因,故应温通之法治疗。前医误犯虚虚实实之弊,虽用峻下剂而症加重。后者用温通之法而愈。灸气海穴可温阳益气,再用通下剂治疗即可治愈。

2. 腑气不通案

【原文】有老妪大肠中常若里急后重,甚苦之,自言人必无老新归此奇疾也。为按其大肠俞疼甚,令归灸之而愈。(《针灸资生经》)

【译文】有一名老年妇女患了腹痛之症,时时欲泻、里急后重、肛门重坠、大便不爽,十分痛苦,她说不管老幼都没得过像她这样奇怪的疾病。诊治时按压大肠俞十分疼痛,让她回去艾灸大肠俞,腹痛就痊愈了。

【医理】本案中患者在大肠俞有压痛,大肠俞属足太阳膀胱经,是大肠的背俞穴,大肠腑也,有理气降逆、调和肠胃的功效,因此灸大肠俞可以治愈大肠里急后重的症状,此法常用。脏腑经气输注于背部,何脏何腑发生病变,多在其相应的背俞穴出项压痛或反应点,在其背俞穴针灸常能起到良好的疗效。

(十四) 泄泻

1. 脾胃虚弱案

【原文】一人患暴注,因忧思伤脾也。服金液丹、霹雳汤不效,盖伤之深耳。灸命关二百壮,小便始长,服草神丹而愈。(《扁鹊心书》)

【译文】一人突发泄泻,这是因为忧思伤脾的缘故。服用金液丹、霹雳汤没有效果,这是因为伤脾比较严重。于是给他灸命关穴(脾经食窦穴的别名)二百壮,小便开始变长,又服用草神丹,患者的泄泻就痊愈了。

【医理】忧思伤脾,脾之清气在下,出纳之机失常而突发泄泻。命关属脾,灸命关能振脾气,使水谷之道分而泄泻痊愈。《内经》记载:"治湿不利小便非其治也。"本案中灸命关穴后小便始长,泄泻遂愈。

2. 阴盛内寒案

【原文】维扬府判赵显之病虚羸泄泻褐色,乃洞泄寒中证也。每闻大黄气味,即注泄。余诊之,两手脉沉而软。令灸水分穴一百余壮,次服桂苓甘露散、胃风汤、白术丸等药,不数月而愈。(《儒门事亲》)

【译文】维扬府判赵显之患了泄泻,身体虚弱,这是阴盛内寒导致的泄泻。他每次闻到大黄的气味,就开始下泄如注。我为他诊脉,两手脉象沉而软。于是为他灸水分穴一百余壮,再服用桂苓甘露散、胃风汤、白术丸等药,不到数月就痊愈了。

【医理】本案患者是阴盛内寒导致的泄泻,每闻大黄气味即注泄,说明内寒甚也。水分穴因是腹部水气清浊的分水岭而得名,又分解干湿之意,治疗泄泻灸水分穴,根据"治泻必利小便"的宗旨,令水走水道,谷走谷道,则泄泻可愈。然而水分穴善于分利水气而温阳稍嫌不足,故寒甚可合灸神阙、关元、气海等穴以温阳散寒,效果更好。

3. 脾胃虚寒案

【原文】一人泄泻,日夜无度,诸药不效。偶得一方,用针沙、地龙、猪苓三味,共为细末,生葱捣汁,调方寸匕,贴脐上,小便长而泻止。(《医学正传》)

【译文】有一名患者患了泄泻,日夜不停,服用各种药物都没有效果。他偶然得到一个方子,用针沙、地龙、猪苓三味药,一起研为细末,用生葱捣汁,调和成方寸匕大小,敷贴在肚脐上,经过治疗后小便变长,泄泻就停止了。

方寸匕:古代量取药末的器具,其形状如刀匕,大小为古代一寸正方,故名方寸匕。

【医理】药物贴敷脐上治疗泄泻疗效显著,尤以虚寒型为佳。脐上,又名脐中,即神阙穴。

4. 脾胃失调案

【原文】一人吐泻三日,垂死嘱咐后事,予为灸天枢、气海三穴,立止。(《医学正传》)

【译文】有一人患了上吐下泻的疾病,已经三天了,挣扎着嘱咐家人为其准备身后事。我(指虞抟)接诊后为他艾灸天枢、气海三个穴位,泄泻立止。

【医理】本案属中焦气机失调导致的上吐下泻。天枢属足阳明胃经,是阳明脉气所发,主疏调肠腑、理气行滞、消食,是治疗胃肠疾病的要穴。气海穴有益气助阳、行气散滞的作用。两者合用可治疗中焦气机失调引起的疾病。因此,灸天枢、气海穴可治愈中焦气机失调引起的吐泻。

(十五) 痢疾

1. 休息痢案

【原文】一人病休息痢已半年,元气将脱,六脉将绝,十分危笃。余为灸命关三百壮,关元三百壮,六脉已平,痢已止。两胁刺痛,再服草神丹、霹雳汤,方愈。一月后,大便二日一次矣。(《扁鹊心书》)

【译文】有一名患者患了休息痢已经半年了,元气将脱,六脉将绝,十分危险。我接诊后为他艾灸命关穴(即食窦穴)三百壮,关元穴三百壮,治疗后六脉变得平和,痢疾也止住了。他的两胁肋有刺痛感,再让他服用草神丹、霹雳汤,方才痊愈。一个月后,大便每二日一次。

【医理】下痢日久,元气将脱,六脉将绝,虚弱之极。命关又名食窦,是脾经穴位。《扁鹊心书》:"能接脾藏真气,灸此穴二三百壮,能保谷不死,一切大病属脾者,并皆治之。"关元是足三阴与任脉之会,最善补元气、回阳固脱。二穴合用,且大量灸治,方能脉平痢止。

2. 阴虚阳脱案

【原文】浦江郑义士病滞下,一夕忽昏仆,目上视,溲注而汗泄。翁诊之,脉大无伦,即告曰:"此阴虚而阳暴绝也,盖得之病后酒且内。然吾能愈之。"即命治人参膏,而且促灸其

气海。顷之手动,又顷唇动。及参膏成,三饮治苏矣。其后服参膏尽数斤,病已。(《九灵山房集》)

【译文】浦江郑义士患了痢疾,一日忽然昏倒,两目上视,小便失禁,汗大出。朱丹溪为他诊脉,脉大而没有规律,于是告诉他说:"这是阴虚而阳暴绝之证,由于患者得病之后饮酒且行房的原因。然而我能够治愈它。"于是命人制作人参膏,而且急灸他的气海穴。一会儿他的手动了,又一会儿他的唇动了。人参膏制成,饮用三次后他就苏醒了。其后再接着服用人参数斤,病痊愈。

【医理】痢疾必耗气伤阴,气阴衰微之际应以益气护阴为主。酒是湿热伤阴之品,房室更为病家之大忌,因此"阴虚而阳暴绝"。气海穴是人体先天元气聚会之所,灸之可大补元气、回阳救逆。人参膏有回元气的功效,一起使用可回垂绝之阳气。

3. 湿热痢

1) 医案一

【原文】立斋治一患痢者,用涩药,环跳穴作痛;又用苍术、黄柏、柴胡、青皮、生姜十余剂少可;更刺委中出黑血而愈。(《续名医类案》)

【译文】立斋治疗一名得了痢疾的患者,用了涩药,患者环跳穴疼痛;又用苍术、黄柏、柴胡、青皮、生姜十余剂服用;再针刺患者委中穴出黑血,患者才痊愈。

立斋:薛己(1487—1559),字新甫,号立斋。吴郡人(今江苏苏州市人),中国明代医学家。

【医理】治疗痢疾,必须清热化湿、通肠导滞。用涩药则邪无出路湿热雍滞,气机郁结,郁盛则攻窜作痛。用苍术、黄柏清热化湿;用柴胡、青皮调理气机;刺委中出血泄其血热,使邪有出路,亦是"通因通用"之法的灵活运用。

2) 医案二

【原文】一少年患血痢,用涩药取效,致痛风叫号,此恶血入经络也。血受湿热,久必凝浊,所下未尽,留滞隧道,所以作痛。久则必成枯细。与四物汤夹桃仁、红花、牛膝、黄芩、陈皮、生甘草煎入生姜研潜行散,入少酒,饮之数十帖。又刺委中出黑血,三合而安。(《名医类案》)

【译文】有一名少年患了血痢,用涩药治疗有效,但是又导致痛风,痛得直叫。这是恶血入经络导致的。血受湿热,日久必凝结,湿热留滞经络,所以疼痛。日久血必枯竭。用四物汤加桃仁、红花、牛膝、黄芩、陈皮、生甘草并加入生姜煎药,加入研粉的潜行散和少许酒一起服用,这样服用几十帖药。又针刺委中穴放出黑血,三次就痊愈了。

【医理】湿蒸热瘀,留滞日深,干于血分则生血痢。当根据元气强弱下之、清之。医者不用下法、清法,反用涩药,岂不是"闭门留寇",导致病邪留滞,而变生它病。用中药化其瘀,刺委中泻其热,瘀祛热清则病愈。

(十六) 黄疸

脾阳不足、湿热内盛案

【原文】一人偏身皆黄,小便赤色而涩,灸食窦穴五十壮,服姜附汤、全真丹而愈。

【译文】有一个人全身发黄,小便色赤而少。灸他的食窦穴五十壮,并服用姜附汤、全真丹就痊愈了。

【医理】本案病证当属阴黄。阴黄大多由于脾阳不足、寒湿内盛引起,须温补脾阳、健脾利湿。食窦穴属足太阴脾经,艾灸食窦穴,并配合服用温阳的药物可驱寒湿外出。

(十七) 消渴

脾肺气虚案

【原文】一人频饮水而渴不止。余曰:"君病是消渴也。乃脾肺气虚,非内热也。"其人曰:"前服凉药六剂,热虽退而渴不止,觉胸胁气痞而喘。"余曰:"前证止伤肺脾,因凉药复损元气,故不能健运,而水停心下也。"急灸关元、气海各三百壮,服四神丹。六十日,精液复生。方书皆作三焦猛热,下以凉药,杀人甚于刀剑,慎之。(《扁鹊心书》)

【译文】有一个人频频饮水仍感觉口渴得不行。医生为他诊断后说:"你得了消渴病。这是脾肺气虚之证,不是内热。"患者说:"我曾经服用六剂凉药,虽然不感觉热了但是仍觉得口渴,自觉得胸胁部气滞痞胀而喘息。"医生说:"你前证只损伤肺脾,因为服用凉药又损伤元气,故脾不能健运,水停心下导致胸胁气滞痞胀而喘。"于是医生给他急灸关元、气海穴各三百壮,服用四神丹。六十天后,津液复生而愈。医书都认为这是三焦实热之症,处方都用凉药,杀人甚于刀剑,须谨慎使用。

【医理】消渴虽有上、中、下之分,又有消渴、消谷、肾消之名,其实都是阴亏火旺、津液枯竭之症,必须速救根本以资化源。若只是清火,则阴无以生,日久则阴虚更甚。因此,灸关元、气海穴,壮元化气,使津液复生而愈。

(十八) 水肿

1. 水湿浸渍案

【原文】有里医为李生治水肿,以药饮之不效,一日忽为灸水分与气海穴,翌早视其如削矣。信乎水分之能治水肿也。(《针灸资生经》)

【译文】有同乡的医生为姓李的书生治疗水肿,口服药物治疗没有效果。有一天这个医生灸他的水分和气海穴,第二天早上水肿就消了。这才相信水分穴能治疗水肿。

【医理】水分穴能分利水湿、分清泌浊。《铜人》曰:"若水病灸之大良"。气海穴是人体先天元气聚会之处,主一身气疾,有利下焦、补元气、行气散滞的功效。人体水液的运行,有赖于气的推动,灸气海穴则助分利水湿,使三焦发挥决渎作用,膀胱气化畅行,小便通利,可维持正常的水液代谢,水肿自消。

2. 肺失宣降案

【原文】一人秋冬患肿,午前上甚,午后下甚,口渴乏力,脉涩弱,食减。此气怯汗不能自出,郁而为痿。遂灸肺、大椎、合谷、分水,用葛根、苏叶、白术、木通、海金砂、大腹皮、茯苓皮、浓朴、陈皮、黄芩、甘草,渐愈。(《夷坚志》)

【译文】有一名患者秋冬季节患了水肿,上午上半身水肿得厉害,午后下半身水肿更加严重,自觉口渴乏力,脉涩弱,饮食减少。这是因为气虚不能出汗,留滞于体内而发为水肿。于是医生为他艾灸肺俞、大椎、合谷、水分穴,再用葛根、苏叶、白术、木通、海金砂、大腹皮、茯苓皮、浓朴、陈皮、黄芩、甘草一起煎药给他口服,渐渐痊愈。

【医理】凡治疗水肿必先治水,治水必先治气。本案中水肿是因肺气虚导致肺的宣降通调功能失职,不能使体内的水液正常代谢,留滞于体内而生水肿。故灸肺俞以补肺气。然而肺气无阳则不能生,而大椎穴属督脉,回阳最速。两穴合用,温阳益气,治其本也。水分穴,通利水道,治其标也。合谷宣肺而利水,促使体内水液代谢,有"提壶揭盖"之妙也。

(十九) 癃闭

肾阳不足,命门火衰案

【原文】《存仁方》云:"尝记一人小便闭不通者三日,小腹胀几死,百药不效。余用甘遂末、大蒜、捣细和成剂,安脐中,令资以艾灸二七壮。随后通用此方,无不效。"(《普济方》)

【译文】《存仁方》有一记载:"曾经有一个人小便闭塞不通三日,小腹胀满欲死,吃了很多药都没有效果。我用甘遂末、大蒜捣细和成药饼,放置于肚脐中,在药饼上艾灸十四壮,小便就通畅了。随后凡是小便闭塞我都用这个方法,没有不起效的。"

【医理】本案中小便不通是由于命门火衰者多矣。命门火旺,则膀胱之水通,命门火衰,则膀胱之水闭。本案中用艾灸补命门之火衰,火旺则膀胱通,小便则利。

(二十) 淋证

1. 脾肾亏虚案

【原文】新安富室有男子淋溺不止者,渐痿黄,诸医束手。孙卓三治之亦弗效。偶隐几坐,以手戏弄水罐,后空塞前窍止,开则可通。悟后遂针脑后一穴,为灸火至三炷立愈。

【译文】新安一富户,家里有一名男子患了小便淋漓不尽的疾病,渐渐身体痿黄,诸位医生都没有办法。孙卓三为他治疗也没有效果。一次偶然他在茶几旁坐着,用手把玩水罐,把后孔堵上前面的孔就流不出水,打开水就流出来了。他领悟后于是针刺此男子脑后穴,并为他艾灸此穴三壮,患者的疾病就痊愈了。

孙卓三:明代浮梁,今江西景德镇北乡人,精岐黄。

【医理】脑后穴属督脉,主一身之阳。灸之能温补肾阳,肾阳振则肾气固,肾气固则行其封藏固摄之权,小便自止。

2. 瘀血阻络案

【原文】张文学道卿,传治血淋方:独蒜一枚,山栀子七枚,盐少许,三物共捣如泥,贴患人脐上。所亲患血淋二年余,殊甚,诸医治之罔效。一日张过视,谩试以前方,即时去紫黑血片碗许,遂愈。(《名医类案》)

【译文】有一位叫张道卿的人,传说他有一个治疗血淋的好方子:用独头蒜一枚、山栀子七枚、盐少量,三样东西共同捣成泥,贴在患者的肚脐上。有一名患者患血淋二年余,十分严重,诸位医生治疗都没有效果。有一日张道卿过来为他看病,就用这个方子治疗,并放出紫黑血少许,于是他的疾病就痊愈了。

【医理】血不循常道则为瘀血。患者先为湿热所伤,后又为瘀血阻络,膀胱气化不利,所以血出涩痛而点滴难通。独蒜行气通闭、山栀子清热利湿,具有活血祛瘀的疗效,是治疗血淋的敷灸良方。

(二十一) 腰痛

1. 肾虚腰痛案

【原文】舍弟腰疼,出入甚艰,予用火针微微频刺肾俞,则履如故,初不灸也。屡有人腰背伛偻,来觅点灸,予意其是筋病使然,为点阳陵泉,令归灸即愈。筋会阳陵泉也。然则腰疼又不可专泥肾俞,不灸其他穴也。

【译文】我的弟弟腰疼,行走艰难,我用火针反复浅刺他的肾俞穴,他就行走如常了,腰痛刚开始发作时不宜用灸法。常有人腰背疼痛,屈伸不利,到我这儿询问是否可用艾灸的方法,我看过后认定这是筋病,就指出阳陵泉的位置,让他回去艾灸即可痊愈。这是因为筋会阳陵泉的原因。所以腰疼又不可拘泥于只取肾俞穴,不灸其他穴位。

【医理】腰痛皆可取肾俞穴。以"腰为肾之府",为肾之经气转输敷布所在。肾虚腰痛必取之要穴,因此肾虚腰痛可取肾俞而愈。阳陵泉为筋气会聚之处,"筋会阳陵泉",是治疗筋病的要穴,因此筋病可灸阳陵泉即愈。风寒湿邪及外伤扭闪所致的腰痛,须宣痹通络、活血舒筋,而肾俞专事补肾,因此腰痛取穴不可拘泥于肾俞穴。

2. 寒湿腰痛案

【原文】有妇人久病而腰甚疼,腰眼忌灸。医以针置火中令热,谬刺痛处,初不深入,既而疼止,则知火不负人之犹信云。(《针灸资生经》)

【译文】有一名妇女腰部疼痛,十分严重,日久不愈,腰眼穴又禁忌用灸法。医生将针放置于火中令针烧红,谬刺疼痛的部位,开始不知晓这样治疗是否有效,不久她的腰就不痛了,这下知道火针治疗确实有效。

谬刺:谬同缪,即缪刺,又称交经缪刺。指左侧有病取右侧穴,右侧有病取左侧穴的交叉刺法。

【医理】"久病而腰甚疼",应该为风、寒、湿外邪侵袭所致。"风、寒、湿三气杂至而为痹"。本案应是寒痹,以寒邪性烈,凝结气血,因此痛甚。火性炎热,最善逐寒凝化血瘀,因此火针缪刺痛处即可痊愈。

3. 水湿袭表

【原文】许知可因淮南大水,忽腹中如水喉,调治得愈,自此腰痛不可屈伸。思之,此必肾经感水气而得,乃灸肾俞三七壮,服麋茸丸愈。予谓腰痛不可屈伸,灸肾俞自效,不服麋茸丸亦可。(《针灸资生经》)

【译文】许知可因为淮南发大水而患病,忽觉腹中声响如水喉,经过调理治疗而痊愈,自此以后他的腰部开始疼痛,不可屈伸。许知可想,这必定是肾经外感水湿之气而得,于是灸肾俞穴二十一壮,服用麋茸丸而痊愈。我认为腰痛不可屈伸,灸肾俞自然有效果,不服用麋茸丸也可以。

【医理】本案中"腰痛不可屈伸"是因水湿之气自外侵袭,皆属表证。表为足太阳膀胱经所主。肾俞穴属膀胱经,灸肾俞能疏通太阳经气,壮腰补肾、滋阴益气。不论外邪、内伤,凡腰痛不可屈伸者,皆可治之。

4. 气血亏虚

【原文】一老人腰脚痛,不能步行,令灸关元三百壮,更服金液丹,强健如前。(《扁鹊心书》)

【译文】有一名老人腰腿疼痛,不能步行,医生为他灸关元三百壮,再服金液丹,腰腿疼痛就缓解了,身强体健如前。

【医理】关元为"男子藏精、女子蓄血之处,是人生之关要,真元之所在"(清程知《医经理解》),灸关元穴令元气旺,元气旺则气血行,气血行则能强筋健骨。故关元穴能治老年人气血亏虚引起的腰腿痛。

(二十二) 痹证

1. 行痹(风痹)案

【原文】隋鲁州刺史库狄嵚苦风患,手不得引弓,诸医莫能疗。甄权谓曰:"但将弓箭向垛,一针可射也。针其肩髃一穴,应时即射。"(《旧唐书》)

【译文】隋朝鲁州(今河南省鲁山县)刺史库狄嵚患了风痹,手不能拉弓射箭,诸位医生治疗都没有效果。甄权说:"只要将弓箭对准箭垛,扎一针就可以射箭。"于是让他用弓箭对准箭垛,用针刺他的肩髃穴,立即就可以射箭了。

甄权:唐代名医,擅长针灸。著有《明堂人形图》《脉经》及《针方》等书。

垛:土筑的箭靶。

【医理】肩髃穴属手阳明大肠经,有舒经利节、祛风通络、理气化痰的功效,"主泻四肢之热"(《图翼》),又善祛风,故风邪引起的手臂挛痛可取肩髃穴治疗。若为寒痹,可加灸之以温阳散寒,寒散则络通痹除。

2. 痛痹(寒痹)案

【原文】舍弟行一二里路,膝必酸痛不可行,须坐定以手抚摩久之,而后能行,后因多服附子而愈。予冬月膝亦酸痛,灸犊鼻而愈。以此见药与灸不可偏废也。若灸膝关、三里亦得,但按其穴酸痛,即是受病处,灸之不拘。(《针灸资生经》)

【译文】我弟弟走了一二里路,膝关节必定酸痛不能行走,必须坐下来用手抚摩很久,然后才能行走,后来因为多次服用附子才痊愈。冬天我的膝关节也酸痛,艾灸犊鼻穴就痊愈了。由此看来用药与艾灸都不可偏颇,都得兼顾。如果艾灸膝关、三里也可以,只要所按穴位酸痛处,即是患病处,都可以艾灸。

【医理】"按其穴酸痛"即指阿是穴。多服附子而愈,或灸犊鼻、膝关、三里也可以,都有活血宣痹、温经散寒得功效。药或灸法,虽治法不同,但道理是一样的。

3. 久痹案

【原文】癸酉秋,大理李义河翁,患两腿痛十余载,诸药不能奏效,相公推予治之,诊其脉滑浮,风湿入于筋骨,岂药力能愈,须针可痊。即取风市、阴市等穴针之,官至工部尚书,病不再发。(《针灸大成》)

【译文】癸酉年秋天,大理寺李义河,患两腿疼痛十余年了,服用各种药物均不能奏效。有一相公推荐我给他治疗,我诊他脉象滑浮,是风湿侵入筋骨的征象,这岂是用药力能够治愈的,必须用针刺的方法才可痊愈。于是取风市、阴市等穴针刺,渐渐就痊愈了。后来他官至工部尚书,这个疾病再没有发过。

【医理】病分在肌表、营卫、气血、脏腑、经络、筋骨。邪在表者,宜汗;在肌者,宜解;在营卫者,宜和;在气血者,宜调;在脏腑者,或宜于散,或宜于丸,或宜于膏。以上皆用药可愈。而病在经络、筋骨,非药力所能及,必须针刺才可痊愈。

(二十三) 痿证

肝肾亏损案

【原文】一人身长五尺,因伤酒色,渐觉肌肉消瘦,予令灸关元三百壮,服保元丹一斤。自后,大便滑,小便长,饮食渐加,肌肉渐生,半年如故。(《扁鹊心书》)

【译文】有一个人身高五尺,因为酒色过多伤身,日渐肌肉消瘦。我让他艾灸关元穴三百壮,服用保元丹一斤。自此以后,大小便均正常,饮食渐增,肌肉渐长,半年恢复得和原来一样。

【医理】关元"为元阴元阳交关之所"(唐容川《医经精义》),是先天之气海,灸关元穴可培元固本、补益下焦,治疗一切虚证。本案中痿症因肝肾亏虚、气血不足、筋失濡养所致,因此可艾灸关元穴得愈。

(二十四) 痛经

寒凝气滞案

【原文】东垣治一妇,年三十余。每洗浴后,必用冷水淋身,又尝大惊,遂患经来时,必先小腹大痛,口吐涎水。经行后,又吐水三日,其痛又倍。至六七日,经水止时方住,百药不效。诊其脉,寸滑大而弦,关尺皆弦大急,尺小于关,关小于寸,所谓前大后小也。遂用香附三两,半夏二两,茯苓、黄芩各一两五钱,枳实、延胡、丹皮、人参、当归、白术、桃仁各一两,黄连七钱,川楝、远志、甘草各五钱,桂三钱,吴茱萸一钱五分,分十五帖,入姜汁两砚壳,热服之。后用热汤洗浴,得微汗乃已。忌当风坐卧、手足见水,并忌吃生冷,服三十帖痊愈。半年后因惊扰,其病复举,腰腹时痛,小便淋痛,心惕惕惊悸,意其表已解,病独在里。先为灸少冲、劳宫、昆仑、三阴交,止悸定痛。次用桃仁承气汤大下之,下后用醋香附三两,醋蓬术、当归身各一两五钱,醋三棱、延胡索、醋大黄、醋青皮、青木香、茴香、滑石、木通、桃仁各一两,乌药、甘草、砂仁、槟榔、苦楝各五钱,木香、吴茱萸各二钱,分作二十帖,入新取牛膝湿这二钱,生姜五片,用荷叶汤煎服,愈。(《古今医案按》)

【译文】李东垣曾经治疗一名妇女,年龄三十余岁。每次洗浴后,必用冷水淋身,又曾经受惊过度,于是患了疾病,每次月经来时,必定先小腹大痛,口吐涎水。月经来之后,又吐水三日,腹痛加倍。到第六七日,月经停止时症状消失,用了各种药都没效果。我接诊后诊她脉象,寸脉滑大而弦,关尺脉皆弦大急,尺脉小于关脉,关脉小于寸脉,这就是所谓前大后小之脉。于是用香附三两,半夏二两,茯苓、黄芩各一两五钱,枳实、延胡、丹皮、人参、当归、白术、桃仁各一两,黄连七钱,川楝、远志、甘草各五钱,桂三钱,吴茱萸一钱五分,分为十五帖,水煎后加入姜汁两蚬壳,趁热服用。之后再用热水洗浴,微微出汗起身。并嘱患者忌坐卧时有风、手脚不能碰冷水,忌吃生冷食物,患者服用三十帖后痊愈。半年后因为受了惊扰,病情复发,腰腹部时时作痛,小便淋漓疼痛,心里忧惧担心,这是表证已解,里证未除之证。我先为她艾灸少冲、劳宫、昆仑、三阴交,止惊悸疼痛,然后用桃仁承气汤口服,服药后用醋香附三两,醋蓬术、当归身各一两五钱,醋三棱、延胡索、醋大黄、醋青皮、青木香、茴香、滑石、木通、桃仁各一两,乌药、甘草、砂仁、槟榔、苦楝各五钱,木香、吴茱萸各二钱,分作二十帖,加入新取的湿牛膝二钱,生姜五片,用荷叶汤煎汤服用,患者痊愈。

蚬壳:蚬(软体动物)的贝壳,两扇贝壳为心形。

【医理】本案中患者因受惊气乱则肝失条达,血行受阻,滞于胞宫,故经来小腹疼痛。病由寒凝、气滞引起,应该用温通之法。故可灸少冲、劳宫、昆仑、三阴交等穴以及下腹部、腰背部诸穴,以温经散寒止痛。

(二十五) 崩漏

热邪外感案

【原文】己卯岁,行人张靖宸公夫人,崩不止,身热骨痛,烦躁病笃。召予诊,得六脉数而止,必是外感,误用凉药。与羌活汤热退,余疾渐可。但元气难复,后灸膏肓、三里而愈。凡医之用药,须凭脉理,若外感误作内伤,实实虚虚,损不足而益有余,其不夭灭人生也,几希?(《针灸大成》)

【译文】明万历七年,行人(官名)张靖宸的夫人,崩漏不止,身热骨痛,烦躁,病情越来越严重。召我为她诊治,我诊她六脉数而止,必是外感之证,却误用寒凉之药,因此才出现这样的症状。于是我先让她服用羌活汤解表热退,其他的病证便可逐渐好转。但是她损伤的元气难以恢复,后来给她艾灸膏肓、三里才慢慢痊愈。凡是医生用药,须凭借脉理,如果外感误诊作内伤,实实虚虚,损伤其不足而补其有余,这不是害人吗?

【医理】此案为崩漏,即现在所说的"功能失调性子宫出血"。杨氏诊其脉"六脉数而止",认定其为外感而非内伤,故先以羌活汤解表退热。然而崩漏日久伤精耗血,血随气脱,元气必虚。故再灸膏肓、足三里穴,使元气慢慢恢复。

下 篇

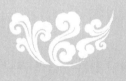

中医学临床综合运用

第八章 内科常见病证医案

第一节 肺系病证

一、感冒

1. 外感风寒案

【原文】某男。壮热骤然而起，无前驱症，腰腿剧痛，苔白薄满布。非温散不可。

生麻黄三克，川桂枝五克，羌独活各六克，秦艽、西河柳、六神曲各九克，杏仁泥十二克，粉甘草三克。（《章次公医案》）

【译文】一名男性患者，突发高热，伴腰腿疼痛剧烈，察舌薄苔白。此为外感风寒感冒，治当辛温散寒解表。处方：生麻黄三克，川桂枝五克，羌独活各六克，秦艽、西河柳、六神曲各九克，杏仁泥十二克，粉甘草三克。

【医理】风寒之邪外束肌表，卫阳被郁，故见恶寒发热，清阳不展，络脉失和则腰腿剧痛。苔薄白满布为表寒征象。先生对感冒一类病证，如突然头痛、发热、恶寒、骨节疼痛者，或此等症状持续不超过一周者，恒用麻黄汤加味温散而取效。又麻黄、桂枝合用，作为辛温解表时，其用量常不如麻黄用于平喘，桂枝用于通络为大。这是"轻可去实"之意。

2. 外感风热案

【原文】女。其舌尖红，流行性感冒之的证。古籍以时令定病名，有称为冬温者。得汗不解，法当凉散。薄荷五克（后下），豆豉九克，桔梗五克，浮萍草五克，前胡六克，杏仁泥十六克，桑叶皮各九克，菊花九克，粉草三克，全瓜蒌九克，枇杷叶三片（去毛，包）。（《章次公医案》）

【译文】某女性患者，患流行性感冒，舌尖红。古代医籍称为时令感冒，也有称为冬温。辨证应为风热症，因此用辛温解表法治疗无效，应当用辛凉解表法。处方：薄荷五克（后下），豆豉九克，桔梗五克，浮萍草五克，前胡六克，杏仁泥十六克，桑叶皮各九克，菊花九克，粉草三克，全瓜蒌九克，枇杷叶三片（去毛，包）。

【医理】风寒表证，治宜辛温发散；温热表证，则应凉散为法。此病舌尖红，得汗不解，为温热外感所致，治用辛凉轻剂桑菊饮加减，轻宣凉散，颇为中肯。

3. 外感暑湿案

【原文】男。暑令感冒，恶寒无汗者，不忌麻桂；今有汗，且不甚恶寒，则清代医家之法尚矣。大豆卷十五克，带叶佩兰九克，冬桑叶九克，甘菊花九克，陈皮五克，炒枳壳九克，赤苓十六克，牛蒡子九克，佛手片五克。（《章次公医案》）

【译文】某男性患者。暑季患感冒，如果是怕冷不出汗，可以用麻黄桂枝发汗。这个患者有汗，而且不怎么怕冷，则运用清代医家轻清宣化的方法就可以了。处方选用大豆卷十五克，带叶佩兰九克，冬桑叶九克，甘菊花九克，陈皮五克，炒枳壳九克，朱茯苓十六克，牛蒡子九克，佛手片五克。

【医理】夏令感冒，每多夹湿，暑湿伤表，表卫不和，故身热微恶风、有汗、头昏重胀痛、咳嗽痰黏、胸闷泛恶。方用桑、菊、牛子辛以散风；枳实、佩兰、橘皮、佛手芳香化浊；豆卷、赤苓淡渗利湿。这是取清代医家轻清宣化之法。

4.气虚感冒案

【原文】女。在感冒流行之际，虚人最易感染，其发亦异于常人。今恶寒特甚，手足厥冷，脉细欲绝，盖当归四逆汤证也。全当归九克，川桂枝六克（后下），杭白芍九克，北细辛三克，梗通草五克，淡吴萸三克，川羌活九克，左秦艽九克，清炙草三克，生姜二片，大枣七枚。（《章次公医案》）

【译文】患者为女性。在感冒流行的季节，体质虚的人最容易感染，且发病的表现也有与一般人不同。这位女性患者特别怕冷，手脚冰冷，脉细就快摸不到了，属于当归四逆汤治疗的病证。处方：全当归九克，川桂枝六克（后下），杭白芍九克，北细辛三克，梗通草五克，淡吴萸三克，川羌活九克，左秦艽九克，清炙草三克，生姜二片，大枣七枚。

【医理】体虚感冒，其临床表现与常人不同，不可单纯祛邪解表，治当扶正达邪为法。此人恶寒特甚，手足逆冷，脉细欲绝，乃是平素阳虚血弱，复受外寒，故用当归四逆加吴茱萸生姜汤。以细辛、羌活散寒；吴萸温中；当归、白芍活血养血；木通、桂枝通血脉；生姜、大枣调和营卫。

5.阴虚感冒案

【原文】马男。余热总不能尽，面色萎黄。凡正气不足者，无论其热由于内伤、外感，皆难速效。东垣于暑令之热多用补药，正此故也。今师其法。潞党参九克，麦冬九克，五味子五克，生黄芪九克，香青蒿九克，净连翘十六克，荷梗三十厘米，绿豆衣六克。（《章次公医案》）

【译文】马姓男子，长期低热，面色暗黄。凡是体质虚弱，正气不足的人，无论其发热是由于内伤还是外感所致，治疗都不会快速见效。李东垣在治疗夏季发热时多用补正气的药，就是这个原因。治疗这名患者可以遵从李东垣的方法。处方：潞党参九克，麦冬九克，五味子五克，生黄芪九克，香青蒿九克，净连翘十六克，荷梗三十厘米，绿豆衣六克。

【医理】《内经》记载："虚身热，得之伤暑。"东垣于是有清暑益气汤之制。此患者长期低热不尽，面色萎黄，辨证当为气阴两亏，故师从东垣益气清热治法，用参、芪以扶正气，麦、味之养阴液，复入青蒿、连翘、荷梗、绿豆衣清解暑热。

二、咳嗽

（一）外感咳嗽案

【原文】丹溪治一人年五十余，患咳嗽，恶风寒，胸痞满，口稍干，心微痛，脉浮紧而数，左大于右,盖表盛里虚,问其素嗜酒肉,有积,后因接内涉寒,冒雨忍饥,继以饱食酒肉而病。先以人参四钱,麻黄连根节一钱半,与二三帖,嗽止寒除。改用厚朴、枳实、青、陈皮、瓜蒌、半夏为丸,与二十帖,参汤送下,痞除。(《名医类案》)

【译文】朱丹溪曾治疗一名患者,年龄五十多岁,咳嗽,怕风怕冷,胸部满闷不舒,略感口干,微感心痛,脉浮紧而数,左脉较右脉明显,都是表盛里虚的症状。经问诊,患者向来喜欢喝酒吃肉,时间久了就形成了积滞,然后遇到风寒侵袭,忍着饥饿被雨淋,接着又进食大量的酒肉而发病。朱丹溪先用人参四钱,麻黄连着根节一钱半,给患者服了两三帖,咳嗽停止,寒气去除。后调方用厚朴、枳实、青皮、陈皮、瓜蒌、半夏做成丸剂,二十帖,用参汤送服,痞满的症状也消失了。

【医理】风寒束肺,肺失宣降,则咳嗽;风寒束表,腠理闭阻,卫外之阳被遏,故见恶风寒;嗜食酒肉,有积滞,故胸痞满闷不舒,心微痛;冒雨忍饥,继以饱食酒肉,热灼津液,故口干,脉浮紧而数,为风寒在表之象。

(二)内伤咳嗽

1.痰湿蕴肺案

【原文】张致和治沈方伯良臣患痰嗽,昼夜不能安寝。屡易医,或曰风、曰火、曰热、曰气、曰湿,汤药杂投,形羸食减,几至危殆。其子求治。张诊脉沉而濡,湿痰生寒,复用寒凉,脾家所苦,宜用理中汤加附子(谁谓痰症无用附子之法,此土生金之法)。其夜遂得贴枕,徐进调理之剂,果安。或曰:"痰症用附子,何也?"殊不知痰多者,戴元礼常用附子疗治之。(《证治要诀》)

【译文】沈方伯良臣得了咳嗽的毛病,张致和为其医治,日夜难安。屡次更换医生,有人说风,有人说火,有人说热,有人说气,还有人说湿。汤药中药味混杂,患者治疗后身体消瘦,进食减少,生命垂危。他的儿子向张致和求医。张致和诊脉沉而濡,便说痰湿易生寒气,再用寒凉的药物,更加伤脾,应该用理中汤加附子(谁说痰症不用附子,这是培土生金的治法)。服药当天夜里便能入睡,慢慢服用调理的汤剂,果然疗效显著。有人问:"痰症用附子医治,这是为什么呢?"这些医者竟然不知道戴元礼常用附子治疗痰多的患者。

【医理】脾虚生痰,上渍于肺,阻碍肺气,肺气不利,故咳嗽痰多,色白而黏,胸闷脘辣痞;湿困脾阳,脾失健运,则纳呆但溏,身重易倦。舌胖,苔白腻,脉濡滑乃痰湿停积之象。理中汤加附子,是培土生金的治法。

2.肝火犯肺案

【原文】汪石山治一妇,年三十,因夫买妾,过于忧郁,患咳嗽,甚则吐食呕血,兼发热、恶寒、自汗。医用葛氏保和汤,不效。汪诊其脉,皆浮濡而弱,按之无力,晨则近数,午后则缓(午后则缓,故可治。),曰:"此忧思伤脾病也。脾伤则气结,而肺失所养,故嗽。"遂用麦门冬、片芩以清肺,陈皮、香附以散郁,人参、黄芪、芍药、甘草以安脾,归身、阿胶以和血,数服病少宽,后每帖渐加参至五六钱,月余而愈。(《名医类案》)

【译文】医者汪石山治疗一名妇女,年龄三十岁。因为丈夫买了妾侍,过度忧郁,患了咳嗽,甚至呕吐食物、呕血,同时发烧、怕冷、出汗。有医生运用了葛氏保和汤来医治,无效。汪石山为其诊脉，发现都是浮濡而弱的脉象，按之无力，早晨脉数，午后则缓(午后则缓，所以可以治疗)，说："这是忧思伤脾的病证。脾伤则气机郁结，而肺失去了供养，所以咳嗽。"于是用麦门冬、黄芩清肺，陈皮、香附散郁结，人参、黄芪、芍药、甘草安脾脏，当归身、阿胶养血调血。服用数次后患者感觉稍有缓解。随后每帖药逐渐加五六钱人参，几个月后患者就痊愈。

【医理】肝气郁结化火，上逆侮肺，肺失肃降，以致气逆作咳；肝气郁结化火，横逆犯胃，胃失和降，以致呕吐食物；热破血妄行，出现呕血；风邪束表，卫阳被遏，故见恶寒发热；浮濡而弱为肝郁脾虚伴表证之脉象。

3. 肺阴亏耗

【原文】陈三农之室，遇夜嗽甚多痰，作阴虚火动，以四物换生地、贝母、知母、蒌仁、杏仁、麦冬、五味，二剂而愈。

【译文】陈三农的妻子，一到晚上咳嗽严重，痰很多，这是因为阴虚火动所致，医生把四物汤中的熟地换成了生地，加贝母、知母、瓜蒌仁、杏仁、麦冬、五味子，只服用了两剂就痊愈了。

【医理】肺阴亏虚，肺失濡润，宣降失常，故咳嗽；阴虚火动，火炼津液成痰，故痰多。四物汤中的熟地换成生地，加贝母、知母、瓜蒌仁、杏仁、麦冬、五味子治愈。

三、喘证

(一) 实喘

【原文】孙文垣治程菊泉，暑月患喘嗽，咳咳连声，浓痰滚滚，行动则喘促不宁，夜分口渴，胸膈胀闷，脉两寸滑而数，两关弦。此肺有宿痰，胆有郁火。经云："火郁发之。又风寒外束者，可发散。"苏子、半夏、采曲、杏仁各一钱，石膏二钱，款冬花、桑皮各八分，桔梗、枳壳各五分，麻黄三分，病不减。改以杏仁、陈皮、人参、贝母、款冬花、麦冬各七分，苡仁一钱五分，桔梗、知母各五分，五味子十粒，桑皮一钱，陈皮六分，痰减半。胸膈未舒，口干脚热，前方减去款冬、五味，加枳壳、葶苈，两帖痊愈。(《续名医类案》)

【译文】孙文垣为程菊泉治病，夏季患咳嗽，咳声不断，伴有滚滚浓痰，活动后则喘息气促不停，到了夜间口渴、胸闷胀满，两侧寸口脉滑而数，两侧关脉玄。这是宿痰伏肺，胆经有郁火。《内经》中提到："火郁发之。又伴有风寒袭表，可以使用发散的方法。"治以苏子、半夏、采曲、杏仁各一钱，石膏二钱，款冬花、桑皮各八分，桔梗、枳壳各五分，麻黄三分，病情并未减轻。更改处方为杏仁、陈皮、人参、贝母、款冬花、麦冬各七分，苡仁一钱五分，桔梗、知母各五分，五味子十粒，桑皮一钱，陈皮六分，痰量减半。仍有胸膈满闷不舒，口干、脚心热，前方减去款冬、五味，加枳壳、葶苈，再服两帖，病情痊愈。

【医理】寒邪束表，肺有郁热，肺气上逆，而喘逆，胸闷胀满，咳吐浓痰；肺内郁热，热灼津液，故口渴。治以苏子、半夏、采曲、杏仁各一钱，石膏二钱，款冬花、桑皮各八分，桔梗、枳壳各五分，麻黄三分，病情并未减轻。更方为杏仁、陈皮、人参、贝母、款冬花、麦冬各七分，薏苡仁一钱五分，桔梗、知母各五分，五味子十粒，桑皮一钱，陈皮六分，痰量减半。仍有胸膈满闷不舒,口干,足心热,前方减去款冬、五味,加枳壳、葶苈,宣肺泄热解表治愈。

(二) 虚喘

1. 肺气虚案

【原文】薛立斋治一妇人,伤风寒作喘。或用表散,愈而复患。仍用前药,其症益甚,饮食少思,胸腹不利。此因脾肺气虚也,先用六君子汤加桔梗渐愈,又用补中益气汤全愈。(《续名医类案》)

【译文】医者薛立斋治疗一位妇女,因感受风寒而喘证发作。有的医生使用发散表邪之剂,治愈后病情出现反复。继续使用前方治疗,症状反而加重,饮食减少,胸腹满闷不舒服。这是因为脾肺气虚所引起,薛立斋先用六君子汤加桔梗,病情渐渐好转,后又用补中益气汤,疾病痊愈。

【医理】脾气虚,则饮食少思;肺气虚,则胸腹不利,复感风寒,肺气为邪所伤,不得宣降,肺气上逆,发生喘促。脾肺气虚,六君子汤加桔梗,后又用补中益气汤,补益肺气,疾病痊愈。

2. 肾气虚案

【原文】平江沈伯宁,家丰,好内厚味,每年至四、九月内,必发气喘,抬肩吐痰,脉沉涩而细数,诸医用平肺之药,数年不愈,如此者六七年。用人参、生地黄膏和当归、牛膝、肉苁蓉、枸杞子、五味、知母、黄柏、天麦二冬、元参,末丸如梧子大,每空心吞百丸,以救肾虚,又用阿魏、黄连、山楂、沉香、牛黄、皂砂、胆星、陈皮、神曲,糊丸梧子大,临卧姜汤送三四十丸,以治厚味。服讫,复用琼玉膏二剂而安。(《名医类案》)

【译文】平江人士沈伯宁,家境丰厚,嗜食肥甘厚味,每逢四、九月,必定气喘发作,张口抬肩并咳吐痰涎,脉象沉涩而细数,医生们均使用平肺的中药,多年不能治愈,这样维持了六七年。后来治以人参、生地黄膏和当归、牛膝、肉苁蓉、枸杞子、五味、知母、黄柏、天麦二冬、元参,末丸如梧子大,每空心吞百丸,救治肾虚,又使用阿魏、黄连、山楂、沉香、牛黄、皂砂、胆星、陈皮、神曲,做成丸剂如梧桐子大,临睡前姜汤送服三四十丸,来治疗厚味。服用完,再用琼玉膏,两帖病愈。

【医理】喘促日久,肺病及肾,肾为气之根,下元不固,气失摄纳,故喘促。脉象沉涩细数,为肾气虚衰之征。补肾纳气用药治愈。

第二节　心系病证

一、心悸

【原文】施沛然治吕孝廉沈仆,患惊悸三月,闻响则甚,遇夜则恐,恐甚则上屋逾垣,旋食旋饥,日啖饭无算。或谓心偏失神,用补心汤益甚。脉之,右关洪数无伦,两尺浮大,按之极濡。病得于酒且内,肾水枯竭,客热犯胃。经云:"肾主恐。"又曰:"胃热亦令人恐。"又曰:"消谷则令人饥。"又曰:"足阳明病,闻木音则惕然而惊,甚则逾垣上屋。"此病在胃与肾脾。心属火,是脾之母,补心则胃益实,火盛则水益涸,故药之而病反甚也。但病本在肾,而标在胃也。先治其标,用泻黄散,后治其本,用肾气丸。一病而寒热并用,补泻兼施。第服泻黄散三日,当不饥矣,服肾气丸十日,当不恐矣。已而果然。(《续名医类案》)

【译文】医者施沛然为吕孝廉的一位沈姓仆人看病,此患者心悸不宁已三个多月,听到响声则病情加重,到了晚上则感到恐惧,惊恐严重了则会躲到房屋顶上,还一边吃东西一边觉得饥饿,正常的进餐都不算在内。有些医生说是心神失养,用了补心汤后症状更加严重。诊其脉,右侧关脉洪数无定数,两侧尺脉浮大,按之极度的软弱无力。此病因为喝酒而引发,而且病位在于内里,肾阴不足,喝酒使胃中灼热。《内经》中说:"肾脏主恐惧。"又说:"胃中有热同样能够使人感到恐惧。"又说:"消化水谷使人感到饥饿。"又说:"足阳明经患病,听到很小的声响就会感到恐惧,甚至躲到房屋顶上。"这名患者的病在肾、脾、胃。心属火,为脾的母脏,补心则胃更加健康,火过盛则水更加干涸,所以这样用药疾病反而更加严重。此病根源在肾,胃为其标。治疗上先治其标,用泻黄散,然后再治其根本,用肾气丸。一种疾病寒药热药同时使用,补法泻法兼顾。按照这样的治疗方法,服用泻黄散三天后,应该没有饥饿的感觉了,服用肾气丸十天后应该就不会有恐惧的感觉了。患者按照这样的方法服用后,果然痊愈。

【医理】陈世铎说:"心与肾相通,心气不下交于肾,则能成惊而不寐;肾气不能上交于心,亦能不寐而成惊也"。肾在志为恐,肾气不足,不能与于心相交,故而易惊悸。本案病之源于患者长期嗜酒,内生火热,导致肾阴亏虚,虚火内生犯胃,胃火盛则消谷善饥。右关洪数无伦,为胃中火热盛之象;两尺浮大,按之极濡为肾气虚之象。《证治准绳》云:"胃虽无神,然为五脏之海,诸热归之则发惊狂。"五脏六腑之热归于胃同样可致惊。《素问病机气宜保命集》云:"诸禁鼓栗,如丧神守,悸动怔忪,皆热之内作。故治当以制火剂,其神守血荣而愈也。"故治疗当急则治标治胃,以泻黄散泻脾胃伏火;缓则治本补肾,以肾气丸补肾益气。

二、怔忡

【原文】李某,女,70岁。彻夜不寐,心烦易惊,急躁易怒,肢体倦怠,面容憔悴,小便黄,大便可,舌质暗红、少苔,脉细数。辨证:阴虚火旺。治法:育阴泻火安神。处方:枸杞子15克,玄参30克,麦冬20克,丹参30克,龙齿50克,炙远志30克,琥珀冲服0.8克(冲服),夜交藤30克,珍珠母50克,柏子仁25克,生地黄20克,百合15克,淡豆豉10克,炙甘草15克。清水煎服,日1剂,早、晚分服。7剂后,惊悸症状痊愈,夜间可寐3~4小时,寐香,效不更法,继服20余剂,诸症消失,完全康复,随访1年未复发。[引自:高奎亮,解建国.从肾论治不寐[J].中国中医药现代远程教育,2017,15(16):69-70.]

【医理】患者肾水亏虚无以上济心火,治以"壮水之主,以制阳光"。全方予枸杞子益阴精,壮水之主;予玄参、麦冬、生地黄、百合滋阴清心降火;心不藏神,心神烦乱,予夜交藤、柏子仁、炙远志养心安神;琥珀、珍珠母、龙齿镇心安神;丹参、淡豆豉清心除烦;炙甘草调和诸药。

第三节 脾 胃 病 证

一、胃痛

1. 寒邪客胃案

【原文】李长蘅吴门舟次,忽发胃脘痛,用顺气化食之药勿效。李诊之曰:"脉沉而迟,客寒犯胃也。"以参苏饮加草豆蔻三钱,煎熟,加生姜自然汁半碗,一服而减,两服而痊。(《续名医类案》)

【译文】李长蘅吴门乘船而至,突发胃痛,服用顺气消食的药物无效。李长衡诊察后说:"脉沉而迟,是寒邪客胃所引起"。治以参苏饮加草豆蔻三钱,煎熟,加入半碗生姜汁,第一次服药后胃痛减轻,第二次服药后就痊愈了。

【医理】寒属阴邪,其性凝滞收引。患者乘船而来,脘腹受凉,寒邪直中,内客于胃,致使寒凝气滞,胃气失和,胃气阻滞,不通则痛。正如《素问·举痛论篇》所说:"寒气客于肠胃之间,膜原之下,血不得散,小络急引,故痛。"治以参苏饮加姜汁疏风散寒,温胃止痛。

2. 饮食停滞案

【原文】一妇胃脘痛,凡一月,右关寸俱弦而滑,乃饮食不节所致。投滚痰丸一服,下痰及宿食三碗许。节食数日,调理而愈。(《续名医类案》)

【译文】有一名妇女患胃脘痛一个月,右手脉关寸都弦而滑,这是因为饮食不节制所导致。给其滚痰丸服用一次,服药后排出痰液及宿食三碗多。并嘱咐她节制进食一段时间,再用药物调理而痊愈。

【医理】胃主受纳腐熟水谷,其气以和降为顺,故胃痛的发生与饮食不节制关系最为密切。若饮食不节制,暴饮暴食,损伤脾胃,饮食停滞,致使胃气失和,胃中气机阻滞,不通则痛,用滚痰丸治疗后泻下宿食就痊愈了。

3. 肝气犯胃案

【原文】李时珍治荆穆王妃胡氏,因食荞麦面着怒,病胃脘当心痛,不可忍。医用吐下行气化滞诸药,皆入口即吐,不能奏功,大便三日不通。因思《雷公炮炙论》云:"心痛欲死,速觅延胡。"乃以延胡索末三钱,温酒调下,即纳饮食,少顷大便行三五次,积滞俱下,胃脘心痛豁然遂止。(《续名医类案》)

【译文】李时珍为荆穆王妃胡氏治病案例。胡氏因食用了荞麦面后大怒,患了胃脘痛,疼痛剧不可忍。有医者采用探吐、泻下、行气、化滞等药物进行医治,都是服下后立即又吐出来,不能取得疗效,进而三天解不出大便。因为想到《雷公炮炙论》中说:"心痛得快要死掉了,快快找来延胡索。"于是,李时珍使用三钱延胡索末,用温酒调服,很快患者就可以进食了,过了一会儿就连续解了三五次大便,积滞在肠道里的宿便都排出来了,胃痛症状马上就得到了缓解。

【医理】脾胃的受纳运化,中焦气机的升降,有赖于肝之疏泄。忧思恼怒,情志不遂,肝失疏泄,肝郁气滞,横逆犯胃,以致胃气失和,胃气阻滞,发为胃痛。治以温酒调服延胡索末疏肝理气,和胃止痛。

4. 肝胃郁热案

【原文】吴鹤洲如夫人,病胃脘痛。医者认为虫者,认为火者,又有认为痰、为气、为食、为虚、为寒者,百治不效。孙诊之,两手大而无力,皆六至。曰:"肝脾相胜之症耳。(胃脘何以云脾?)以白芍为君,恶热而痛加黄柏,此法则万全矣。"白芍四钱,一半生一半炒,伐肝补脾为君;甘草二钱,一半炙一半生,缓肝养脾为臣;山楂为佐;黑山栀、五灵脂各一钱,止痛为使。三帖而愈。(《续名医类案》)

【译文】吴鹤洲如夫人,得了胃痛的毛病。医生们的说法不一,有人认为是虫积导致,有人认为是内热导致,也有人认为是痰湿阻滞、气滞、食积、虚弱、寒邪等原因,治疗了很久都没有见效。孙文垣诊察该患者后,见其两手脉大而无力,都是一息而六至。于是说:"这是肝脾相胜之症。治疗上用白芍作为君药,怕热而且伴有疼痛加黄柏,这样治疗就足够了。"白芍四钱,一半生用一半炒制,发挥伐肝补脾的作用,为君药;甘草二钱,一半炙用一半生用,发挥缓肝养脾的功效,作为臣药;山楂为佐药;黑山栀、五灵脂各一钱,用于止痛为使药。共服用了三帖就痊愈了。

【医理】脾胃的受纳运化,中焦气机的升降,有赖于肝之疏泄,忧思恼怒,情志不遂,肝失疏泄,肝郁日久,又可化火生热,邪热犯胃,导致肝胃郁热而痛。故治疗采用白芍伐肝补脾为君;甘草缓肝养脾为臣;山楂为佐;黑山栀、五灵脂各一钱,止痛为使。服用三帖而痊愈。

5. 瘀血停滞案

【原文】族弟应章胃脘当心而痛,手不可近,疑有瘀血使然。延胡索、五灵脂、丹皮、滑石、川芎、当归、甘草、桃仁、桔梗、香附,临服加韭菜汁一小酒杯,其夜痛止则睡,饮食亦进。惟大便下坠,逼迫不安,此瘀血已动,欲下行也。前剂去韭汁,一帖全安。(《续名医类案》)

【译文】家族中的弟弟应章胃部疼痛,不可触摸,怀疑是瘀血内停所导致。治疗上选用延胡索、五灵脂、丹皮、滑石、川芎、当归、甘草、桃仁、桔梗、香附等药,在服用前加上韭菜汁一小酒杯,当天夜里就不痛了,而且可以入睡了,也可以吃进东西了。只是仍有大便下坠的感觉,逼迫患者不能安心,这是因为体内的瘀血已经被扰动,将要排下来的缘故。前面的方剂去除韭菜汁,只服用了一帖瘀血便被排出而痊愈。

【医理】患者胃脘刺痛,手不可触,怀疑为瘀血内停所致。若气滞日久,血行瘀滞,或久痛入络,胃络受阻,或胃出血后,离经之血未除,以致瘀血内停,胃络阻滞不通,均可引起瘀血胃痛。治疗当活血化瘀,理气止痛。处以延胡索、五灵脂、丹皮、滑石、川芎、当归、甘草、桃仁、桔梗、香附,临服加韭菜汁一小酒杯,当天夜里就痛止入睡了,饮食亦可进。唯仍有大便下坠,逼迫不安,此为瘀血已动,欲下行也。前剂去韭汁,一帖后泻下瘀血而痊愈。

6. 胃阴亏虚案

【原文】吕东庄治吴维师内,患胃脘痛,叫号几绝,体中忽热忽寒,止觉有气逆左胁而上,呕吐酸水,饮食俱出。或疑停滞,或疑感邪,或疑寒凝,或疑痰积。脉之弦数,重按则濡,盖火郁肝血燥耳。与以当归、白芍、地黄、柴胡、枣仁、山药、山萸、丹皮、山栀、茯苓、泽泻顿安。惟胃口犹觉稍劣,用加味归脾及滋肝补肾丸而愈。(《续名医类案》)

【译文】吕东庄为吴维师的家属看病,患者胃痛,痛得不停地喊叫,自己感觉身体里一会儿冷一会儿热,然后有气体从左胁肋部往上面冲,进而呕吐酸水,并带着吃进去的东西一起吐了出来。有的医生怀疑是因为饮食停滞导致,有的医生怀疑是感染了外邪,有的医生说是因为寒气凝结所导致,有的医生说是因为痰饮积滞所致。吕东庄为这名患者诊脉后发现他的脉象弦数,重按则软弱无力,这是火郁肝血亏虚所致。治疗上组方选用当归、白芍、地黄、柴胡、枣仁、山药、山萸、丹皮、山栀、茯苓、泽泻等,服用此药方后疼痛立即缓解了。只是胃口略差,再用加味归脾及滋肝补肾丸调理,过后痊愈。

【医理】患者胃脘痛,痛剧呻吟不止,自觉体中忽热忽寒,有气从左胁而上冲,呕吐酸水,饮食俱出。此为火郁肝血亏虚,或胃热火郁,灼伤胃阴,胃失濡养,引起胃痛。处以当归、白芍、地黄、柴胡、枣仁、山药、山萸、丹皮、山栀、茯苓、泽泻,服用后疼痛立即缓解了。胃口略差,则用加味归脾及滋肝补肾丸而愈。

7. 脾胃虚寒案

【原文】顾五一,营虚胃痛,进以辛甘,营络胃阳兼虚。当归(一钱半)、甜桂枝(一钱)、茯苓(三钱)、炙草(五分)、煨姜(一钱半)、南枣肉(二钱)。(《续名医类案》)

【译文】患者顾五一,因为营血亏虚导致胃痛,治疗原则采用辛甘温阳补虚,缓急止痛,营血亏虚,以至于胃络失养,而兼胃阳虚。处方投以:当归一钱半,甜桂枝一钱,茯苓三钱,炙草五分,煨姜一钱半,南枣肉二钱。

【医理】脾与胃相表里,同居中焦,共奏受纳运化水谷之功。脾气主升,胃气主降,胃之受纳腐熟,赖脾之运化升清,所以胃病常累及于脾,脾病常累及于胃。若素体不足,或劳倦过度,或饮食所伤,过服寒凉药物,或久病脾胃受损,均可引起脾胃虚弱,中焦虚寒,致使胃失温养,发生胃痛。治当温中健脾和胃止痛。

二、腹痛

1. 寒邪内阻案

【原文】李士材治宋敬夫,心腹大痛,伛偻不能仰,自服行气和血药罔效。其脉左滑而急,其气不能以息,偶一咳,攒眉欲绝,为疝无疑。以酱姜饮粥,用小茴香、川楝子、青木香、吴茱萸、木通、延胡索、归身、青皮,一服而痛减,五日而安。(《续名医类案》)

【译文】宋敬夫腹痛,寻找医生李士材为他看病。患者因为疼痛剧烈,以至身体弯曲,自己在家中服用了行气和血的药物没有效果。李士材为其诊脉,发现患者左手脉滑而急,喘气短促没有停顿,偶尔会有咳嗽,眉头紧皱,疼痛欲绝,考虑必定为疝气。立即让他用酱姜送服热粥,继而用小茴香、川楝子、青木香、吴茱萸、木通、延胡索、归身、青皮煎服,服用了一次疼痛就减轻了,服用五天就不再痛了。

【医理】诸疝皆因肾虚,或因寒邪冷湿之气,侵入膀胱之经,留而不散,故阴核肿硬沉坠。或因劳伤过度,或强力负重,损伤筋肉经脉,气虚下陷,小肠脱入阴囊而致。治法:先宜疏利,次用逐寒温脏之药。此案患者自服行气和血药罔效,其脉左滑而急,其气不能以息,而治以酱姜饮粥,继以温里散寒,理气活血而痛止。故考虑为寒邪内阻气虚下陷之证。

2. 湿热壅滞案

【原文】孙文垣治周芦汀乃眷,患胃脘痛,呕吐不食者四月,昼夜号呼不绝,脉则两手俱滑数。(故作实治。)曰:"当以清热为先。"乃先与末子药二钱,令服之,不一饭顷,痛止而睡,家人色喜。曰:"未也,此火暂息也。其中痰积甚固,不乘时下之,势必再作。"因与总管丸三钱,服下腹中微痛。再服二钱,又睡至天明乃寤,腹痛亦止,大便下痰积甚多。次日以二陈汤加枳实、姜黄、香附、山栀、黄连与之,服后胃痛全止。惟小腹略胀,盖痰积未尽也。再与总管丸三钱,天明又行一次,痰之下如前,胃脘之痛遂不发。(《续名医类案》)

【译文】孙文垣为周芦汀家眷治病,患者胃脘四个多月,伴呕吐不能进食,昼夜呻吟不停,为其诊脉,两手都为滑数,因此从实证论治。孙文垣说:应当先清内热。先用末子药(中药散剂)二钱,服后不到一顿饭的时间,腹痛就缓解而入睡了,家人都很开心。这时孙文垣说:"并没有痊愈,只是暂时缓解。体内痰积日久,若不及时趁势攻下,势必还会发作。"所以又给予总管丸三钱,患者服药后下腹中微痛。再服用二钱,又睡到了天亮才醒来,腹痛也停止了,然后随着大便泻下很多积痰。第二天,用二陈汤加枳实、姜黄、香附、山栀、黄连让其服用,服后胃痛完全消失,只有小腹略感胀满不适,应该是痰积还没有排净的缘故。又让患者服用总管丸三钱,到天亮时又腹泻一次,像之前一样又泻下很多积痰,胃脘痛再也未发作。

【医理】外感湿热,或寒邪不解,郁久化热,热结于肠,腑气不通,气机阻滞,均可发为腹痛。患者腹痛四个月,但脉象两手俱滑数,给予清热药后立即缓解,提示为湿热内蕴所致。久病及络,所以当乘胜追击,为彻底清除体内湿热痰积又给予总管丸三钱,次日以二陈汤加枳实、姜黄、香附、山栀、黄连与之,服后胃痛全止。只是小腹略胀,再予总管丸三钱,至天明又泻下很多积痰,胃脘痛未再发。

3. 中虚脏寒案

【原文】一妇人久患腹痛,去瘀血方止,已而腹大痛,诸药不纳。薛以脾胃之气虚寒,用参、术、炮姜,丸如黍,每日数粒,津咽下,后以二味浓煎,渐呷而愈。(《续名医类案》)

【译文】有一位妇女患腹痛很久了,有医者认为是瘀血作痛,采用活血祛瘀的药物治疗,服用后暂时缓解,继而又出现剧烈腹痛,任何药食都服不进。薛己认为是脾胃虚寒所导致,选用人参、白术、炮姜,与黍米做成丸剂,每天服用数粒,之后用以上二味药浓煎,缓缓服用而痊愈了。

【医理】患者素体脾阳不足,阳气虚弱,服用去瘀血药后更伤气血,渐至脾阳虚衰,气血不足,而致脏腑经络失养,阴寒内生,寒阻气滞而生腹痛。处方用参、术、炮姜补气温阳,因病程日久,药食不纳,故采用丸剂,缓缓图之而取效。

4. 饮食积滞案

【原文】一人中脘大痛,脉弦而滑,右为甚,乃食郁也。二陈、平胃加山楂、草豆蔻、木

香、砂仁,一服顿愈。(《续名医类案》)

【译文】有一患者患胃脘部剧痛,诊其脉象弦而滑,右手更加明显,考虑为饮食郁积。治疗选用二陈汤、平胃散加山楂、草豆蔻、木香、砂仁,服药一次就治愈了。

【医理】饮食不节,暴饮暴食,损伤脾胃,饮食停滞;或恣食肥甘厚腻辛辣,酿生湿热,蕴蓄肠胃;误食馊腐,饮食不洁,或过食生冷,致寒湿内停等,均可损伤脾胃,导致腑气通降不利、气机阻滞而发生腹痛。本案右手脉弦而滑,为湿热内蕴之脉象,故考虑病因为恣食肥甘厚腻辛辣,酿生湿热,蕴蓄肠胃。治用燥湿化痰、理气和中的二陈汤和燥湿运脾,行气和胃的平胃散加消食理气的山楂、草豆蔻、木香、砂仁,辨证精准,则效如桴鼓,一剂而瘳。

5. 气滞血瘀案

【原文】一中年人因郁悒,心下作痛,一块不移,日渐羸瘦,与桃仁承气汤一服,下黑物并痰碗许,永不再发。(《续名医类案》)

【译文】有一位中年患者因长期心情抑郁,出现心下腹部疼痛,用手按压可触及一肿块,推之不移,身体也越来越瘦弱。医生诊察后让其服用桃仁承气汤一次,便泻下大量黑便与黏液,从而治愈,以后再也没有发作。

【医理】患者因长期情志不舒,导致肝气郁结,气滞日久,血行不畅,瘀血内停而发腹痛,久之身体消瘦。治疗当活血化瘀、理气止痛,故与桃仁承气汤一服,泻下黑便及黏液碗许就痊愈了。

三、便秘

1. 热结便秘案

【原文】叶(二十)阳气郁勃。腑失传导。纳食中痞。大便结燥。调理少进酒肉坚凝。以宣通肠胃中郁热可效。(大便闭郁热燥结)川连、芦荟、莱菔子、炒山楂、广皮、川楝子、山栀浓朴(姜汁炒)、青皮。(《临证指南医案》)

【译文】有一名叶姓青年,二十岁,阳气旺盛。肠腑传导功能失调,进食后中脘痞闷,大便干结。中医调理嘱其少吃酒肉肥腻的食物,并用中药宣通肠胃中的郁热即可取效。药选川连、芦荟、莱菔子、炒山楂、广皮、川楝子、山栀、浓朴(姜汁炒)青皮等。

【医理】青少年的生理特点即为阳气旺盛,若肠道传导功能失常,进食后胃脘部痞闷不舒,内热过盛,肠道腑实,则大便干结难下。调理应少吃酒肉肥腻的食物,并用中药宣通肠胃中的郁热即可取效,选用川连、芦荟、莱菔子、炒山楂、广皮、川楝子、山栀、浓朴(姜汁炒)、青皮治疗。

2. 气滞便秘案

【原文】龚子才治一男子,年六十七,因怒,左边上中下三块,时动而胀痛,揉之则散去,心痞作嘈,食则胃口觉滞,夜卧不宁,小便涩,大便八日不通。一医以大承气汤,一医以化滞丸,一用猪胆导法,一用蜜导,俱不效。诊之,六脉弦数有力,此血不足,气有余,积滞壅实。大黄末三钱,皮硝五钱,热烧酒调服,下黑粪如石数十枚。如前再进,下粪弹盆许遂安。后以四物汤加桃仁、红花、酒蒸大黄、黄连、栀子、三棱、莪术、枳壳、青皮、木通、甘草,

十数剂而愈。(《续名医类案》)

【译文】龚子才治疗一名六十七岁的老年患者,因发怒导致左侧腹部上中下并排三块硬结,时时窜动胀痛,按揉后可消失,胸脘部痞闷嘈杂,进食则胃部沉滞,夜眠不安,小便不畅,大便八日不通。第一位医者用大承气汤治疗,第二位医者用化滞丸,第三位医者用猪胆汁灌导,第四位用蜜煎导法,都没有见效。龚子才诊查后,发现患者双手脉象弦数有力,认为是由于阴血不足,气有余,肠道积滞壅实而致的大便闭证。治疗给予大黄末三钱、皮硝五钱,热烧酒调服。患者如法服用后便出数十枚像石子一样坚硬的黑色粪便。嘱其继续服用,继而泻下大量颗粒状粪便,遂诸症缓解。然后,继续以四物汤加桃仁、红花、酒蒸大黄、黄连、栀子、三棱、莪术、枳壳、青皮、木通、甘草治疗,服用十多剂后痊愈。

【医理】老年人气血阴阳皆不足,气虚而大肠传导无力,或血虚津枯,不能下润大肠,复因大怒而气机阻滞,遂出现胁下痞硬,甚则结块窜痛。但因气聚形成,经按揉则可消散。因气滞胸膈,胃失和降,腑气不通,气滞不行,则可见胸脘部痞闷嘈杂,进食则胃部沉滞,夜眠不安,小便不畅,大便不通。治疗应以滋阴养血、理气通便法治疗,然大便八日不通,急则治其标,遂给予大黄末三钱,皮硝五钱,热烧酒调服,患者如法服用后便出数十枚像石子一样坚硬的黑色粪便。嘱其继续服用,继而泻下大量颗粒状粪便,遂诸症缓解。

3. 气虚便秘案

【原文】薛立斋治一老妇,大便欲去而难去,又不坚实,腹内或如故,或作胀,两关尺脉浮大。薛以为肠胃气虚血弱,每服十全大补汤加肉苁蓉,去后始快。若间二三日不服,腹内仍胀,大便仍难。(《续名医类案》)

【译文】薛立斋治疗一位便秘的老妇女,每次有便意的时候大便就是排不出来,且大便不干结。有时腹胀,有时不胀。双手脉象尺脉浮大。薛立斋认为患者年老肠胃气血虚弱,经常给予十全大补汤加肉苁蓉补养气血,润肠通便。患者服药后大便通畅,自觉身体舒快。但若停药二三日,腹部仍然觉得胀满不适,大便解出又很困难了。

【医理】老年人气血阴阳皆不足,每每有便意但大便难出,且大便无干结。这是由于气虚而大肠传导无力,故大便并不干结,但排便困难。腹部时胀时无乃是虚胀,双手尺脉浮大提示肾气亏虚。因此,薛立斋给予十全大补汤大补气血,加肉苁蓉补肾润肠通便。因气血亏虚日久,故停药后二三日又复发,治疗当假以时日以巩固疗效。

4. 血虚便秘案

【原文】一妇人大便秘涩,诸药不应,苦不可言,令饮人乳而安。(叶天士《临证指南医案》)

【译文】一位刚生产的产妇大便干结涩滞难下,用了许多药治疗皆无效,苦不堪言。叶天士嘱患者饮用人乳汁,结果服用后就有效了。

【医理】产妇新产后气血亏虚,加之多汗,更加阴津匮乏,血虚津枯,不能下润大肠,使大便艰难,排出不畅。

注释:人乳热服能补益五脏、益智填精、润燥生津、滋补血虚,患者服用人乳后症状就缓解了。

5. 阴虚便秘案

【原文】张子和曰:"顷有老人,年八十岁,脏腑涩滞,数日不便,每临后时,头目昏眩,鼻塞腰痛,积渐食减,纵得食,便结燥如弹。一日,友人命食血脏葵羹、油渫菠菜,遂顿食之,日日不乏,前后皆利,食进神清。年九十岁,无疾而终。"《图经》云:"菠寒,利肠胃,芝麻油炒而食之,利大便。葵宽肠,利小便。年老之人,大小便不利最为急切。此亦偶得泻法耳。"(《临证指南医案》)

【译文】张子和说:"有一位八十岁的老年患者,津枯肠燥,多日不排大便,每次排便时,就会出现头昏目眩、鼻塞、腰部疼痛的症状,日久饮食减少,即使增加进食,大便也是干燥如弹丸。一次,一位朋友看过后嘱其食用血脏葵羹、油渫菠菜,于是患者每顿饭都吃,从不间断,结果大小便皆通利,饮食增加,神清气爽,年至九十岁,无疾而终。"《图经》记载:"菠菜,性寒,通利肠胃,用芝麻油炒过服用,可以通利大便。葵,能够宽肠,通利小便。老人年纪大了,大小便不通是最着急的事情了。这也是偶然得到的通便之法。"

【医理】老年人中气不足,阴血亏损,气虚而大肠传导无力,或血虚津枯,不能下润大肠皆可使大便艰难,排出不畅。甚者每次排便时头目昏眩,鼻塞腰痛,日久则饮食减少,即使增加进食,大便也是干燥如弹丸。因其病机为"中气不足"和"阴亏血损",不能下润大肠,故给予动物血炖葵羹滋阴补血,麻油炒菠菜润燥滑肠而取效。

6. 阳虚便秘案

【原文】陈(六七)昨用五苓通膀胱见效。治从气分。继而乱治。溲溺不通。粪溏。急当通阳。(肾阳不通)生干姜爆黑川附子调入猪胆汁。(《临证指南医案》)

【译文】陈姓患者,六十七岁。前次治疗用五苓散温阳化气,通利小便取效。应继续从气分治疗,温补阳气。结果失治误治,导致小便不通,大便稀溏不畅。治疗应立即温补肾阳,药选生干姜爆黑川附子调入猪胆汁。

【医理】老年患者肾阳虚弱,阴寒内生,气化失常,故小便癃闭不通。经采用温阳利水的五苓散治疗后小便通利。老年人病久肾阳虚衰,当继续温补脾肾阳气。因失治误治,导致病情反复,出现小便不通,大便溏稀不畅。老年人肾阳虚衰,不能温润肠道,大肠传导无力,故大便并不干结,但排便困难。治疗当急用温补肾阳之品,可选用生干姜爆黑川附子调入猪胆汁。

四、泄泻

(一) 感受外邪

1. 寒湿(风寒)案

【原文】罗谦甫随征南副元帅大忒木儿,驻扬州,时年六十八。仲冬病自利,完谷不化,脐腹冷疼,足寒,以手搔之,不知痛痒,烧石以温之,亦不得暖。罗诊之,脉沉细而微。乃曰:"年高气弱,深入敌境,军事烦冗,朝暮形寒,饮食失节,多饮乳酪,履于卑湿,阳不能外由是清湿袭虚,病起于下,故寒而逆。"内经云:"感于寒而受病,微则为咳,盛则为泻为痛,此寒湿相合而为病也。法当急退寒湿之邪,峻补其阳,非灸不能已其病。"先以大艾炷于气海,灸百壮,补下焦阳虚。次灸三里二穴,各三七壮,治形寒而逆,且接引阳气下行。又灸三阴交二穴,以散足受寒湿之邪。遂处方云:"寒淫所胜,治以辛热,湿淫于外,治以苦热以苦发之。"以附子大辛热,助阳退阴,温经散寒,故以为君。干姜、官桂,大热辛甘,亦除寒湿。白术、半夏,苦辛温而燥脾湿,故以为臣。人参、草豆蔻、炙甘草,甘辛大温,温中益气,生姜大辛温,能散清湿之邪,葱白辛温,以通上焦阳气,故以为佐。又云:"补下治下制以急,急则气味浓,故作大剂服之。"不数服,泻止痛减,足渐温。调其饮食,逾十日平复。明年秋过襄阳,值霖雨旬余,前证复作。根据前灸,添阳辅各灸三七壮,再以前药投之数服良愈。方名加减白通汤,震按用苦甘辛温热燥药,乃治泻正法,而辅以灸法尤妙。(《古今医案按》)

【译文】罗谦甫随征南副元帅大忒木儿驻扎扬州时,时年元帅六十八岁。仲冬患泄泻,泻下完整的没有消化的食物、肚脐周围寒冷疼痛,双脚冰冷麻木,用手搔抓双足没有知觉,用烧热的石头也无法使脚温暖。罗谦甫诊查见脉沉细而微,解释说:"患者年纪大了,体质虚弱,又在敌方的境内,因为军中事宜操劳,身体感受了寒邪,饮食没有节制,过多地饮用乳酪,双脚总是踩在潮湿寒冷的地上,阳气不能外达,由此寒湿侵袭,素体阳气虚衰,寒湿之气由下而上侵袭人体。"《内经》记载:"感于寒而受病,微则为咳,盛则为泻为痛,这是寒湿之邪同时侵袭而导致的泄泻。治疗应当快速驱除寒湿之邪,大补阳气,不用灸法就不能治愈患者的疾病。"于是,先用大艾炷于气海穴灸百壮,以补下焦阳虚。再灸足三里二穴,各三七壮,治疗身体寒冷而逆,且接引阳气下行。又灸三阴交二穴,以驱散双脚所受寒湿之邪。然后开处方,说:"身体感受寒邪,治疗上应当用辛热的药物温经散寒;湿邪袭其表位,治疗应当以温苦的药物达到燥湿的目的。"于是,用附子大辛大热,助阳退阴,温经散寒,作为君药。干姜、官桂,大热辛甘,也可以驱除寒湿;白术、半夏,苦辛温而燥脾湿,为臣药。人参、草豆蔻、炙甘草,甘辛大温,温中益气;生姜大辛温,能散清湿之邪;葱白辛温,以通上焦阳气,为佐药。又说:"治疗泻下当急则治其标,用气味浓厚之药,故用大方。"不用多次服用,泻止痛减,双足渐温,调整饮食,十日后就痊愈了。第二年秋季,患者行军路过襄阳,正赶上阴雨连绵十几天,泄泻及双脚寒冷麻木的病证复发。根据前次方案艾灸,添阳辅穴各灸三七壮,再用前面的药方服用数次而痊愈。此方名为加减白通汤。

【医理】感受外邪引起泄泻的外邪以暑、湿、寒、热较为常见,其中又以感湿邪致泄者最多。脾喜燥而恶湿,外来湿邪,最易困阻脾土,以致升降失调,清浊不分,水谷杂下而发生泄泻,故有"湿多成五泄"之说。患者年迈气虚,加之工作烦劳、饮食不节,所居环境寒湿,感受风寒,寒湿相合侵袭而作泄泻。治当以辛热之品温经散寒、燥湿止泻。以艾灸及内服药方加减白通汤而取效。

2. 湿热(暑湿)案

【原文】滑伯仁治一人,暑月患中满泄泻,小便赤,四肢疲困不欲举,自汗微热,口渴,且素羸瘠,众医以虚劳,将峻补之。伯仁诊视六脉虚微,曰:"此东垣所谓夏月中暑饮食劳倦,法宜服清暑益气汤,投三剂而病如失。"(《续名医类案》)

【译文】滑伯仁治疗一位患者，夏季三伏天出现腹胀满、泄泻、小便黄赤、四肢困倦、自汗微热、口渴的症状。平素身体瘦弱，有医家认为是虚劳所致，准备用峻补药。伯仁诊视后认为患者六脉略微有虚像，说："这就是东垣所说的夏季中暑，饮食不当，劳倦所伤，为暑湿泄泻，按照治疗原则应使用清暑益气汤。患者服用三剂就痊愈了。"

【医理】患者平素身体瘦弱，于夏月感受暑湿之邪，困阻脾土，以致升降失调，清浊不分，水谷杂下而发生泄泻。暑为阳邪，与湿交阻，湿热困脾，而兼见腹胀满、小便黄赤、四肢困倦、自汗微热、口渴。治疗当清暑益气、健脾化湿，故使用清暑益气汤而取效。

（二）食滞肠胃

【原文】王过食泄泻。胃伤气陷。津不上涵。卧则舌干微渴。且宜薄味调摄。和中之剂。量进二三可安。（食伤）人参、葛根、生谷芽、炙甘草、广皮、荷叶蒂。（《临证指南医案》）

【译文】王姓患者，因饮食过度引起泄泻。脾胃损伤中气下陷，津不上承。卧则舌干微渴。调摄以清淡饮食。治疗选用和中的药物，估计服用二三日即可。（食伤者）可用人参、葛根、生谷芽、炙甘草、广皮、荷叶蒂。

【医理】饮食过量，停滞肠胃，食伤脾胃肠，化生食滞、寒湿、湿热之邪，致运化失职，升降失调，清浊不分，而发生泄泻。正如《景岳全书·泄泻》记载："若饮食失节，起居不时，以致脾胃受伤，则水反为湿，谷反为滞，精华之气不能输化，乃至合污下降而泻痢作矣。"

（三）肝气乘脾案

【原文】刘某，男，郑州师范学生，23岁。于2015年5月8日初诊。大便稀水样3月余，患者近3个月来每于晨起进食后即稀水样便，每日2次，时有腹痛、腹胀，手颤抖，手心出汗较多，口干苦，纳眠可。舌质红，苔薄腻，脉滑。中医诊断：泄泻；辨证：肝脾不和，脾虚生湿；治则：疏肝理气，健脾除湿。处方：白术12克，防风10克，陈皮12克，柴胡10克，白芍15克，云苓18克，郁金10克，山药30克，薏苡仁18克。7剂，每日一剂，水煎400毫升，早晚两次温服。服上药三副后大便成形，每日一次，惟手抖、手心汗出症状如前，辨证加减施治。随访3月余，泄泻病未再发作。[引自：崔应麟，黄琳，陈亚奇.崔应麟教授内科杂病验案3则[J].中国中医药现代远程教育，2015,13(19)：28-29.]

【医理】"泄"和"泻"，是两个不同的字。泄者，漏泄之意也；泻者，倾泻之意也。两者都是针对病势而言，"泻"比"泄"病势要急，程度要严重，后世统称"泄泻"。本例患者的鲜明特征是"晨起纳食后腹泻"，此即少阳之气生发不利、郁滞克犯脾土、脾虚生湿的特征，此病症必基于脾虚为本、湿邪为主要病因。湿邪最易伤脾，脾虚还可生湿，湿邪是导致泄泻的主要病因。然而口苦与肝气不疏有关，肝郁乘脾，所以导致脾虚。方中以"痛泻要方"为基础方，一以条达肝气，二以升运脾气。柴胡疏肝理气，防风、陈皮醒脾除湿，白芍敛阴止痛，方中重用山药、白术健脾益气，疗脾虚；郁金清心热祛湿，疗手心出汗；薏苡仁健脾除湿。诸药共达疏肝理气，健脾除湿之效。

（四）脾胃虚弱案

【原文】张新其，男，56岁。2010年9月13日初诊。患者有慢性结肠炎史，体检示

CA242 升高 21.9 IU/ml,胃镜示:萎缩性胃炎伴糜烂。诊见:身体消瘦,时有胃脘胀滞不舒,饮食欠慎则便次增多。舌苔薄,脉弦。治宜健脾和胃理肠为先。方选六君子汤合香连丸加减:太子参、蒲公英各 30 克,白术、姜半夏、鸡内金各 12 克,茯苓、香茶菜各 20 克,炙甘草、莱菔子、苍术、陈皮、红枣各 10 克,黄连 6 克,广木香 8 克,佛手 15 克。7 剂。每日 1 剂,水煎,分 2 次服,并嘱饮食清淡,戒烟酒。患者诉药后胃脘已舒服,惟尿频次多,尿时不畅。遂去莱菔子,加川朴、芡实、金樱子各 15 克,车前子 12 克。药后诸症减轻。后予上方加减调治近半年,患者诉病情明显好转,复查肿瘤指标恢复正常。[引自:叶璐,何若苹.何若苹临床验案三则[J].浙江中医杂志,2011,46(12):868.]

【医理】本案患者夙有慢性结肠炎病史,经胃镜检查示有萎缩性胃炎伴糜烂,此两者极有可能是导致 CA242 水平轻度增高的原因。患者身形消瘦、脘胀,时易便溏,以脾虚湿滞为主要表现,故治疗以补脾为重。方予六君子汤合香连丸加减,益气健脾,燥湿和中,取效显著。

(五) 肾阳虚衰案

【原文】王某,30 岁,已婚,2014 年 9 月 18 日初诊。近 1 年来无明显诱因每值经期即见大便溏薄或清稀如水,日解数次或天亮前泄泻,伴腰膝酸软,经净后泻止,检查肠镜未见异常,未予特殊治疗。13 岁初潮,周期 26~30 天,经期 4~6 天,量多、色红、夹血块,无痛经。末次月经为 2014 年 9 月 18 日,较上次月经提前 8 天,经色淡红、质稀、量偏多、无血块。白带正常。经前 1 周乳房胀痛,平素心烦易怒,腰膝酸软,畏寒,纳食可,睡眠正常,就诊时正值经期第 1 天,面色少华,大便稀溏、日行 3~4 次,伴腰膝酸软、畏寒肢冷明显,小腹胀痛,神疲乏力,纳谷欠馨,小便清长,舌质淡红边有齿痕、苔白腻,脉弦滑。查体腹软,无压痛、反跳痛及肌紧张。腹部彩超示肝胆胰脾、子宫及双附件未见异常。中医诊断为经行泄泻,辨证为脾肾阳虚,肝气郁结,湿浊内蕴。治拟健脾温肾,疏肝除湿,暖土固肠。药用南沙参 20 克,炒白术 15 克,茯苓 10 克,薏苡仁 2 克,巴戟天 15 克,桂枝 10 克,柴胡 15 克,白芍 20 克,香附 10 克,木香 10 克,肉豆蔻 15 克,补骨脂 10 克,淮山药 15 克,益母草 15 克,苍术 15 克,炙甘草 6 克。8 剂,每日 1 剂,水煎服。2014 年 9 月 30 日二诊:腹泻、腹胀痛症状均明显减轻,情绪有所缓解,仍有腰酸、畏寒之症,舌质淡红、舌苔白腻,脉弦滑。上方去木香、香附、益母草,改白芍为 15 克,加续断 15 克,淫羊藿 10 克。嘱其下次月经前 5 天左右开始连服 10 剂。[引自:朱晓娇、魏绍斌.魏绍斌应用健固四逆散治疗经行泄泻经验[J].实用中医药杂志,2015,31(8):768-769.]

【医理】患者反复经行泄泻 1 年,经期伴腰膝酸软、畏寒肢冷、神疲乏力、纳谷欠馨、小便清长等脾肾阳虚之症。患者平素情绪易于烦躁,情志不舒,肝气郁结,肝木侮土,脾失健运,发为泄泻;气郁不舒,经脉不利,经前气血壅滞更甚,故经前乳房胀痛。舌质淡红边有齿痕,苔白腻,脉弦滑均属脾肾阳虚、肝郁湿浊之征。治疗恒以健脾温肾、暖土固肠为主法,不忘疏肝除湿。连续两个月经周期巩固治疗,基本痊愈,停药观察半年未再发作。

第四节　肝 胆 病 证

一、臌胀

（一）实证

1.气滞湿阻案

【原文】白(十四),疟邪久留。结聚血分成形。仲景有缓攻通络方法可宗。但疟母必在胁下。以少阳厥阴表里为病。今脉弦大。面色黄滞。腹大青筋皆露。颈脉震动。纯是脾胃受伤。积聚内起。气分受病。痞满势成。与疟母邪结血分。又属两途。经年病久。正气已怯。观东垣五积。必疏补两施。盖缓攻为宜。(脾胃伤气分结痞)生于术、鸡肫皮、川连、浓朴、新会皮、姜渣水法丸。(《临证指南医案》)

【译文】白姓少年,14岁。疟疾病史。胁下积聚有形。仲景有缓攻通络方法可遵循。因为少阳与厥阴二经属于表里为病。今见脉弦大、面色暗黄沉滞、腹膨隆青筋暴露、颈动脉怒张,这就是脾胃受伤,体内形成积聚,病邪在气分,必有胸胁痞满。这与疟母的邪气凝结在血分,完全是两回事。长年生病,正气已虚。翻阅李东垣治疗五积方法,必定疏补两种方法同时使用,而且要慢慢地攻伐为好。(脾胃伤气分结痞)药选生于术、鸡肫皮、川连、浓朴、新会皮、姜渣水法丸。

【医理】脾主运化,脾虚则运化失职,清气不升,清浊相混,水湿停聚;患者有疟疾病史,疟母结于胁下,肝气郁结、横逆乘脾、脾失健运、水湿不化,以致气滞、血瘀交阻,水停腹中,形成鼓胀。治当疏补两施。

2.寒湿困脾案

【原文】徐,三十岁。腹胀且痛,脉弦细,大便泄,小便短,身不热,此属寒湿,伤足太阴。猪苓(三钱)、黄芩炭(一钱)、泽泻(二钱)、桂枝(三钱)、浓朴(三钱)、广皮(二钱)、干姜(钱半)、生苡仁(五钱)、通草(二钱)。(《吴鞠通医案·单腹胀》)

【译文】徐某,三十岁。患者腹部胀痛、脉象弦细、大便泄泻、小便短少、无发热症状,此属寒湿困脾,病在足太阴脾。治当健脾利水,温散寒湿。

【医理】饮食不节,或黄疸日久,脾胃受伤,运化失职,湿阻中焦,土壅木郁,肝气郁结,气滞血阻,气滞、血瘀、水湿三者相互影响,导致水停腹中,而成鼓胀。

3.湿热蕴结案

【原文】秦,腹胀足肿,纳食则胀益甚。湿热挟气,填塞太阴,臌胀重症。川朴、赤苓、大腹皮、青皮、泽泻、枳壳、黑丑、山楂炭、甘遂(面包煨)、通草、生姜。腹胀稍宽,足仍浮肿。运脾化湿,冀其渐平。川朴、赤苓、大腹皮、川椒目、苍术、泽泻、陈皮、焦六曲、黑丑、通草、枳壳、生姜。渊按:二方乃湿热实胀治法。三诊,腹盈月余,得食则胀甚。两进攻消运脾之法,胃脘之胀已松,大腹之满未化,再议疏通消导。旋覆花、五加皮、赤苓、泽泻、槟榔、黑丑、鸡内金、木香、通草、砂仁。(《王旭高临证医案·臌胀水肿门》)

【译文】秦某，腹部臌胀，下肢水肿，进食后腹胀则更加明显。这是湿热挟气、太阴经脉不通，属于臌胀的重症。拟方：川朴、赤苓、大腹皮、青皮、泽泻、枳壳、黑丑、山楂炭、甘遂（面包煨）、通草、生姜。服用前方后腹胀稍减轻，下肢仍有水肿。继续用运脾化湿的方法，腹部渐渐变平了。处方：川朴、赤苓、大腹皮、川椒目、苍术、泽泻、陈皮、焦六曲、黑丑、通草、枳壳、生姜。渊按：第二个方子是治疗湿热实胀的方法。第三次复诊，患者腹部隆起一个多月，一吃东西就感觉胀得不行。经两次服用消胀运脾的方法，胃胀的感觉已经轻松多了，但大腹的胀满还没有得到缓解，考虑再使用疏通消导的方法。处方：旋覆花、五加皮、赤苓、泽泻、槟榔、黑丑、鸡内金、木香、通草、砂仁。

【医理】饮食不节，脾胃受伤，运化失职，酒湿浊气蕴结中焦，土壅木郁，肝气郁结，气滞血阻，气滞、血瘀、水湿三者相互影响，导致水停腹中，而成鼓胀。治当健脾助运，攻补兼施。

4. 肝脾血瘀案

【原文】陆，经停一载有余，肝气不时横逆，胸脘胁肋疼痛，呕吐酸水，大腹日满，青筋绽露，此属血臌。盖由肝气错乱于中，脾土受困，血海凝瘀，日积月大，状如怀子，而实非也。今病已极深，药力恐难见效。川楝子、丹参、归尾、香附（盐水炒）、延胡索、五灵脂（醋炒）、陈皮、砂仁、红花、淡吴萸。（《王旭高临证医案·臌胀水肿门》）

【译文】陆某，停经一年余，常常出现肝气横逆的症状，时见胸脘胁肋疼痛、呕吐酸水，大腹一天天地胀满，青筋都暴露出来了，这就是血臌。多由于肝气错乱于中，脾土被困，血海凝瘀，日积月累，肚子大得好像怀孕，其实并未怀孕。现在患者已经病得很严重了，单纯靠服药恐怕很难起效。处方：川楝子、丹参、归尾、香附（盐水炒）、延胡索、五灵脂（醋炒）、陈皮、砂仁、红花、淡吴萸。

【医理】经停一年余，气滞血瘀，肝脾两伤，气郁与瘀血凝聚而成，久则损伤愈重，凝聚愈深，终致气滞、血瘀、水停腹中，发生鼓胀。

（二）虚证

脾肾阳虚案

【原文】张，痢后阳虚，水湿不化，腹满面浮足肿，面色青黄，脉来虚细。虑延臌胀重症。川熟附、猪苓、茯苓、白术、党参、上肉桂、泽泻、陈皮、神曲、砂仁，又温通脾肾之阳，疏利决渎之气，冀其胀消肿退。熟附子、肉桂、白术、猪苓、泽泻、茯苓皮、冬瓜皮、川朴、陈皮、通草。渊按：两方治半虚半实，乃通阳泄水法。（《王旭高临证医案》）

【译文】张某，患了痢疾之后便阳气虚，不能温化水湿，腹部胀满，面部及下肢都浮肿，而且面色青黄，脉象又虚又细，恐怕会发展成臌胀的重症。处方选用川熟附、猪苓、茯苓、白术、党参、上肉桂、泽泻、陈皮、神曲、砂仁，主要的治疗原则为温通脾阳肾阳，疏利三焦，希望能够使腹胀消失，水肿消退。处方二选用熟附子、肉桂、白术、猪苓、泽泻、茯苓皮、冬瓜皮、川朴、陈皮、通草。

注释：两个方剂均为治疗半虚半实之证，这是通阳泄水的方法。

【医理】肾主气化，脾主运化。痢疾所伤，造成脾肾亏虚，脾虚则运化失职，清气不升，清浊相混,水湿停聚;肾虚则膀胱气化无权,水不得泄而内停,若再与其他诸因素相互影响,则即引发或加重鼓胀。

二、胁痛

1. 肝气郁结案

【原文】唐某某,女,30岁。1998年6月9日初诊。患者产后右胁胀痛、脘饱胸闷、噫气太息、口淡乏味、不欲饮食、精神抑郁、心烦急躁。舌淡、苔薄腻,脉沉弦。乃系情志不遂,肝失条达,气机不舒,肝脾不和。治宜实脾疏肝解郁,方选四君子汤合逍遥散增减:党参20克,焦白术、白茯苓、丹皮各12克,炙甘草、柴胡、当归各6克,炒白芍10克,小青皮5克。5剂,每日1剂,水煎服。6月16日二诊:经服前方后胁胀痛减轻,诸症均有好转,尚感口淡不思饮食。上方去青皮,加枳壳5克,炒山楂12克,炮内金9克,又进6剂而痊愈。[引自:吴毓骅,吴爱芬.产后胁痛验案三则[J].浙江中医杂志,2010,45(10):770.]

【医理】本例患者由于情志不遂、肝失调达、气滞抑郁,以致出现产后右胁胀痛,故方用四君子重在益气健脾,使其脾运得健,以增强生血之源;柴胡、白芍、小青皮具有疏肝解郁之用,使其肝气条达,从而使心情烦躁、善太息诸症自行消失;当归、丹皮有生血养血、凉血活血之功。诸药同用,不仅益气健脾,有助气血运行之效,并有疏肝解郁、协调气机之功。二诊时加枳壳、山楂、内金以宽中调气、消食化积,使其脾得运健。

2. 肝胆湿热案

【原文】丹溪治一人,年三十六,虚损瘦甚,右胁下疼,四肢软弱。二陈汤加白芥子、枳实、姜炒黄连、竹沥,八十帖安。(治虚人有痰,此方可法)(《名医类案》)

【译文】朱丹溪治疗一名患者,三十六岁,身体消瘦虚弱,右侧胁肋下疼痛,四肢萎软无力。服用二陈汤加白芥子、枳实、姜炒黄连、竹沥,八十帖后治愈(治疗虚损患者有痰湿的,可按此方法治疗)。

【医理】湿热蕴结于肝胆,肝失疏泄,胆气上逆故胁痛口苦。湿热中阻,脾胃升降失常,故胸闷纳呆、恶心欲呕。湿热交蒸,胆汁不循常道而外溢,故出现目黄、身黄、小便黄赤。舌苔黄腻、脉弦滑数均是肝胆湿热之证。

3. 肝阴不足案

【原文】吴某,男,41岁。发现慢性乙型肝炎30余年,3年前开始反复出现肝功能异常,蛋白比例倒置,平素自觉右侧胁肋部隐痛不适,疲劳后加重,伴有口干舌燥、烦热头晕。就诊时面色灰黯,舌黯紫、苔少,脉弦细。病为胁痛。证属肝阴不足,兼有血瘀。处方:生地、麦冬、沙参、鳖甲、当归、川芎、五味子、桃仁、赤芍、白芍、甘草各10克,马鞭草、垂盆草、茵陈各30克,红花3克。每日1剂,水煎温服。14剂。二诊:患者胁痛明显减轻,复查肝功能正常,但时有乏力倦怠,便溏,纳可,舌淡紫、苔薄,脉弦细。处方:生地、麦冬、沙参、鳖甲、当归、川芎、丹参、猪苓、茯苓、白术、黄芪、女贞子、黄精各10克,马鞭草、米仁各30克。14剂后症状明显减轻。上方加减服用半年,症状消失,恢复上班,肝功能蛋白比例复查正常。追踪达两年之久,目前生化指标均正常。[引自:詹程胕,吴滇.吴滇医案三则

[J].浙江中医杂志,2007,42(10):608.]

【医理】患者宿有肝疾,日久耗阴伤血、精血不旺,阴血难以濡养肝脉,病久入血入络,兼有血瘀。治疗当养阴柔肝,兼以活血通络。肝阴虚则脉细急,肝之脉贯膈布胁肋,阴血燥则经脉失养而痛。肝病日久易克脾犯胃,脾胃又为后天之本,气血化生之源,故护肝之时不忘健脾。

4.瘀血停着案

【原文】虞恒德治一人,年四十余,因骑马跌扑,次年,左胁胀痛,医与小柴胡汤,加草龙胆、青皮等药,不效。诊其脉,左手寸尺皆弦数而涩,关脉芤而急数,右三部,唯数而虚。虞曰:"明是死血症。"(脉涩为血少。又云:"失血之后,脉必见芤。"又曰:"关内逢芤则内痛作,论脉固属血病,然断之曰死血,亦因跌扑胁胀痛故耶。")用抵当丸一剂,下黑血二升许,后以四物汤,加减调理而安。(《续名医类案》)

【译文】虞恒德诊治一人,四十多岁,因骑马摔伤,到了第二年仍有左胁胀痛。有医者给予处方小柴胡汤,加草龙胆、青皮等药治疗,无效。虞恒德为其诊脉,见左手寸尺脉皆弦数而涩,关脉芤而急数,右手三部的脉象都为数而虚。虞说:"这显然是体内有离经之瘀血症。"(脉涩是因为血少。又说:"失血以后,脉象一定为芤脉。"又说:"关内见芤脉提示体内疼痛发作,从脉象论属血分病,但是诊断为离经之瘀血证,也是因为其有骑马摔伤的病史。")方用抵当丸一剂,大便排出黑血二升多,然后服用四物汤,加减调理后而病情痊愈。

【医理】本例患者有骑马摔伤病史,脉象又见左手寸尺脉皆弦数而涩,关脉芤而急数,提示由于跌仆闪挫,离经之恶血不化,导致瘀血阻滞胁络,不通则痛,而见左胁胀痛。故《临证指南医案·胁痛》曰:"久病在络,气血皆窒。"《类证治裁·胁痛》谓:"血瘀者,跌仆闪挫,恶血停留,按之痛甚。"治当破血逐瘀,理气止痛。方用抵当丸一剂,便下黑血二升许,然后以四物汤,加减调理而痊愈。

三、黄疸

(一)阳黄

1.热重于湿案

【原文】孙竹途次受暑,又为酒曲所伤,因作吐,胸膈痞闷。医以消导之剂,燥动脾火,口渴嘈杂,躁乱不安,目珠如金,一身尽黄,已成疸症,右寸脉滑大有力。用温胆汤,倍加香薷、滑石、葛根,解暑止吐为君,黄连、麦冬,清热止渴为臣,使湿热散而黄自瘳也。服三帖,吐止食进。再与五苓散加青蒿、葛根、滑石、黄连、枳实,八剂而黄尽退。(《续名医类案》)

【译文】患者孙竹在行路途中中暑,又因过食酒曲,出现呕吐、胸膈痞闷的症状。医者给予消导之剂治疗,又出现口干渴、胃中嘈杂、躁动不安、巩膜黄染如金色、全身发黄而成黄疸证。诊其脉右寸脉滑大有力,方剂选用温胆汤,加倍使用香薷、滑石、葛根,解暑止吐作为君药,再加入黄连、麦冬,达到清热止渴的目的,作为臣药,使湿热之邪散去而黄疸自行消退。服药三帖后,呕吐停止并可以进食。再服用五苓散加青蒿、葛根、滑石、黄连、枳实共八帖药后,黄疸全部退掉。

【医理】患者外感湿浊、湿热，又为酒曲所伤，因而呕吐、胸膈痞闷。湿热蕴结于中焦，脾胃运化失常，湿热熏蒸于脾胃，累及肝胆，以致肝失疏泄，胆液不循常道，随血泛溢，外溢肌肤，上注眼目，下流膀胱，使身目小便俱黄，而成黄疸。诊其脉，右寸脉滑大有力，证属湿热黄疸，热重于湿，治当清热化湿。处方用温胆汤，倍加香薷、滑石、葛根，解暑止吐为君药；黄连、麦冬，清热止渴为臣药，使湿热散而黄自瘳也。服三帖，呕吐停止可以进食。再服用五苓散加青蒿、葛根、滑石、黄连、枳实，八帖后黄疸退尽。

2. 湿重于热案

【原文】罗谦甫云："一小儿季夏，身体蒸热，胸膈烦满，皮肌如溃橘之黄，眼中白睛亦黄，筋骨痿弱，不能行立。此由季夏之热，加以湿令而蒸，热薄于经络，入于骨筋，使脏气不平，故脾逆乘心，湿热相合而成此疾也。"乃以加减泻黄散主之。方以黄连、茵陈各五分，黄柏、黄芩各四分，茯苓、栀子各三分，泽泻二分，作一服煎，热服食前。一服减半，待五日再服而愈。（《续名医类案》）

【译文】罗谦甫说："一小儿在夏末出现身体蒸热、胸膈烦满的症状，皮肤像橘子烂掉后的黄色，巩膜亦黄染，筋骨痿软无力，不能行走站立。这是由于夏末之热，加之暑湿熏蒸，热邪从经络进入骨筋，使脏气不平衡，所以脾火上逆乘心，湿热并行而导致疾病的发生。"我用加减泻黄散治疗。处方中以黄连、茵陈各五分，黄柏、黄芩各四分，茯苓、栀子各三分，泽泻二分，作为一帖药煎服，饭前加热后服用。服用一帖以后，全部症状都减轻了一半，五天后又服用一次便痊愈了。"

【医理】小儿阳常有余，阴常不足，肝常有余，脾常不足。盖心火实则身体蒸热，胸膈烦满，脾湿胜则皮肌如溃橘之黄。有余之气必乘己所胜，而侮不胜，是肾肝受邪，而筋骨痿弱，不能行立。治当健脾利湿，清热利胆。以加减泻黄散治疗。处方以黄连、茵陈各五分，黄柏、黄芩各四分，茯苓、栀子各三分，泽泻二分，作一服煎，热服食前。一服减半，待五日再服而愈。

（二）阴黄

1. 寒湿内困案

【原文】张仲文治一妇人，年六十岁。病振寒战栗，足太阳寒水也。呵欠喷嚏，足少阳胆也；口亡津液，足阳明不足也；心下急痛而痞，手太阴受寒，足太阴血滞也；身热又欲近火，热在皮肤，寒在骨髓也；脐下恶寒，丹田有寒，浑身黄及睛黄，皆寒湿也；余症验之，知其为寒湿，溺黄赤而黑，又频数，乃寒湿盛也；病来身重如山，便着床枕者，阴湿盛也。其脉右手关尺命门弦细，按之洪而弦，弦急为寒，加之细者，北方寒水，杂以缓者，湿盛出黄色也；脉洪大者，心火受制也；左手又按之至骨，举手来实者，壬癸肾旺也；六脉按之但空虚者，下焦无阳也。用药法先宜以轻剂去其寒湿，兼退其洪大之脉，以理中加茯苓汤投之。（《续名医类案》）

【译文】张仲文诊治一位六十岁的女性患者。患发热恶寒，此为足太阳膀胱经受寒。呵欠打喷嚏，是足少阳胆经受邪；口干缺少津液，为足阳明胃阴亏虚；心跳快而且痛，并伴有胸闷不适，是手太阴肺经感受寒邪，足太阴脾经血瘀滞涩不通；身体发热但又想靠近火，为热邪停留在皮肤,寒邪在骨髓,外热内寒,出现阴阳格拒的症状;肚脐下怕冷,是丹田有寒邪,浑身色黄伴巩膜黄,是寒湿内阻所导致;其他的症状,也是因为寒湿内困所致,小便色黄红而泛黑,伴有尿频,是寒湿内盛;发病后身体困倦重着,喜欢睡觉,是阴湿过盛的缘故。其脉右手关尺命门的脉象弦细,按起来洪而弦,弦急是寒证,还伴有细脉的为阴寒内阻之证,夹杂着缓脉的为湿邪过盛出现黄疸;脉象洪大的,是心火受到制约;左手脉象按起来沉至骨,轻取为实脉,这是肾气充盛的表现;左右手的脉摸起来都空虚的,为下焦无阳之证。用药的方法应该选用轻剂驱除其寒湿之邪气,兼退去其洪大的脉象,用理中汤加茯苓汤来治疗。

【医理】感受寒湿之邪,素体中阳不足,湿从寒化,则致寒湿为患,发为阴黄。治疗当先宜以轻剂去其寒湿,兼退其洪大之脉,以理中加茯苓汤投之。

2. 瘀血内阻案

【原文】应天王治中,遍身发黄,妄言如狂,苦于胸痛,手不可近。此中焦蓄血为患,用桃仁承气汤,一剂下瘀血而愈。又太守朱阳山弟,下部蓄血发狂,用抵当汤而愈。(《续名医类案》)

【译文】应天王治中,患遍身皮肤发黄,言语谵妄如狂,胸部刺痛,不能用手去摸。这是中焦瘀血内停所致,用桃仁承气汤治疗,服用一剂后泻下瘀血而痊愈。另一位患者是太守朱阳山的弟弟,患下腹部瘀血而引发狂证,采用抵当汤治愈。

【医理】本患者黄疸病机为中焦蓄血,积块瘀阻胆道,胆液不循常道,随血泛溢,引起黄疸,热入营血,内陷心包而致言语谵妄如狂。治疗当破血逐瘀,疏肝利胆,遂给予桃仁承气汤一服而取效。而另一例下焦蓄血证见其人如狂者采用破血逐瘀的抵挡汤亦效如桴鼓。

(三) 急黄案

【原文】张某,男,16岁,1969年12月19日住院。患者12月13日发病,初感精神疲困,食欲减退,大便胶黏不畅,继而恶心呕吐,大便闭塞,小便浑浊而黄。第7天发现巩膜黄染,躁扰不宁,始来住院治疗。入院后神志逐渐昏迷,时而狂躁不安。12月21日下午因病情迅速恶化,出现深度昏迷,傍晚急邀柴浩然会诊。症见面色秽垢,巩膜及皮肤黄染,神志深度昏迷,时有躁扰,瞳孔散大,对光反应迟钝,恶心呕吐,小腹硬满,肝浊音界缩小,尿液浑浊,呈深黄色。细询家属云:"昏迷前出现小便不畅,迄今大便已7日未行。"启齿视舌,苔黄滑厚腻,脉象濡数,至数模糊不清。除继用葡萄糖、维生素等西药以护肝外,速以芳香开窍、辟秽醒神为法,佐以宣畅气机,清化湿浊。方用安宫牛黄丸合宣清导浊汤。处方一:安宫牛黄丸3丸(每丸3克),每8小时(化汁)鼻饲1丸。处方二:宣清导浊汤:猪苓15克,茯苓15克,寒水石18克,晚蚕砂12克,皂角子9克。1剂,水煎两次,去渣,分两次鼻饲。12月22日晚二诊:服药后病情基本稳定,呕吐渐减,小便渐畅,尿量增多,但神志尚不清,大便仍闭。药已应证,继用前法及前方。安宫牛黄丸用量3丸改为2丸。12月23日晚三诊:患者下午神志逐渐清醒,能对答问话,但不流利,间有出言无序,瞳孔对光反应恢复,呕吐已止,小便通利,有少量大便,小腹鞕满稍减,舌苔黄滑厚腻略退,脉象濡数,至数清晰。据此脉症,病已转危为安,故停用安宫牛黄丸,继以宣清导浊汤原方1剂,嘱其口服。12月24日四诊:今早晨8点大便畅泄1次,色黑稠黏量多,便后小腹鞕满大减,胃气始苏,知饥思食,神志完全清醒,身目黄色减退,小便畅利而且较清,舌苔薄腻微黄,脉象濡缓。虽然肝昏迷之症已除,但尚有弥漫之湿浊余热未尽,理宜驱邪务尽,继以清化湿热、宣窍爽神之法。处方:茵陈30克,金银花30克,丝瓜络30克,石菖蒲10克,广郁金6克,朱茯苓15克,生薏苡仁15克,香佩兰10克,滑石粉12克,通草9克,荷叶9克。2剂,水煎,分早、晚空腹服。12月27日五诊:药后身目黄色大减,头目爽朗,食欲增加,精神渐振,小腹柔和,二便畅通,睡眠安适,舌苔薄白略黄,脉象缓和。处方:茵陈15克,金银花30克,茯苓12克,生薏苡仁15克,藿香10克,香佩兰10克,滑石粉9克,通草6克,生谷芽15克,荷叶9克。3剂,水煎服。12月30日六诊:黄疸尽退,诸症悉除,精神、饮食、二便如常。(《柴浩然医案》)

【医理】此乃急黄险候。急黄为阳黄之重症,来势急骤,病情险恶,如《巢氏·诸病源候论·急黄候》所述:"卒然发黄……命在顷刻,故云急黄也。有初病即身体、面目发黄者,有初不知黄,死后乃身面黄者。"《圣济总录》也指出:"疗不及时,则伤害至速。"对于急黄的发病原因多数医家认为,此症多由湿热蕴积、热毒炽盛、灼伤津液、内陷营血、邪入心包所致。但此例患者湿秽偏重,由于湿热蕴结,弥漫三焦,以致湿遏热伏,熏蒸成黄,湿郁气机,传导失职,湿浊阻窍,蒙闭心包。柴浩然急用安宫牛黄丸,芳香开窍,辟秽醒神,以冀脱险。又仿《温病条辨》"温湿久羁,三焦弥漫,神昏窍阻,小腹鞕满,大便不下,宣清导浊汤主之。"以宣清导浊汤宣畅气机,清化湿浊,驱邪外出。二方合用,药力共济,使病在三诊时,窍开机畅,神志渐清,转危为安。次第小便畅利,大便畅通,使闭痼之湿热秽浊从二便而出。病至四诊,虽诸症渐安,病入坦途,但弥漫之湿浊余热尚未净尽,宜本"驱邪务尽"之旨,免得余邪不尽,死灰得以复燃,故续拟清化湿热、宣窍爽神之剂,使"邪净正安",身体康复。

第五节　肾系病证

一、淋证

1. 热淋案

【原文】丹溪谓五淋症湿热阻窍居多。三年前曾有是病,月前举发,竟有血块窒塞,尿大痛不能溺出。想房劳强忍,败精离位,变成污浊瘀腐。且少腹坚满,大便秘涩,脏气无权,腑气不用。考濒湖发明篇中,有外甥柳乔之病,与此适符。今仿其义,参入朱南阳法。两头尖、川楝子、韭白、小茴、桂枝、归尾冲入杜牛膝根汁。(《叶天士医案精华》)

【译文】丹溪称五淋症以湿热阻窍的患者居多。我三年前曾患此热淋病,一个月前又复发了,且竟然有血块窒塞,导致排尿时剧烈疼痛且小便不能排出。考虑病因病机可能为房劳而强忍不射,时间久了导致败精离位,变成离经败血,阻滞于尿道。并伴有少腹坚硬胀满,大便不通。其病机为脏气无权,腑气不通。参考濒湖发明篇中有外甥柳乔之病,与此相符。故今天治疗也仿其治法,参入朱南阳法。用药为两头尖、川楝子、韭白、小茴、桂枝、归尾,冲入杜牛膝根汁。

【医理】"诸淋者,由肾虚而膀胱热故也。"淋证的病位在肾与膀胱,且与肝脾有关。其病机主要是肾虚,膀胱湿热,气化失司。湿热蕴结下焦,膀胱气化不利,发为热淋;患者此次复发,竟然有血块窒塞,是为血淋,考虑病因病机可能为房劳而强忍不射,久之导致败精离位,变成离经败血,阻滞于尿道。伴见少腹坚硬胀满,大便不通为腑气不通所致。

2. 石淋案

【原文】族子年方舞勺,初时小便欠利,不以为意,后每溺,茎中涩痛,医作淋治,溺更点滴不通,少腹胀硬,卧床号叫,昼夜靡安。延予至家,其母手拈一物,与予视之。云病者连日小便全无,昨夕努挣多时,突然溺出此物,当觉通快,喜为疾却,今又复闭,岂尿管内尚有此物塞住耶?予视其形如豆,色苍而坚,置臼中捣之不碎。考方书虽有石淋一证,即予平素目睹患此者,亦不过如盐沙之细,今此石形大如豆,从未之见,初以为妄,试取簪柄探入茎中拨之,然有声,方信溺之不通,竟由于此。思将此石取出,特古无是法,不敢妄出意见,辞不与治。闻后石不得出,茎根烂开一孔,溲又彼泄,迁延而殁。越数年道出庐江,遇吕墨从先生言,彼邑昔有徐姓老医,能治此证。亲见其治愈数人。其术用刀将阴茎剖开,取出石子,敷以没药,旬日即愈。予心异之,欲求其方。其人已物故矣。因并志之,倘后有患此者,须求巧手剖之可也。(《程杏轩医案》)

【译文】家族里有个十三岁的男孩患病,初病时小便不太通畅,没在意,后来发展为每次小便时尿道涩痛。有医者作为淋病治疗,结果小便更加点滴不通,少腹胀硬疼痛,致患者卧床号叫,昼夜不安。于是请我到家中诊治,他母亲拿出一物给我看。称患者小便不通已有多日,昨日傍晚努力排便多时,突然排出此物,当时顿觉通快,高兴地以为疾病好了,但今天小便又不通了,是不是尿管内尚有此物阻塞?我观察其形状如豆,色青而坚,置臼中捣之不碎。考虑到方书虽记载有石淋一证,而且我平素看到的此类患者,其结石也不过细如盐沙,今天这颗结石形大如豆,以前从未见过,最初不太相信,于是试着用簪柄探入尿道中探查,竟然触之有声,于是才相信小便不通果然是因此。考虑将此石取出,由于以前没有这样的记载和治疗方法,不敢妄自提出看法,于是告辞了。听闻后来石不得出,阴茎根部溃烂成瘘管,小便从瘘管出,迁延难愈而亡。又过了数年,我经过庐江,遇到吕墨从先生,谈及此事,先生称,他的家乡从前有位徐姓名医,能治疗此证,且亲自见到他治愈了多人。他的方法是用刀将阴茎剖开,取出石子,敷以没药,十日即愈。我非常惊讶,想学习这种治法。无奈早已物是人非。因此记载下来,如果以后遇到此类患者,需用外科手术治疗。

【医理】淋证多因肾虚,湿热下注膀胱所致。若湿热久蕴,煎熬尿液,日积月累,结成砂石,则发为石淋。本例患者为多发尿路结石,且结石过大,阻滞于尿道,治不得法,终酿成大祸。应采取外科治法方能救人。

3. 气淋案

【原文】女,三十六岁孀居数年,膝下无子女。十五个月来,下身不干净,烦躁欲死,脉之尺寸正常,独关部数而有力,疑是心气亢甚。若以崩漏主治,而形色与脉息不合。若以血热妄行治之,而下部虽不干净,然所下不多,沉思良久,碍难探问。该妇见我难以着手,遂尽情以告。云月经按期而行,而绵绵不断者,非血也,乃浆色浊水,有酸臭气息,与月经不相混合。据此无血症可言,乃气淋也。遂投萆薢分清饮加减。川萆薢二钱,扁蓄钱半,瞿麦三钱,夏枯草二钱,郁金二钱,香附三钱,冬葵子二钱,海金砂二钱,益元散三钱,莲子心二钱,桑螵蛸二钱,淡竹叶二钱,龙须草一尺(须用花缸中养鱼的),先将龙须草煎水,后入诸药炖之。服三剂,臭水减少,但腰胀,尿道时时作急胀,知是气虚,积久热伤胞室,于前方去扁蓄、瞿麦、海金砂、龙须草,加:当归二钱,黄芪二钱,琥珀屑钱半,肉苁蓉二钱,蚕砂二钱,柳树根(在水内者佳)一尺,先以柳树根煎水,再入他药同煎。令服四剂后,可购服天王补心丹(因此妇常自言自语,或自笑自啼)。并建议其觅对象,或收养一孩,以免寂寞。此妇照服上方,病愈未发。(《医学经验录·医案》)

【译文】女,三十六岁,独自一人居住多年,未生育孩子。近十五个月来,经常出现下身不规则出血,心情烦躁得不得了,诊脉尺脉和寸脉正常,唯独关部脉数而有力,因此怀疑是心气亢甚。如果当做是崩漏来治疗,脉象与病证不相符。如果按照血热妄行所导致的崩漏来治疗,虽然有血,但是量并不多,考虑了很长时间,不好意思继续探问。患者见我比较为难,于是尽可能地告诉我详细的病情。说月经比较规律,一直淋漓不尽的并不是血,而是如米浆样浑浊的液体,有酸臭味,与月经能够区分得开。根据情况考虑并不是崩漏,而是气淋。于是给予萆薢分清饮加减。川萆薢二钱,扁蓄钱半,瞿麦三钱,夏枯草二钱,郁金二钱,香附三钱,冬葵子二钱,海金砂二钱,益元散三钱,莲子心二钱,桑螵蛸二钱,淡竹叶二钱,龙须草一尺(须用花缸中养鱼的);先将龙须草煎水,然后加入所有的药物共同煎煮。服用三帖后,所说的臭水减少,但仍有腰胀,尿道常胀痛,考虑是由于气虚,加上患病的时间久了,热伤胞宫,在前方的基础上去掉扁蓄、瞿麦、海金砂、龙须草,加:当归二钱,黄芪二钱,琥珀屑钱半,肉苁蓉二钱,蚕砂二钱,柳树根(在水内者佳)一尺,先用柳树根煎水,再加入其他的药物共同煎制。告诉患者服用四帖后,可以自行购买药物天王补心丹(因此妇常自言自语,或自哭自笑)。并建议她找个对象,或者收养一孩子,以免寂寞。此妇照服上方,病痊愈未再发。

【医理】年轻的女性患者,孀居多年,难免因孤独寂寞而致肝气郁结,气滞不会,郁于下焦,致肝气郁结,膀胱气化不利,发为气淋。病程迁延达十五个月之久,病久入血,灼伤血络,故而下浆色浊水,有酸臭气息。治以萆薢分清饮加减而取效。

4.血淋案

【原文】男子血淋成块,尿出痛。医治一年罔效。夫淋属肝经郁火,湿热皆有是病。思少壮情欲勉强,必致败精凝窍,精腐变瘀。理固有诸,用虎杖散法。服五六日,痛减血少,晨溺尚有血丝,此盖窍中有未尽之败浊,宜通不宜涩。人中白、琥珀、沉香、白牵牛、川柏、韭菜汁丸。(《叶天士医案精华》)

【译文】男子患血淋病,小便排出血块,排尿疼痛。医治一年效果不佳。淋证病机为肝经郁火,湿热下注为病。考虑因少壮情欲强忍,必然导致肾精衰败凝窍,精液腐败变成瘀血,阻滞尿道。治当通经祛瘀,用虎杖散法。服用五六日后,疼痛减轻,出血也减少了,晨起的小便还有一点血丝,这是由于窍中有未尽之离经瘀浊,治疗应该选用通法而不是涩法。人中白、琥珀、沉香、白牵牛、川柏、韭菜汁丸。

【医理】淋证病机为肝胆湿热下注,蕴结下焦,膀胱气化不利,灼伤脉络,迫血妄行,血随尿出,则发为血淋。本例考虑年轻强忍情欲,导致败精凝窍,精腐变瘀,阻滞尿道。治当通经祛瘀,用虎杖散法。服用五六日后,痛减血少,晨溺尚有血丝,这是由于窍中有未尽之离经瘀浊,治疗宜通不宜涩。

5. 膏淋案

【原文】张路玉治太史沈韩倬,患膏淋,小便频数,昼夜百余次,昼则滴沥不通,时如欲解,痛似火烧,夜虽频迸而所解倍常,溲中如脂如涕者甚多,先曾服清热利水药,半月余,其势转剧,面色痿黄,饮食艰进。张诊之,脉得弦细而数,两尺按之益坚,而右关涩大少力,此肾水素亏,加以劳心思虑,肝木乘脾所致。法当先实中土,使能堤水,则阴火不致下溜,清阳得以上升,气化通而疼涩瘳矣,若用清热利水,则气愈陷而精愈脱,溺愈不通耳,乃定补中益气汤,用人参三钱,服二剂,痛虽少减,而病者求其速效。改进四苓散加知母、门冬、沙参、花粉,甫一服,彻夜痛苦倍甚,于是专服补中益气兼六味丸,用紫河车熬膏代蜜调理,服参尽斤余而安。(《古今医案按·五淋》)

【译文】张路玉医治太史沈韩倬,患膏淋。尿频,早晚共计一百多次,白天滴沥不通畅,常常有欲排尿的感觉,疼痛像火烧一样,夜尿频,量多,白浊如脂如涕。之前曾服用清热利水药半月余,病情更加严重,面色黄,进食困难。张路玉诊察患者发现脉弦细而数,两尺脉按之益坚,而右关脉涩大少力。这是因为肾水向来亏虚,加上思虑劳心过度,肝气乘脾所导致。治疗当先培土制水,则阴火不能使水液向下排出,清阳之气得以上升,气化则通畅,疼痛艰涩不通的感觉就会好转了。若用清热利水的方法,则中气越来越下陷而精脱越严重,小便不通。于是用补中益气汤,用人参三钱,服二剂。疼痛略微减轻,但患者希望快速见效,改服四苓散加知母、门冬、沙参、花粉,下午服用一帖,反而整夜痛苦加倍。于是专服补中益气兼六味丸,用紫河车熬膏代替蜜丸调理,共服用人参一斤多才治愈。

【医理】膏淋的病机为肾虚而下元不固,肾失固摄,不能制约脂液,脂液下注,随尿而出,发为膏淋。本例亦无出其右。张路玉诊脉辨证为肾水素亏,加以劳心思虑,肝木乘脾所致。但经误治而使病势转剧,终致面色痿黄,饮食难进。乃定补中益气汤,益气健脾,升举阳气,并兼用六味丸及紫河车熬膏代蜜调理,服用人参斤余而安。

6. 劳淋案

【原文】案牍神耗,过动天君,阳隧直升直降,水火不交,阴精变为腐浊,精浊与便浊异路,故宣利清解无功,数月久延,其病伤已在任督,凡八脉奇经,医每弃置不论,考孙真人九法专究其事,欲涵阴精不漏,意在升固八脉之气,录法参末,鹿茸、人参、生菟丝子、补骨脂、韭子、舶茴香、覆盆子、茯苓、胡桃肉、柏子霜、蒸饼为丸。(《叶天士医案精华》)

【译文】长期伏案工作,精神耗伤,用脑过度,心火上炎于上,肾水独寒于下,心肾不交,阴精变为腐浊,随小便而出。精液浑浊与小便浑浊不同,所以使用宣利清解的方法没有效果，误治数月，病久迁延，久病入络，病伤已在任督。凡奇经八脉，很多医者往往弃置不论，孙真人创建了九法专门研究，并指出欲涵阴精不漏，目的在于升固八脉之气。具体方法记录如下：鹿茸、人参、生菟丝子、补骨脂、韭子、舶茴香、覆盆子、茯苓、胡桃肉、柏子霜，上药蒸饼为丸。

【医理】劳淋之证，因劳而成。其人或劳力过度，或劳心过度，或房劳过度，皆能暗生内热，耗散真阴。本例为劳心过度，致心肾不交，阴精变为腐浊，随小便而出。故用滋补肾阴肾阳之药为主，而少以补气之药佐之，又少加利小便之药做向导。

二、水肿

（一）阳水

1. 风水泛滥案

【原文】邑北境刘氏妇，年过三旬，因受风得水肿证。病因：时当孟夏，农家忙甚，将饭炊熟，复自田间，因作饭时受热出汗，出门时途间受风，此后即得水肿证。证候：腹中胀甚，头面周身皆肿，两目之肿不能开视，心中发热，周身汗闭不出，大便干燥，小便短赤。其两腕肿甚不能诊脉，按之移时，水气四开，始能见脉。其左部弦而兼硬，右部滑而颇实，一息近五至。诊断：《金匮》辨水证之脉，谓风水脉浮，此证脉之部位肿甚，原无从辨其脉之浮沉，然即其自述，谓于有汗受风之后，其为风水无疑也。其左脉弦硬者，肝胆有郁热也，其右脉滑而实者，外为风束胃中亦浸生热也。至于大便干燥，小便短赤，皆肝胃有热之所致也。当用《金匮》越婢汤加减治之。处方：生石膏（一两捣细）、滑石（四钱）、生杭芍（四钱）、麻黄（三钱）、甘草（二钱）、大枣（四枚掰开）、生姜（二钱），药阿司匹林，中药七味，共煎汤一大盅，当煎汤将成之时，先用白糖水将西药阿司匹林送下，候周身出汗（若不出汗仍可再服），将所煎之汤药温服下，其汗出必益多，其小盒饭利，肿即可消矣。复诊：如法将药服完，果周身皆得透汗，心中已不发热，小便遂利，腹胀身肿皆愈强半，脉象已近和平，拟再治以滋阴利水之剂以消其余肿。处方：生杭芍（六钱）生薏米（六钱捣碎）鲜白茅根（一两）药共三味，先将前二味水煎十余沸，加入白茅根，再煎四五沸，取汤一大盅，温服。效果：将药连服十剂，其肿全消，俾每日但用鲜白茅根一两，煎数沸当茶饮之以善其后。或问："前方中用麻黄三钱原可发汗，何必先用西药阿司匹林先发其汗乎？"答曰："麻黄用至三钱虽能发汗，然有石膏、滑石、芍药以监制之，则其发汗之力顿减，况肌肤肿甚者，汗尤不易透出也。若因其汗不易出，拟复多加麻黄，而其性热而且燥，又非所宜。惟西药阿司匹林，其性凉而能散，既善发汗又善清热，以之为麻黄之前驱，则麻黄自易奏功也。"或问："风袭人之皮肤，何以能令人小便不利积成水肿？"答曰："小便出于膀胱，膀胱者太阳之腑也。袭入之风由经传腑，致膀胱失其所司，是以小便不利。"麻黄能祛太阳在腑之风，佐以石膏、滑石，更能清太阳在腑之热，是以服药汗出而小便自利也。况此证肝中亦有蕴热，《内经》谓"肝热病者小便先黄"，是肝与小便亦大有关系也。方中兼用芍药以清肝热，则小便之利者当益利。至于薏米、茅根，亦皆为利小便之辅佐品，汇集诸药为方，是以用之必效也。（《医学衷中参西录》）

【译文】邑北境刘氏妇人，年过三十，因受风患了水肿证。病因：正值初夏，农家甚忙，刘氏做完饭，又匆匆赶到田间，因做饭时受热出汗，出门时途中受风，就患了水肿证。证候：症见腹胀，头面周身水肿，眼睑水肿，不能睁开眼睛看东西，心中发热，全身不出汗，大便干燥，小便短赤。两手腕水肿胀摸不出脉的搏动，用手按了一会儿，才能摸到脉搏。其左手脉弦而兼硬，右手脉滑而实，一息近五至。诊断：《金匮》记载辨水证之脉，称风水证脉浮，本病例手腕水肿无法辨别其脉是浮是沉，但是根据患者自述，称有汗受风之后而患水肿，故辨证为风水泛滥证。其左手脉弦硬，是由于肝胆有郁热，其右脉滑而实，外为风邪束表，内为胃中郁热。至于大便干燥，小便短赤，皆为肝胃有热所致。治疗当用《金匮》越婢汤加减。处方：生石膏（一两捣细）、滑石（四钱）、生杭芍（四钱）、麻黄（三钱）、甘草（二钱）、大枣（四枚掰开）、生姜（二钱）、西药阿司匹林（一瓦，为粉剂），中药七味，共煎汤一大盅，当煎汤将成之时，先用白糖水将西药阿司匹林送下，等待全身出汗（若不出汗仍可再服一瓦），将所煎的汤药加热后服下，患者出汗必定会增多，稍微吃些食物，水肿即可消。复诊：患者按照上面的方法将药服完，果然全身大汗，心中发热缓解，小便通利，腹胀身肿显著缓解，脉象已近平和，拟再以滋阴利水之剂以消其余肿。处方：生杭芍（六钱）、生薏米（六钱捣碎）、鲜白茅根（一两）、药共三味，先将前面的二味药用水煎开十多分钟，加入白茅根，再煎四五分，取药汤一大盅，温服。效果：上药连服十剂，其肿全消，嘱咐患者每日仅用鲜白茅根一两，煎数沸当茶饮之以善其后。有人问："前方中用麻黄三钱就可以发汗，何必先用西药阿司匹林先发其汗？"答道："麻黄用至三钱虽能发汗，但有石膏、滑石、芍药共用，则其发汗的力量顿时减轻，何况肌肤水肿严重，汗不易透出。如果因为患者不容易出汗，反复加重麻黄的用量，而麻黄性热而且燥，又不合适。只有西药阿司匹林，其药性偏凉而能发散，既善发汗又善清热，用它作为麻黄的前驱用药，则麻黄更容易起效了。"有人问："风邪侵袭肌表，怎么能令人小便不利积成水肿？"回答说："小便经膀胱排出，膀胱为太阳之腑。侵袭入体内的风邪由经络传入脏腑，导致膀胱功能失常，所以小便不利。"麻黄能祛太阳在脏腑的风邪，佐以石膏、滑石，更能清太阳在腑之热，所以服药后出汗，进而小便自行排出。何况此病证肝脏中也有热邪，《内经》谓"肝热病者小便先黄"，所以肝与小便也大有关系。处方中兼用芍药以清肝热，更能通利小便。至于薏米、茅根，均为通利小便的药物作为佐药，所有的药物加在一起，必定能够取得疗效。

【医理】患者汗出当风，风邪外袭，内舍于肺，肺失宣降通调，上则津液不能宣发外达以营养肌肤，下则不能通调水道而将津液的代谢废物变化为尿，以致风遏水阻，风水相搏，水液潴留体内，泛滥肌肤，发为水肿。加之肝胃郁热，而见大便干燥，小便短赤。治当疏风清热，宣肺行水。以《金匮》越婢汤加减。

2.水湿浸渍案

【原文】方太和大怒后复大醉，至明日目下如卧蚕，（脾受水湿。）居七日，肢体皆肿，不能转侧，二便不通，烦闷欲绝。诊之，脉沉且坚，当逐其水。用疏凿饮子，一服二便快，再服四肢宽。更以五皮饮，三日随愈。（《续名医类案》）

【译文】方太和大怒后又大醉，到了第二日眼睑下如卧蚕样（脾受水湿）。七日后，肢体都水肿,不能翻身,二便不通,烦躁郁闷得快要死掉了。诊察症见,脉沉且坚,治疗当逐其水。用疏凿饮子,服用一剂后就出现二便畅快,再服一剂后四肢肿消轻快。改用五皮饮健脾化湿,通阳利水,三日后痊愈。

【医理】患者大怒后复大醉,此为肝郁乘脾,加之酒食不节,使脾为湿困,而失其运化之职,致水湿停聚不行,潴留体内,泛滥肌肤,发为水肿。治疗用疏凿饮子和五皮饮健脾化湿,通阳利水,三日后痊愈。

3. 湿热壅盛案

【原文】叶天士治朱某,初因面肿,邪干阳位,气壅不通,二便皆少。桂、附不应,即与导滞。滞属有质,湿热无形,入肺为喘,乘脾为胀,六腑开合皆废,便不通爽,溺短混浊,时或点滴,舌绛口渴。腑病背胀,脏病腹满,更兼倚倒,左右肿胀,随着处为甚,其湿热布散三焦,明眼难以决胜矣。经云:"从上之下者治其上。"又云:"从上之下而甚于下者,必先治其上,而后治其下。"此症逆乱纷更,全无头绪,皆不辨有形无形之误,姑以清肃上焦为先,飞滑石钱半,大杏仁去皮尖十粒,生薏仁三钱,白通草一钱,鲜枇杷叶去毛三钱,茯苓皮三钱,淡豆豉钱半,黑山栀壳一钱,急火煎五分服。此手太阴肺经药也,肺气窒塞,当降不降,杏仁微苦则能降,滑石甘凉渗湿解热,薏仁、通草淡而渗气分,枇杷叶辛凉能开肺气,茯苓用皮,谓诸皮皆凉,栀、豉宣其陈腐郁结。凡此气味俱薄,为上焦药,仿齐之才轻可去实之义。(《续名医类案》)

【译文】叶天士治疗朱姓患者,初发颜面浮肿,考虑邪犯上焦,气壅不通,二便均少。使用桂枝、附子治疗无效,于是用消导积滞法治疗。滞属有形之邪,湿热为无形之邪,侵袭肺脏发生气喘,乘脾便出现腹胀,六腑的功能都失调了,大便不通畅,小便短少混浊,有时点滴而出,伴舌质绛红、口渴。病位在腑则背部胀,病位在脏则腹满,更兼倚倒,左右肿胀,随着处为甚,其湿热布散三焦,直观上很难断定。《内经》记载:"从上之下者治其上。"又记载:"从上之下而甚于下者,一定先治疗其上部,而后治其下部。"此症错综复杂,完全没有头绪,根本辨不出有形还是无形,姑且先用清肃上焦的方法,药用飞滑石钱半,大杏仁去皮尖十粒,生薏仁三钱,白通草一钱,鲜枇杷叶去毛三钱,茯苓皮三钱,淡豆豉钱半,黑山栀壳一钱,急火煎五分服。这是入手太阴肺经的方剂,肺气窒塞不通,该降不降,杏仁微苦则能降,滑石甘凉渗湿解热,薏仁、通草淡而渗气分,枇杷叶辛凉能开肺气,茯苓用皮,正所谓所有的皮类药物都是凉性,栀、豉能够宣散患者多年的郁结。凡是具有此类气味的药物都比较轻清,是治疗上焦的药物,效仿这样的方法,运用这些药物才能够达到轻可去实的效果。

【医理】三焦壅滞,"三焦者,决渎之官,水道出焉。"湿热内侵,久羁不化;或湿郁化热,湿热内盛,使中焦脾胃失其升清降浊之能,三焦为之壅滞,水道不通,以致水液潴留体内,泛滥肌肤,发为水肿。患者初发颜面浮肿,考虑邪犯上焦,气壅不通,二便皆少。使用桂枝、附子无效,于是用消导积滞之法。滞属有质,湿热为无形之邪,入肺发为气喘,乘脾发为腹胀,六腑开合皆废,大便不通爽,小便短少混浊,时或点滴,伴舌质绛红,口渴皆为湿热内盛所致。以清肃上焦为先,继而利尿消肿。药用飞滑石钱半,大杏仁去皮尖十粒,生薏仁三钱,白通草一钱,鲜枇杷叶去毛三钱,茯苓皮三钱,淡豆豉钱半,黑山栀壳一钱,急火煎五分服。此手太阴肺经药也,肺气窒塞,当降不降,杏仁微苦则能降,滑石甘凉渗湿解热,薏仁、通草淡而渗气分,枇杷叶辛凉能开肺气,茯苓用皮,谓诸皮皆凉,栀、豉宣其陈腐郁结。凡此气味俱薄,为上焦药,仿齐之才轻可去实之义。

(二) 阴水

1. 脾阳不振案

【原文】薛己治儒者痢后两足浮肿,胸腹胀满,小便短少,用分利之剂,遍身肿,兼气喘(非水肿而分利之,则气愈伤而喘作)。薛曰:"两足浮肿,脾气下陷也,胸腹胀满,脾虚作痞也,小便短少,肺不能生肾也,身肿气喘,脾不能生肺也。"用补中益气汤加附子而愈。半载后,因饮食劳倦,两目浮肿,小便短少,仍服前药,顿愈。(《续名医类案》)

【译文】薛己治疗一位读书人,下痢后出现两足浮肿,胸腹胀满,小便短少,用分利的药后,又出现遍身水肿,兼气喘(如果患者不是水肿而误用分利之药,会导致正气愈虚而发气短而喘)。薛己说:"两足浮肿,是因为脾气下陷;胸腹胀满,是脾虚导致的痞满;小便短少,为肺不能生肾也;而后导致的身肿气喘,是脾不能生肺。"治疗用补中益气汤加附子而愈。半年后,患者因饮食劳倦,复发两目浮肿,小便短少,仍然照前方服药,也是立即就痊愈了。

【医理】患者泻痢之后出现两足浮肿,胸腹胀满,小便短少,为气随便脱,中气下陷,而医者不知,误投以分利之品,使正气更虚,气不化水而全身水肿,气不得续出现动则气喘。两足浮肿,为脾气下陷;胸腹胀满,是脾虚作痞;小便短少,为肺不能生肾也;而后导致的身肿气喘,是脾不能生肺。治疗用补中益气汤加附子而愈。

2. 肾阳衰微案

【原文】德兄乃郎年十四岁,证患水肿,医投利水诸药无效,转致腹大如鼓,足冷如冰,头身俱肿,阴囊光亮欲裂,行动喘促,势甚危急,诊脉沉细无力。谓曰:"此脾肺肾三脏内亏之病也。肺虚则气不化精而化水,脾虚则水无所制而反克,肾虚则水无所主而妄行,仲师金匮肾气丸,如禹之治水,行所无事,实为至当不易之方。"无如病久形羸,消耗药多,真元败坏,恐难挽矣。德兄固请救治,仍用本方,旬日而验,不月而痊。(《程杏轩医案》)

【译文】德兄十四岁的儿子,患水肿,医者用利水诸药无效,病情加重,腹大如鼓,四肢冰冷,头身俱肿,阴囊水肿光亮欲裂,行动则气短喘促,病势危急,诊脉沉细无力。个人认为"这是脾肺肾三脏内亏之证。肺虚则气不化精而化水,脾虚则水无所制而反克,肾虚则水无所主而妄行,仲景金匮肾气丸,犹如大禹治水,顺势而治之,是最合适的药方。"无奈病程迁延日久,形体羸弱,所用消耗正气之药过多,导致真元衰败,恐怕难以挽回。德兄执意请我救治,我仍用金匮肾气丸治疗,十日后果然见效,不出一个月就痊愈了。

【医理】少年肾气不足,或久病伤肾,以致肾气虚衰,不能化气行水,遂使膀胱气化失常,开合不利,引起水液潴留体内,泛滥肌肤,而成水肿。医者过用利水诸药,乃至肺脾肾三脏俱亏,病势急转直下,真元衰败而见腹大如鼓,四肢冰冷,头身俱肿,阴囊水肿光亮欲裂,行动则气短喘促,病势危急,诊脉沉细无力。治疗当温肾助阳,化气行水,以金匮肾气丸温补脾肾,缓缓图效。十日后果然见效,不出一个月就痊愈了。

三、腰痛

1. 寒湿腰痛案

【原文】一妇人先腰胯作痛,后两腿亦痛。薛以为足三阴虚寒,外邪所伤,用小续命汤及独活寄生汤,或作或止。所用饮食极热,腹中方快。薛曰:"邪气去而元气虚寒也。"诊其脉果沉细,用养肾散渐愈,又用十补丸而痊。(《续名医类案》)

【译文】一女子先是腰胯疼痛,然后双下肢也出现疼痛。医者薛氏认为足三阴虚寒,是外邪所伤,用小续命汤和独活寄生汤治疗,治疗后症状有时发作、有时停止。进食极热的食物,腹中才会感觉舒适。薛氏说:"这是因为邪气去但元气虚寒的缘故。"切脉发现脉象果然沉细,以养肾散治疗渐渐好转,后又用十补丸而痊愈。

【医理】寒湿之邪,侵袭腰部,寒性收引,湿性黏滞,痹阻经络,气血运行不畅,故腰部冷痛重着,转侧不利;寒湿为阴邪,得阳运始化,静卧则寒湿邪气更易停滞,故虽卧疼痛不减;潮湿寒冷天气则寒湿更盛,疼痛加剧。苔白腻,脉沉均为寒湿停聚之象。

2. 湿热腰痛案

【原文】江苏总藩张公,严冬腰腹重痛,甲夜延诊,候脉得沉,沉滑而驶,遂与导痰兼五苓之制,一剂而腹痛止,三啜而腰胯驰纵自如,未尝用腰痛之药。(沉为热在里,滑为痰,故消导分利而愈。)(《续名医类案》)

【译文】江苏总藩张公,严冬时节腰腹剧烈疼痛,初更时分就诊,诊其脉象沉滑而驶,于是治以导痰汤兼五苓散,一帖服下腹痛停止,服用三次腰胯松弛自如,未曾用腰痛的药物(沉脉为热邪在里,滑为痰,所以用消导分利的药物而治愈)。

【医理】湿热壅于腰部,筋脉弛缓,经气不通,故腰部坠胀疼痛而有热感;湿热下注膀胱,故小便短赤。苔黄腻,脉濡数,均为湿热之象。

3. 瘀血腰痛案

【原文】丹溪治徐质夫,年六十余,因坠马腰疼,本可转侧,六脉散大,重取则弦小而长,稍坚。朱以为恶血虽有,未可驱逐,且以补接为先。遂令煎苏木、人参、黄芪、川芎、当归、陈皮、甘草。服至半月后,散大渐敛,食亦进,遂与熟大黄汤,调下自然铜等药。一月而安。(《续名医类案》)

【译文】朱丹溪医治徐质夫,六十多岁,因为坠马导致腰痛,身体可以转侧,脉象六脉散大,沉取则弦小而长,稍坚。朱丹溪认为恶血虽有,还没有驱逐,但还是要以补接为先。于是嘱其煎煮苏木、人参、黄芪、川芎、当归、陈皮、甘草。服用至半个月后,散大的脉象逐渐收敛,食欲转佳,于是给予熟大黄汤,配合自然铜等药,服用一个月后痊愈。

【医理】瘀血阻于腰部经脉,气血运行不畅,故腰痛如刺,痛有定处,痛处拒按。舌质黯紫,或有瘀斑,脉涩,均为瘀血内停征象。

4. 肾虚腰痛案

【原文】饶之城中某病肾虚腰痛,沙随先生以其尊人所传宋谊叔方,用杜仲酒浸透炙

干,捣罗为末,无灰酒调下。如方制之,三服而愈。(《槎庵小乘》)

【译文】饶之城中某人患肾虚腰痛,沙随先生依照其父辈所传宋谊叔方,运用酒浸杜仲烘干,研细末,用不放石灰的酒调服。像这样的方法炮制,服用三次后痊愈。

【医理】腰为肾府,肾主骨髓,肾之精气亏虚,腰脊失养,故酸软无力,其痛绵绵,喜温喜按;劳则耗气,放遇劳堕甚,卧则减轻。肾阳虚衰不能温煦下元,则少腹拘急;不能温养四末,故手足不温;舌淡,脉沉细皆为阳虚有寒之象。肾阴虚则阴津不足,虚火上炎,故五心烦热,失眠,口燥;舌质红苔少,脉弦细数,均为阴虚有热之征。

第六节　其他病证

一、郁证

1. 肝气郁结案

【原文】丹溪治一室女,因事忤意,郁结在脾,半年不食,但日食熟菱米枣数枚,遇喜,食馒头弹子大,深恶粥饭。朱意脾气实,非枳实不能散,以温胆汤去竹茹,与数十贴而安。(《名医类案》)

【译文】医者朱丹溪医治一位女性,因为遇事不随她意,肝气郁结在脾,半年食欲不佳,每天进食数枚熟菱米枣;遇到开心事的时候,能吃弹子大小的馒头,非常厌恶粥和米饭。朱丹溪考虑患者脾气实,只有枳实能散开,以温胆汤去竹茹治疗,数十帖后病愈。

【医理】情志不遂,肝气郁结,肝郁乘脾,脾失健运,则纳呆。

2. 气郁化火案

【原文】黄履素曰:"予少年患郁火之症,面时赤而热,手足不温,复觉咽干口燥,体中微黄,夜更甚。就医吴门,粗工投以黄连、黄芩、黄柏等药。服方二剂,忽觉手足甚冷,渐渐过腕过膝,鼻间突出冷气,神魂如从高桥坠下深溪,阴阴不能自止,几登鬼。"延名医张涟水治之,张云:"症虽误服寒药,又不可骤以热药激之,但服八珍汤加姜及天麻,久当自愈。"如法调之,虽渐安而元气则大减矣。后简方书有云:"郁不可折以寒剂,误治必致死,然则予之不死者幸也。"夫记之以为戒鉴。(《续名医类案》)

【译文】黄履素说:"我少年时得了郁火的毛病,颜面时常发红而且热,手脚凉,还觉得咽干口燥,舌苔微黄,到了夜里更加明显。请吴姓医生为其诊治,平庸的医生运用黄连、黄芩、黄柏等药物治疗。患者服用二帖药后,忽然感觉手足更冷,渐渐过腕过膝,鼻腔突然喷出冷气,神魂如从高桥坠落至深深的溪谷,常常不能控制,差点送命。"然后,请名医张涟水为其诊治。张医生说:"虽然误服了寒性药物,但不可以马上用热性的药物来刺激,只要服用八珍汤加姜和天麻,日久则会自愈。"按照这样的方法医治,虽然病情渐渐地平稳了,但是元气却大减。后简方书有提到:"郁证不可用寒凉的药物,错误的医治必将导致死亡。然而用了寒凉的药物却没有死亡的患者算是幸运的了。"所以记载下来引以为戒。

【医理】气郁化火,循肝脉上炎,则面时赤而热;肝郁气滞,气滞血瘀,气血运行迟滞,不能顺利到达四末,肝火犯胃,胃失和降,耗伤津液,故咽干口燥,体重为黄为肝郁化火之象。

3. 痰气郁结案

【原文】冯楚瞻治一壮年,作宦失意退居,抑郁成疾,即经所谓常贵后贱,名曰脱营,常富后贫,名曰失精。其后气血日消,神不外扬,六脉弦细而涩,饮食入胃尽化为痰,必咳吐尽出乃能卧,津液内耗,肌表外疏,所以恶寒而瘦削。以人参保元固中为君;黄芪助表达卫为臣;当归和养气血,白术助脾胜湿,麦冬保护肺中之气,五味收敛耗散之金,炙甘草和药性而补脾,并以为佐;桂枝辛甘之性,能调荣卫而温肌达表,麻黄轻扬力猛,率领群药,遍彻皮毛,驱逐阴凝之伏痰,化作阳和之津液,并以为使。但恐麻、桂辛烈,有耗荣阴,入白芍和肝,以抑二药之性,更加白术以固中,姜、枣以助脾生津。二三剂,脉气渐充有神,痰涎咳吐俱愈。继以十补丸及归脾养荣加减痊愈。(《续名医类案》)

【译文】医者冯楚瞻医治过一位壮年,因做宦官不得志而辞官归隐,抑郁成疾病,就是《内经》中所提到的"常贵后贱",这种病叫脱营;"常富后贫",这种病叫失精。这之后,气血日渐消耗,无精打采,六脉均见弦细而涩,食物进入胃内都化成了痰湿,必须尽可能地全部略出才能平卧,耗伤津液,肌肤松懈,所以怕冷且消瘦。治以人参为君药,保元固中,黄芪为臣药,助表达卫;当归和气养血,白术助脾化湿,麦冬保护肺气,五味子收敛耗散之金,炙甘草调和药性同时补脾,一并作为佐药,桂枝性辛味甘,能温煦肌肤调和营卫,麻黄性清扬药效猛烈,率领群药,遍及全身,驱逐体内的伏痰,使其化作阳和之津液,同为使药。但防止麻黄、桂枝过于辛烈,会伤阴;加入白芍柔肝,抑制两味药的药性;再加上白术固中,姜枣助脾生津。两三帖药后,脉象渐渐有神,咳吐痰涎都已痊愈。接着用十补丸和归脾养荣汤加减调理,病痊愈。

【医理】肝郁乘脾,脾失健运,聚湿成痰,气血日消、神不外扬,津液内耗,肌表外疏,消瘦均为脾虚之证,气虚卫外不固,故恶寒。弦细而涩为肝郁脾虚之脉象。

4. 忧郁伤神案

【原文】朱氏子,场屋不利,郁郁而归,遂神识不清,胸满谵语,上不得入,下不得出,已半月。诊之,两脉虚涩兼结。此因郁所伤,肺金清肃之气不能下行,而反上壅,由是木寡于畏,水绝其源,邪火内扰,而津液干格。胸中满结者,气不得下也;神昏谵语者,火乱于上也;上不得入,下不得出者,气化不清,而现晦塞之象也。但通其肺气,诸症自已。用紫菀五钱,宣太阴以清气化;干葛二钱,透阳明以散火郁;枳、桔各一钱,散胸中之结;杏仁、苏子各二钱,导肺中之痰。一剂而脉转神清,再剂而诸症悉退。改用归脾汤调理而痊。(《续名医类案》)

【译文】朱姓男子,科举不利,郁闷归来。于是出现神志不清、胸闷、胡言乱语的症状,不进食、不排泄已有半个月。诊其脉,两脉虚涩兼结。这是因郁所伤,肺气不能肃降,反而上逆,于是不能克制肝木,邪火内扰,而津液干涸。胸中满闷郁结,是因为气不得降;神昏谵语是因为火扰乱于上;不进食不排泄是因为气化不利,不能升清降浊,而出现的晦塞之象。只要疏通肺气,各种症状自然消失。治以紫菀五钱,宣肺以清气化;葛根二钱,透达阳明以散郁火;枳实、桔梗各一钱,散胸中之气结;杏仁、苏子各二钱,疏导肺中之痰。服用一剂药后脉象好转,神志转清,再服一剂则诸症全消。之后改用归脾汤调理,病痊愈。

【医理】忧郁不解,耗伤心气营血,心神失养,故见精神恍惚,心神不宁。此因郁所伤,肺金清肃之气不能下行,而反上壅,由是木寡于畏,水绝其源,邪火内扰,而津液干格。胸中满结者,气不得下也;神昏谵语者,火乱于上也;上不得入,下不得出者,气化不清,而现晦塞之象也。

二、遗精

1. 阴虚火旺案

【原文】一男子白浊梦遗,兼脚跟着痛,口干作渴,大便闭涩,午后热甚,用补中益气汤加白芍、元参,并加减八味丸而愈。(《续名医类案》)

【译文】一名男性患者患小便浑浊且遗精的疾病,伴有足跟疼痛,口干口渴,大便不通,排出困难,午后身热明显,服用补中益气汤加白芍、玄参,并加减八味丸后,病痊愈。

【医理】足跟疼痛故有肾虚,阴虚则津液亏虚,所以出现口干、口渴的症状;肠道津液亏虚,所以大便干涩不通;午后热甚为阴虚的表现,所以用养阴的加减八味丸加上补气升提作用的补中益气汤治疗,效果明显。

2. 肾虚不藏案

【原文】丹溪,壮年有梦遗症,每四十五日必一遗,(琇按:必遇立春、春分,及立夏、夏至等节。)累用凤髓丹、河间秘真丸,效虽少见,而遗终不除。改用远志、菖蒲、韭子、桑螵蛸、益智、酸枣仁、牡蛎、龙骨、锁阳等为丸服之,寻愈。(《名医类案》)

【译文】丹溪,壮年时有遗精的病证,每四十五天必有一次(解释:必定是遇到立春、春分,及立夏、夏至等节气)。累计用了凤髓丹、河间秘真丸,虽然有效果,但是遗精始终不能根除。改用远志、菖蒲、韭子、桑螵蛸、益智、酸枣仁、牡蛎、龙骨、锁阳等做成丸剂服用,病痊愈。

【医理】肾主封藏,肾气充足,则肾精封藏而不外泄,现肾精亏虚,封藏火职,精关不固,故遗精频作;无梦而遗,滑泄不禁,精液清稀而冷乃阴损及阳,下元不足之象;肾精不足,元阴元阳虚衰亏耗,不能上荣头目,则眩晕耳鸣;肾虚于下,元阳不足,故见腰膝酸软,形寒肢冷;肾阳不足,无以气化,故夜尿清长。舌淡苔白滑,脉沉细为肾阳不足之象。

三、眩晕

1. 肝阳上亢案

【原文】大尹祝支山,因怒头晕,拗内筋挛,时或寒热,日晡热甚。此肝火筋挛,气虚头晕,用八珍汤加柴胡、山栀、丹皮,二十余剂而愈。(《续名医类案》)

【译文】太守祝枝山,因为愤怒导致头晕,筋脉挛急,时有寒热,下午热感明显。这是肝火引起的筋脉挛急,气虚而头晕,用八珍汤加柴胡、山栀、牡丹皮,二十多帖药后治愈。

【医理】肝气郁结,郁而化火,肝阴受损,肝阳上亢,火随气升,上扰清空,故眩晕耳鸣,头痛而胀,面色潮红;肝阳妄动,内扰心神,则失眠多梦、烦躁易怒;肝失疏泄,胆气上逆,则口苦。舌红苔黄,脉弦滑,为肝阳上亢之征。

2. 肾精不足案

【原文】陶天爵,外家媵素多,时患头晕疼甚,劳则肢体痿软,筋骨作痛,殊类风症。以为肾虚,不能纳气归源,用加减八味丸而痊。(《续名医类案》)

【译文】陶天爵,随嫁的人很多,时常出现严重的头晕头痛,劳累后则出现肢体痿软无力,筋骨疼痛,不同于风证。医者认为是肾虚,不能纳气归元,以加减八位丸治疗后痊愈。

【医理】"精生气,气生神",肾精不足,不能生髓充脑,髓海空虚,故眩晕耳鸣,精神萎靡,神疲健忘;腰为肾之府,肾主骨,肾精不足,筋络失养,故腰膝酸软;肾虚精关不固,故出现遗精;偏于肾阴虚者,阴虚则生内热,故五心烦热,舌红苔少,脉细数;偏于阳虚者,阳虚生外寒,故畏寒肢冷,阳虚命门火衰,精关不固,则阳痿早泄。舌质淡,脉沉细均为肾阳不足,命门火衰之象。

3. 气血两虚案

【原文】昌平守王天成,头晕恶寒,形体倦怠,得食稍愈,劳而益甚,寸关脉浮。此脾肺虚弱,用补中益气加蔓荆子而愈。(《续名医类案》)

【译文】昌平太守王天成,头晕怕冷,身体倦怠,进食后稍有好转,劳累后则加重,寸关脉浮。这是脾肺虚弱,以补中益气汤加蔓荆子治疗后痊愈。

【医理】心脾两虚,气血不足,不能上荣于脑,则发为眩晕,心主血脉,其华在面,心血不足,则面色苍白,唇甲淡白;脾气虚弱,运化失职,气血生化乏源,故神疲纳减,气短懒言;血虚不能养心,则心悸少眠。舌质淡、脉细弱乃气血两虚之象。

4. 痰浊中阻案

【原文】朔客梁姓者,邀诊。时当夏日,裸坐盘餐,倍于常人,形伟气壮,热汗淋漓于头顶间。诊时不言所以,切其六脉沉实,不似有病之候,惟两寸略显微数之象。但切其左,则以右掌抵额,切其右,则以左掌抵额,知其肥盛多湿,而夏暑久在舟中,时火鼓激其痰而眩晕也。询之果然,因与导痰汤加黄柏、泽泻、茅术、浓朴,二服而安。(《续名医类案》)

【译文】姓梁的将领,预约就诊。当时正是夏天,裸坐吃饭,饭量比常人多出数倍,形体伟岸,气势强壮,头顶淋漓汗出。就诊时说不出什么情况,切其脉象,六脉均沉实,不像有病的样子,只有两寸脉略微数。但是切其左脉,则以右手抵着额头;切其右脉,则以左手抵着额头。知道他体肥多痰湿,而夏天长期在船上,热邪鼓激其痰,导致眩晕。询问过后,果然如此,给予导痰汤加黄柏、泽泻、苍术、厚朴治疗,服用二帖后病痊愈。

【医理】痰浊中阻,清阳不升,浊阴不降,上蒙清窍,内扰心神,故眩晕,头重如裹,心悸;湿邪停滞,气机不畅,脾失健运,则出现胸闷痰多,恶心欲呕,不思饮食;痰浊内阻,阳气不展,则多寐。舌苔白腻、脉濡滑为痰浊内阻之象。

四、血症

(一) 衄血

1. 热邪犯肺案

【原文】汪石山治陈锐,面黑形瘦,年三十余,患鼻衄,发热恶寒,消谷善饥,疲倦,或自汗呕血。汪诊之,脉细且数,约有六至,曰:丹溪论瘦黑者,鼻衄者,脉数者,参、皆所当禁,固也,然不可执为定论。《脉经》云:"数脉所主,其邪为热,其症为虚。"宜人参三钱,生甘草、陈皮、黄柏、白术、归身、生地、山栀、生白芍,递为佐使,服之果安。(《续名医类案》)

【译文】汪石山为陈锐诊治,面色黑形体消瘦,三十余岁,得了鼻出血,发热怕冷,能吃易饿,疲劳倦怠,有时出汗呕血。汪石山为他诊脉,脉细而数,大约一息六至,说:"朱丹溪所说的瘦黑、鼻出血、脉数的患者,参类都应当禁用,确实如此,但不可以将其意尊为定论。"《脉经》记载:"数脉所主的病证,主要为热邪所伤,症状为虚证。"治疗宜采用人参三钱,生甘草、陈皮、黄柏、白术、归身、生地、山栀、生白芍,依次为佐使,患者服用过后果然痊愈。

【医理】鼻为肺窍,肺有蕴热,肺津受灼,肺络受损,血热妄行,故鼻窍干燥而出血;邪热熏蒸,热伤津液则口干咽燥;若风热袭表,卫表失和则身热;热邪蕴肺,肺失宣肃,故咳嗽少痰。舌红、苔薄黄,脉滑数均为邪热阻于上焦之象。

2. 胃热炽盛案

【原文】吴桥治文学于学易,举孝廉,病衄,其衄然,七昼夜不止,甚则急如涌泉,众医济以寒凉不效,急以大承气汤下之,亦不行。桥曰:"孝廉故以酒豪,积热在胃,投以石膏半剂愈之。"众医请曰:"积热宜寒,则吾剂寒之者至矣,公何独得之石膏?"桥曰:"治病必须合经,病在是经,乃宜是药,石膏则阳明胃经药也,安得以杂投取效哉?"(《续名医类案》)

【译文】医者吴桥为文学家于学易治病。于学易被推荐为孝廉,患出血的疾病,七天七夜不止,严重时像泉涌一般急迫。众多医者以寒凉的药物治疗,均没有效果,着急后以大承气汤治疗,也不行。吴桥说:"孝廉过去经常过量饮酒,积累热邪在胃里,给予石膏半付汤药便治愈。"众多医者请教,说:"积热应该用寒药,那么我们使用过的寒药应该已经够了,您为什么独用石膏?"吴桥说:"治病必须配合归经,病在这条经脉,就用归属这条经脉的药物,石膏则是阳明胃经的药物,怎么可以为了取效而乱用药呢?"

【医理】胃中积热,热循阳明经脉上炎鼻额,脉络受伤,迫血妄行,故衄血;胃热熏蒸而致鼻燥口臭;阳明热炽,消铄胃阴,故口渴引饮;津液不足,大肠传导失司而便秘;热扰心神,故烦躁。舌红、苔黄、脉洪数为胃热壅盛之象。

3. 肝火上炎案

【原文】李嗣立治赵季修,赴龙泉知县,单骑速行,时值盛暑,未几患鼻衄,日出血升许,李教服藕汁、生地黄膏方。赵云:"某往年因赴铨曹听选,省前急走数回,心绪不宁,感热骤得鼻衄之症,寻扣临安一名医,服药遂痊,谢以五万钱。"临别时,医再三嘱云:"恐后时疾作,万勿轻信医者,服生地黄、藕汁之药,冰冷脾胃,无服可生。"半月易医无效。李乃就此方,隐其药味俾服之,三日疾愈。赵问曰:"此药如是灵验,得非与临安医之药同乎?"(《续名医类案》)

【译文】医者李嗣立医治赵季修,赶赴龙泉县做知县,独自骑马加速赶路,正逢盛暑时节,没过多久就开始鼻出血,每天出血几升。李嗣立教他服用藕汁,生地黄所做的膏方。赵季修说:"我从前因为赶赴铨曹听选,知道前来回急走数次,心绪不宁,遇热后突然得了鼻出血的毛病,寻找临安一位名医,服药后很快就痊愈了,并以五万钱作为答谢。临别的时候,医生再三嘱咐:'恐怕以后会发作,千万不要轻信医生,服用生地、藕汁之类的药物,会导致脾胃过寒,不吃才能活命'。"半月之内换了医生医治没有效果。李嗣立还是用此方法,隐瞒其药名使其服用,三天后痊愈。赵季修问李嗣立说:"这药如此灵验,莫不是与临安的名医开的药方相同吧?"

【医理】肝郁化火,火性上炎,灼伤脉络,迫血妄行,故衄血;肝火扰心,故心烦易怒;肝火上扰头目,则头痛,目眩目赤;火盛灼津则口干口苦。舌边红,苔黄,脉数为肝火旺盛之象。

(二) 吐血

脾胃虚弱

【原文】天津冯××,年三十二岁,得吐血证久不愈。病因:因劳心劳力过度,遂得此证。证候:吐血已逾二年,治愈,屡次反复。病将发时,觉胃中气化不通,满闷发热,大便滞塞,旋即吐血,兼咳嗽多吐痰涎。其脉左部弦长,右部长而兼硬,一息五至。处方:生赭石(一两轧细)、玄参(八钱)、大生地(八钱)、生怀山药(六钱)、栝蒌仁(六钱炒捣)、生杭芍(四钱)、龙胆草(三钱)、川贝母(三钱)、甘草(钱半)、广三七(二钱细末)。药共十味,先将前九味煎汤一大盅,送服三七细末一半,至煎渣重服时,再送服其余一半。效果:每日煎服一剂,初服后血即不吐,服至三剂咳嗽亦愈,大便顺利。再诊其脉,左右皆有和柔之象,问其心中闷热全无。遂去蒌仁、龙胆草,生山药改用一两,俾多服数剂,吐血之病可从此永远除根矣。(《医学衷中参西录》)

【译文】天津冯某,三十二岁,得了吐血的毛病,久不能痊愈。因其劳心劳力过度,于是患了此病。症状:吐血已经超过二年,治愈,多次复发。疾病即将发作时,感觉胃中气运行不畅,满闷发热,大便滞涩不通,而后马上吐血,同时咳嗽咳痰。其脉象左弦长,右长而硬,一息五至。处方:生赭石(一两轧细)、玄参(八钱)、大生地(八钱)、生怀山药(六钱)、栝蒌仁(六钱炒捣)、生杭芍(四钱)、龙胆草(三钱)、川贝母(三钱)、甘草(钱半)、广三七(二钱细末)。共十味药,先将前九味煎汤,送服三七粉一半,到了渣子重新服用,再送服其余另一半。效果:每日煎服一剂,刚开始服用就吐血停止,服到三帖时咳嗽也好了,大便顺畅。再诊其脉,左右均见柔和之象,问他心中闷热的症状全都消失了。于是去掉瓜蒌子、龙胆草,生山药改用一两,嘱其多服几帖,吐血的毛病便可从此永远根除了。

【医理】此证当系肝火挟冲胃之气上冲,血亦随之上逆,又兼失血久而阴分亏也。为其肝火炽盛,是以左脉弦长;为其肝火挟冲胃之气上冲,是以右脉长而兼硬;为其失血久而真阴亏损,是以其脉既弦硬(弦硬即有阴亏之象)而又兼数也。此宜治以泻肝降胃之剂,而以大滋真阴之药佐之。

(三) 尿血

1. 下焦热盛案

【原文】一徽商,夏月过饮烧酒,溺血,或用辰砂益气散不效,服六味汤亦不效,张用导赤散三啜而愈。(《续名医类案》)

【译文】一位安徽商人,夏季饮烧酒过量,尿血,服用辰砂益气散没有效果,服用六味汤也没有效果,张姓医者用导赤散,服用三次后痊愈。

【医理】夏季本来气候炎热,又加上过量引用烧酒,更为大辛大热之品,热破血妄行,所以出现血尿,因不是气虚引起,所以辰砂益气散没有效果,也不是虚寒引起,所以六味汤也没有效果,一定要把热邪排出去,才能见效,所以服用导赤散治愈。

2. 肾虚火旺案

【原文】薛立斋治一妇人,因怒尿血,内热作渴,寒热来往,胸乳间作胀,饮食少思,肝脉弦弱,此肝经血虚而热也。用加味逍遥散、六味地黄丸,兼服渐愈。又用八珍汤加柴胡、丹皮、山栀而痊。(《续名医类案》)

【译文】薛立斋医治一位女子,因为生气尿血,内热伴口渴,寒热往来,胸部两乳之间胀感明显,食欲欠佳,肝脉脉象弦弱,这是肝经血虚导致的内热。用药加味逍遥散、六味地黄丸,同时服用,逐渐治愈。后又服用八珍汤加柴胡、丹皮、山栀而痊愈。

【医理】肾阴亏虚,水不济火,虚火妄动,灼伤血络,见尿短赤带血;肾水不足,水不涵木,肝阳上亢,故头晕耳鸣、潮热颧红;腰为肾之府,肾精虚少,不能濡养腰膝,则腰膝酸软。舌红,脉细数为阴虚内热之象。

3. 脾不统血案

【原文】陆养愚治费右塘室,性执多怒,初夏忽患小水不利,阴中肿痛,月又溺血发热。时疫症盛行,医与解肌发表不效。脉之,左关沉弦而数,右寸浮数而短,曰:"此由心火过旺,时又火令,肺金受伤,失降下之权,故小水不利。"足厥阴肝脉合篡间,绕篡后,阴器为肝经所络之地,木气有余而寡于畏,故癃肿而痛。用人参、麦冬、知母、五味,滋肺经而还其输布之职,黄连、柴胡、白术、滑石、青皮、丹皮、青黛,泻肝火而绝其壅滞之气,数剂而诸症痊。(雄按:人参、五味未妥。)(《续名医类案》)

【译文】陆养愚治疗费右塘的家室,性格执拗易发脾气,初夏时节突然患小便不利,阴部肿痛,一个月后又尿血发热。当时正是疫病盛行,医生给予解肌发表治疗没有效果。切脉,左关脉沉弦而数,右寸脉浮数而短,说:"这是由心火过旺导致,当时又是炎热的季节,肺金受伤,不能降下,所以小便不利。"足厥阴肝经合篡间,绕篡后,阴部为肝经所络之地,木气有余而使相畏相对不足,所以癃肿且痛。使用人参、麦冬、知母、五味子,滋养肺经,使其输布之功得到恢复,黄连、柴胡、白术、滑石、青皮、丹皮、青黛,泻肝火疏通其壅滞之气,服用数剂后诸证痊愈。

【医理】劳倦内伤,脾气亏虚,不能摄血,血不循经,则小便带血,血色淡红;脾胃虚弱,运化失职,气血亏虚则纳少、面色不华、倦怠乏力、气短声低。舌淡,脉细弱为气血亏虚之象。

(四) 便血

脾胃虚寒案

【原文】高××,年三十六岁,得大便下血证。病因:冷时出外办事,寝于寒凉屋中,床衾又甚寒凉遂得斯证。证候:每日下血数次,或全是血,或兼有大便,或多或少,其下时多在夜间,每觉腹中作痛,即须如厕,夜间恒苦不寐,其脉迟而芤,两尺尤不堪重按,病已二年余,服温补下元药则稍轻,然终不能除根,久之,则身体渐觉羸弱。诊断:此下焦虚寒太甚,其气化不能固摄而血下陷也。视其从前所服诸方,皆系草木之品,其质轻浮,温暖之力究难下达,当以矿质之品温暖兼收涩者投之。处方:生硫黄(半斤色纯黄者)赤石脂(半斤纯系粉末者)。将二味共轧细过罗,先空心服七八分,日服两次,品验渐渐加多,以服后移时微觉腹中温暖为度。效果:后服至每次二钱,腹中始觉温暖,血下亦渐少。服至旬余,身体渐壮,夜睡安然,可无如厕。服至月余,则病根被除矣。方解按硫黄之性,温暖下达,诚为温补下焦第一良药,而生用之尤佳,唯其性能润大便(本草谓其能使大便润、小便长,西医以为轻泻药药),于大便滑泻者不宜,故辅以赤石脂之粘腻收涩,自有益而无弊矣。(《医学衷中参西录》)

【译文】高某某,三十六岁,得了便血的疾病。病因是:天气寒冷的时候外出办事,住在寒凉的房间里,床褥又比较寒凉,于是患此病。症状:每天便血多次,有时便下的全是血,有时夹杂着大便,时多时少,便血时多在夜间,每次感觉到腹痛,就必须马上如厕,夜间痛苦不能睡觉,其脉象迟而芤,两侧尺脉尤其不能重按,患病二年多,服用温补下元的药物就能稍稍减轻,然而始终不能断根,久而久之,身体逐渐觉得疲惫消瘦。诊断:这是因为下焦虚寒太过,气化不能固摄而血下陷。看其从前所服用的诸多方子,都是草本类的药物,这些药物质地轻浮,温暖之力终究难以下达,应当用矿物质类的药物温暖兼收涩之功兼而有之。处方:生硫黄(半斤色纯黄者)赤石脂(半斤纯系粉末者)。将二味药物研细末过罗,先空腹服用七八分,每日服用两次,逐渐增加,以服用后活动时感觉腹部微温为度。效果:后面服用至每次二钱,腹中开始觉得温暖,便血也逐渐减少。服用十多天,身体开始逐渐强壮,夜晚睡眠平稳,无须如厕。服用一个多月,病根则去除。方解:硫黄的药性,可使温暖下达,是温补下焦第一良药,而生用效果更好,只是其能润肠通便(本草纲目说它能使小便长,大便润,西医认为是轻泻要药),对于大便滑泻的人不适合,所以配以赤石脂的黏腻收涩之性,自然有益而没有弊端了。

【医理】脾胃虚寒,中气不足,脾不统血,血逸肠中,故大便下血,先便后血;若胃肠脉络大伤,出血连续不断,则血便混杂,或下纯血,血色黯紫,或大便呈柏油样;脾胃虚寒,中气不足,气机不和,故腹部隐隐作痛;阳气不能温养四末故四肢欠温;脾虚气血不足,不能充盈血脉,荣润肌肤,故面色少华,神疲乏力,舌淡,脉细弱。

五、不寐

1. 心脾两虚案

【原文】张子和治一富家妇人,伤思过虑,二年不寐,无药可疗。其夫求张治之,张曰:"两手脉俱缓,此脾受之,脾主思故也"。乃与其夫约,以怒激之,多取其财,饮酒数日,不处一法而去。其妇大怒汗出,是夜困眠。如此者八九日不寤,自是食进脉平(雄按:此法人皆能之,然须问其是否愈人之病也)。(《续名医类案》)

【译文】张子和医治一位有钱人家的妇女,由于思虑过度,两年时间睡不着觉,没有药物可以治疗。她的丈夫求张子和为其治病,张子和说:"两手的脉都缓,这是脾虚导致的,因为脾主思。"便与其丈夫约定,以愤怒来刺激她。患者的丈夫便拿走了家中许多财物,并频繁喝酒,还经常不回家。于是这位妇女非常愤怒,随即出了很多汗,当晚就睡着了。像这样沉睡了八九天后,便可以进食了,脉象也平稳了。

注释:这种方法人人都可以尝试,但是必须要问清楚是否真的可以治愈疾病。

【医理】心主血,脾为生血之源,心脾亏虚,血不养心,心神不宁,故多梦易醒,醒后不易再睡,心悸;脾失健运,气血生化乏源,则食少,面色少华,神倦乏力。舌淡,脉细弱均为心脾两虚之象。

2. 阴虚火旺案

【原文】顾太学叔夏内人,患阴虚火症,彻夜不眠者两月,饮食俱废,形体日削,中外疑其必无救矣。李为之诊视,决其必无大害,第要多需时日矣。用大剂人参、枣仁、茯神、远志、生地、当归、五味、麦冬,因虚甚气怯,佐以琥珀、辰砂、金银器之类,约百余剂而瘳。后友人询其故,李谓此病虽属虚,幸脏腑无损,心经虽有火,幸不至烁肺,多服补阴收敛之剂,则水火自然升降,所云壮水制阳光,正此谓耳。至于久病脉调,身不发热,岂有他虞哉。(《续名医类案》)

【译文】顾太学叔夏的夫人,患了阴虚火旺的病证,两个月彻夜不眠,不吃不喝,形体日渐消瘦,家人和外人都怀疑她没有救了。李姓医者为其诊治,说其并无大害,只是需要多点时间而已。用大剂量的人参、酸枣仁、茯神、远志、生地、当归、五味子、麦冬,因为太过虚弱而害怕,佐以琥珀、辰砂、金银器之类,百余剂而治愈。后来友人问他原因,李医生说这个病虽然属虚证,幸好脏腑没有受损,心经虽然有火,所幸不至于伤肺,多多服用补阴收敛的药物,则水火升降自然可以调和,所说的壮水之主以制阳光,正是如此。至于久病脉象调和,身不发热,怎么能担心其他的呢。

【医理】心烦失眠、心悸不安、头晕耳鸣、五心烦热、口干津少、腰膝酸软、舌红、脉细数均为阴虚火旺之象。

3. 心虚胆怯案

【原文】李季虬庶母,因儿痘惊苦积劳,虚烦不得卧,心胆虚怯,触事惊悸,百药不效。家弟长文偶于友人处,闻兴化陈丹崖疗一女人甚奇,其症与母类。叩其方,乃温胆汤也,试之数剂而效。半夏七钱,竹茹、枳实各三钱,陈皮四钱半,茯苓、甘草各二钱二分半,分二剂,姜枣煎服,外加枣仁五钱,后因虚极加人参二钱。质之仲淳,曰:"此必有痰而善饮者也。"果然。(《续名医类案》)

【译文】李季虬父亲的妾室,因为儿子长水痘担心过度积劳成疾,虚烦不能入睡,心虚胆怯,遇事易心慌惊恐,吃了好多药都没有效果。弟弟长文偶尔在朋友家里,听说兴化陈丹崖治疗一名女子非常怪,他的症状与李季虬父亲的妾室一样。询问她用的药方,原来是温胆汤,尝试着吃了几帖,就有了效果。半夏七钱,竹茹、枳实各三钱,陈皮四钱半,茯苓、甘草各二钱二分半,分成两帖,姜枣同煎服,外加酸枣仁五钱,然后因为过于虚弱加入人参二钱。问明医者仲淳说:"这位患者一定有痰且喜欢喝酒。"果真是这样。

【医理】心虚则神摇不安，胆虚则善惊易恐，故心烦不得眠，易于惊醒，心悸多梦，善易恐；气短乏力，自汗为气虚之象。舌淡，脉弦细均为气血不足的表现。

六、痹证

1. 行痹案

【原文】张子和治一税官，病风寒湿痹，腰脚沉重浮肿，夜则痛甚，两足恶寒，经五六月间，犹棉缠靴足。腰膝皮肤，少有跣露，则冷风袭之，流入经络，其痛转剧，走注上下，往来无定，其痛极处，便拥急而肿起，肉色不变，腠理间如虫行。每遇风冷，病必转增，饮食转减，肢体瘦乏，须人扶掖，犹能行立。所服者，乌、附、姜、桂，种种燥热，燔针着灸，莫知其数，前后三年不愈。一日命张脉之，其两手皆沉滑有力。先以导水丸、通经散各一服，是夜泻二十余行，痛减过半。渐服赤茯苓汤、川芎汤、防风汤。此三方在《宣明论》中，治痹方是也。日三服，煎七八钱，然汗出，又作玲珑灶法熏蒸。若热病反剧，诸汗法古方亦多有之，唯以吐发汗者，世罕知之。故尝曰："吐法兼汗，良以此夫。"（《续名医类案》）

【译文】张子和医治过一位税务官员，患风寒湿痹，腰部双脚都浮肿，感觉沉重，到了夜晚则更加疼痛，两脚怕冷，适逢五六月份，仍穿着棉鞋。腰部与膝部的皮肤，稍微有点暴露，就会有冷风侵袭，走窜入经络，疼痛加剧，游走于全身上下，痛无定处，疼痛最为严重的地方，便会肿起来，皮肤颜色没有变化，皮肤纹理间感觉如有虫子在爬行。每次遇到寒风，病情必然更加严重，饮食减少，体重减轻，必须有人扶着才能行走站立。所服为川乌、附子、生姜、桂枝等各种燥热的药物，温针灸，不计其数，前前后后共治疗了三年，也没有治愈。有一天，命令张子和为其诊脉，发现他的两手的脉象都沉滑有力。先是用导水丸、痛经散各服一剂，当天夜里就泻了二十余次，疼痛也减轻了一半。随后依次服用了赤茯苓汤、川芎汤、防风汤。这三个方子在《宣明论》中，是治疗痹症的方子。每日服用三次，煎出七八钱，然后出汗，又用玲珑灶法熏蒸。如果热病反而加重，各种汗法的古方也有很多，只有以吐发汗的方法，世间极少有人知道，所以曾说："吐法兼出汗，最好用这种方法。"

【医理】风邪兼夹寒夹湿，客于肌肤腠理，留滞于经络筋脉关节，阻滞气血运行，不通故痛，表现为肢体关节疼痛；行痹是风邪偏盛，"风性善行而数变"，故关节疼痛表现为游走不定；外邪侵袭，经脉痹阻，气血失于濡养，故关节屈伸不利；外邪入侵，正邪相争，正气卫外不固，则表现为恶风、发热。

2. 痛痹案

【原文】一人遍体疼痛，尻体皆肿，足膝挛急。李曰：此寒伤荣血，脉筋为之引急，《内经》所谓痛痹也。用乌药顺气散，七剂而减。更加白术、桂枝，一月而愈。（《续名医类案》）

【译文】有一位患者全身疼痛，臀部连及下肢都肿胀，膝关节及足部痉挛。医者李氏说：这是寒邪伤及荣血，筋脉拘急，就是《内经》中所说的痹症。治疗用乌药顺气散，服用七帖后症状减轻，药方中再加白术、桂枝，服用一个月后治愈。

【医理】寒邪偏盛，侵犯机体，寒为阴邪，其性凝滞，气血运行痹阻不通，运行不畅，不通则痛，故见肢体关节疼痛剧烈，痛如锥刺，部位固定；得热则气血运行顺畅，痹阻得以缓解,遇寒则气血运行阻滞更甚,痹阻不通加重,故得热则疼痛缓解,遇寒则疼痛加重;寒性收引,气血运行不畅,经脉拘急,故关节屈伸不利,痛处皮肤不红并有寒冷感。舌淡苔薄白,脉弦紧是寒邪内盛的征象。

3. 着痹案

【原文】张子和治一衲子,因阴雨卧湿地,一半手足皆不随,若遇阴雨甚,病转加。诸医皆作中风偏枯治之,用当归、白芍、乳香、没药之类,久反大便涩,风燥生,经岁不已。张以舟车丸下之三十余行,去青黄沫水五升,次以淡剂渗泄之,数日手足皆举。张曰:"夫风湿寒之气合而成痹,水痹得寒而浮,蓄于皮腠之间,久而不去,内舍六腑。"曰:"用去水之药可也。"水湿者,人身中之寒物也,寒去则血行,血行则气和,气和则愈矣。(《续名医类案》)

【译文】医者张子和医治一位僧人,因为阴雨天睡在潮湿的地方,一侧肢体都不能动,如果遇到阴雨天,病情更加严重。医者们都按中风偏枯之证来治疗他,运用当归、白芍、乳香、没药之类的药物,久而久之,反而导致大便干涩,风邪燥邪滋生,很久不能好转。张子和用舟车丸三十余剂,去除青黄沫水五升,然后再用淡渗利水的方法,几天后这名僧人的手脚都可以抬起来了。张子和说:"风寒湿之气合在一起形成痹症,水痹遇寒则上浮,蓄积于皮肤腠理之间,久久不能退去,滞留于六腑。"还说:"用利水之药便可"。水湿之邪是人身体中的寒邪,寒去则血行,血行则气和,气和则痊愈。

【医理】湿邪侵袭肌肤腠理,影响筋脉关节气血运行,故表现为肢体关节疼痛;湿为阴邪,其性重浊黏滞,故疼痛特点为疼痛重着;湿邪易留滞于肌肤腠理、筋脉关节,则见肌肉酸楚,痛有定处;湿邪留滞,痹阻气血,经络不和,失于濡养,所以出现四肢沉重,甚则关节肿胀散漫、关节活动不利、肌肤麻木不仁等表现。舌淡苔白腻、脉濡缓为湿邪停滞的表现。

4. 热痹案

【原文】族孙壮年患遍身筋骨疼痛,肢节肿痛,痛处如虎啮,如火燎,非三五人不能起居,呻吟不食,医投疏风之剂不应。又以乳香、没药活血止痛亦不应。诊之,六脉浮紧而数,曰:"此周痹也,俗名白虎历节风,乃湿热所致。"丹溪云:"肿属湿,痛属火,火性速,故痛暴而猛。"以生地、红花、酒芩、酒连、酒柏、秦艽、防风、羌活、独活、海桐皮、威灵仙、甘草,四帖痛减大半。再加赤芍、当归、苍耳、薏仁,去独活、秦艽,又八剂痊愈。(《续名医类案》)

【译文】族孙壮年的时候遍身筋骨疼痛、肢节肿痛,疼痛犹如被老虎咬过一般,火烧火燎,没有三五个人照顾都不能正常起居,呻吟着不能进食。医生用疏风的药物治疗没有效果。又以乳香、没药等活血止痛的药物治疗依旧没有反应。朱丹溪为他诊脉,发现六脉浮紧而且数,说:"这是周痹,俗称白虎历节风,是湿热导致的。"朱丹溪又说:"肿属湿邪,痛属火邪,火邪性快速,所以疼痛剧烈而凶猛。"以生地、红花、酒芩、酒连、酒柏、秦艽、防风、羌活、独活、海桐皮、威灵仙、甘草治疗,四帖药后疼痛减轻大半。前面的处方再加上赤芍、当归、苍耳子、薏苡仁,去独活、秦艽,再服用八帖后就痊愈了。

【医理】热邪壅滞,热为阳邪,热郁经脉关节,与气血相搏,气血闭阻不通,故关节灼热红肿,疼痛明显;热邪其性属火,蔓延迅速,故往往涉及多个关节;风湿热邪壅滞经脉,气血不通,故屈伸不利,局部痛不可触。发热汗出、烦躁口渴、舌红苔黄或黄腻、脉滑数是热邪壅滞的表现。

七、内伤发热

1. 阴虚发热案

【原文】宦左,入夜潮热,延今两月,纳少形瘦,神疲乏力,舌质光绛,脉象濡小而数。此三阴亏耗,脾胃生气受戕,虑成损怯。西洋参(一钱五分)、川石斛(三钱)、茯神(三钱)、淮山药(三钱)、青蒿梗(一钱五分)、炙鳖甲(四钱)、嫩白薇(一钱五分)、陈皮(一钱)、生熟谷芽(各三钱)、红枣(五枚)。(《丁甘仁医案》)

【译文】宦某,到了晚上身体一阵阵发热,至今两个月,进食减少形体消瘦,精神疲惫乏力,舌质光绛,脉象濡小而数。这是三阴亏耗,脾胃生气受到戕伐,恐怕会变成虚损证。处方:西洋参(一钱五分)、川石斛(三钱)、茯神(三钱)、淮山药(三钱)、青蒿梗(一钱五分)、炙鳖甲(四钱)、嫩白薇(一钱五分)、陈皮(一钱)、生熟谷芽(各三钱)、红枣(五枚)。

【医理】由于素体阴虚,或热病日久,耗伤阴液,或误用、过用温燥药物等,导致阴精亏虚,阴衰则阳盛,水不制火,阳气偏盛而引起发热。治当益气健脾,滋阴清热。

2. 气虚发热案

【原文】蒋左劳役太过,脾胃两伤,营卫循序失常,寒热似疟,已有数月。形瘦色萎,食减神疲,脉象虚迟,舌光有津,势将入于虚损一途。损者益之,虚者补之。甘温能除大热,补中益气汤加减。潞党参(三钱)、炙黄(三钱)、炒冬术(二钱)、清炙草(五分)、银柴胡(一钱五分)、陈广皮(一钱)、全当归(二钱)、怀牛膝(二钱)、西秦艽(一钱五分)、大砂仁(研,八分)、焦谷芽(四钱)、生姜(二片)、红枣(四枚)。(《丁甘仁医案》)

【译文】蒋某,因劳累过度致脾胃两伤,营卫循序失常,阵发性寒热发作似疟疾,已有数月。表现为形体消瘦、面色萎黄、进食减少神疲乏力、脉象虚而迟、舌光无苔有津,疾病的走势将进入虚损的状态。治疗上实证用泻法,虚证用补法。味甘性温的药物能除大热,所以用补中益气汤加减。潞党参(三钱)、炙黄(三钱)、炒冬术(二钱)、清炙草(五分)、银柴胡(一钱五分)、陈广皮(一钱)、全当归(二钱)、怀牛膝(二钱)、西秦艽(一钱五分)、大砂仁(研,八分)、焦谷芽(四钱)、生姜(二片)、红枣(四枚)。

【医理】患者由于劳倦过度,以致中气不足,脾胃两伤,营卫循序失常,营卫失和则阵发性寒热发作似疟疾,阴火内生而引起发热,亦即现今所称的气虚发热。形体消瘦、面色萎黄、食减神疲、脉象虚迟、舌光无苔有津皆为脾虚气血不足的表现。

3. 肝郁发热案

【原文】恙由抑郁起见,情志不适,气阻血瘀,土受土克,胃乏生化,无血以下注冲任,经闭一载,纳少形瘦,临晚寒热,咳嗽痰沫甚多,脉象左虚弦,右濡涩,经所谓二阳之病发心脾,有不得隐曲,女子不月;其传为风消,再传为息贲,若加气促,则不治矣。姑拟逍遥合归脾、大黄䗪虫丸,复方图治。全当归(三钱)、大白芍(二钱)、银柴胡(一钱)、炒潞党(二钱)、米炒于术(一钱五分)、清炙草(五分)、炙远志(一钱)、紫丹参(二钱)、茺蔚子(三钱)、川贝母(二钱)、甜光杏(三钱)、北秫米(包,三钱)、大黄䗪虫丸(一钱,每日吞服,以经通为度),

复诊。临晚寒热，虽则轻减，而咳嗽依然。经闭纳少，舌光无苔，脉左弦右涩，此血室干枯，木火刑金，脾胃生化无权。还须怡情适怀，以助药力。今拟培土生金，养血通经，然亦非旦夕所能图功者也。蛤粉炒阿胶（二钱）、茯神（三钱）、淮山药（三钱）、川贝（二钱）、甜光杏（三钱）、紫丹参（二钱）、茺蔚子（三钱）、全当归（三钱）、怀牛膝（二钱）、广艾绒（六分）、西藏红花（八分）、北秫米（包，三钱）、大黄䗪虫丸（吞服，一钱）。（《丁甘仁医案》）

【译文】有一名女性患者，由于长期抑郁引发疾病，长时间心情不舒畅，气滞血瘀，肝郁导致脾虚，脾胃生化气血功能减弱，血不能下注至冲任，于是闭经一年，进食减少，形体消瘦，每天到了傍晚就发寒热，伴见咳嗽并咯吐很多泡沫痰，脉象左虚弦、右濡涩。《内经》中曾记载的阳明病，是说女子有心事，说不出口，每每思虑过度，导致月经不能来潮。精血亏虚，导致热盛而生风，风邪热邪交替，津液逐渐被消耗而枯竭。如果火热之邪灼伤肺金，传变为喘促不得抬肩的患者，就没有办法医治了，大概是因为胃为滋生津液的源头，而肺为传化津液的原动力吧。先拟定方剂逍遥合归脾、大黄䗪虫丸，两个方子共同治疗。所说的二阳，是指足阳明胃经。人的精血，是由胃腑里的水谷所滋生，脾脏的主要功能为帮助胃云化水谷精微。全当归（三钱）、大白芍（二钱）、银柴胡（一钱）、炒潞党（二钱）、米炒于术（一钱五分）、清炙草（五分）、炙远志（一钱）、紫丹参（二钱）、茺蔚子（三钱）、川贝母（二钱）、甜光杏（三钱）、北秫米（包，三钱）、大黄䗪虫丸（一钱，每日吞服，以经通为度）。复诊：每逢傍晚发寒热的症状略有轻减，而咳嗽依然存在。闭经同时饮食减少，舌光无苔，脉左弦右涩，这是因为血室干枯、木火刑金、肝火犯肺，而且脾胃运化功能得不到发挥所导致。还是需要调解情志，使其心情舒畅，帮助药效的发挥。现根据病情拟定培土生金、养血通经的治疗原则，但也不是一朝一夕就能见效的。蛤粉炒阿胶（二钱）、茯神（三钱）、淮山药（三钱）、川贝（二钱）、甜光杏（三钱）、紫丹参（二钱）、茺蔚子（三钱）、全当归（三钱）、怀牛膝（二钱）、广艾绒（六分）、西藏红花（八分）、北秫米（包，三钱）、大黄䗪虫丸（吞服，一钱）。

【医理】情志抑郁，肝气不能条达，气郁化火而发热；或因恼怒过度，肝火内盛，以致发热。其发病机理正如《丹溪心法·火》所概括的："凡气有余便是火"。因此种发热与情志密发相关，故亦称"五志之火"。长期情志不舒，气阻血瘀，肝郁乘脾，脾胃乏生化之力，无血下注冲任，遂经闭一年，纳少形瘦，每到傍晚发寒热，伴见咳嗽痰多，脉象左虚弦、右濡涩，《内经》记载有所谓二阳（足阳明胃）病，则中焦之汁竭，无以奉心神而化赤，则血虚矣。水谷之精，脾无转输于五脏，则肾无所藏而精虚矣。男子无精，有不得为隐曲之事；在女子无血，则月事不得以时下矣。此病本于二阳而发于心脾也。精血两虚，则热盛而生风，风热交织，则津液愈消竭矣。火热烁金，而传为喘急息肩者，死不治，盖胃乃津液之生原，肺乃津液之化原也。暂拟逍遥合归脾、大黄䗪虫丸，复方图治。

4. 瘀血发热案

【原文】喻嘉言治杨季登长女，病经闭年余，发热食少，肌削多汗，而成痨怯。医见汗多，误谓虚也。投以参、术转剧。喻诊时，见汗出如蒸笼气水，谓曰："此证可疗处，全在有汗。"盖经血内闭，止有从皮毛间透出一路，以汗亦血也。设无汗而血不流，则皮毛干槁而死矣。宜用极苦之药，以敛其血入内，而下通于冲脉，则热退经行而汗自止，非补药所能效也。乃以龙荟丸日进三次。月余,忽觉经血略至,汗热稍轻,姑减前丸,只日进一次。又一月,经血大至,淋漓五日,而诸病全瘳。(《古今医案按》)

【译文】喻嘉言诊治杨季登长女,患经闭一年余,发热伴进食减少,消瘦多汗,渐成痨怯。有医者见汗多,误认为虚,给予人参、白术,病情越来越严重。喻医生诊病的时候,看见患者出汗像蒸笼水气一样。因此说:"这病还有救,因为现在还有汗。"因经血闭塞不通,只有从皮毛间透出来。因为汗也就是血,如果没有汗而血又不流畅,那么皮肤毛发就会干枯而死。治疗上应该选用特别苦的药物来收敛血液使其巡常道,而向下通于冲脉,则热退经血行而出汗停止。并不是只有补药才能达到效果。于是每天服用龙荟丸三次。一个多月后,患者忽然感觉月经点滴来潮,发热出汗也稍稍减轻,前面的方剂减量每天服用一次。又过了一个月,月经大量来潮,五天淋漓不尽,所有的病证都消失了。

【医理】患者经闭一年余,导致瘀血阻滞经络,气血运行不畅,壅遏不通,因而引起发热,日久纳食减少,消瘦多汗,渐成痨怯。又经误治,使病情加剧,出现汗出如蒸笼水气。汗多则提示尚未阴血耗竭,故尚有生机。治宜用极苦之药,以敛其血入内,而下通于冲脉,则热退经行而汗自止。非补药所能奏效也。

5. 湿阻发热

【原文】某,脉缓。身痛。汗出热解。继而复热。此水谷之气不运。湿复阻气。郁而成病。仍议宣通气分。热自湿中而来。徒进清热不应。黄芩、滑石、茯苓皮、大腹皮、白蔻仁、通草、猪苓。(《临证指南医案·湿》)

【译文】某患者,脉象缓。周身酸痛。出汗后体温下降。但是很快又会反复发热。这是水谷之气不能布散。脾虚湿困,更加阻碍阳气敷布。湿郁脾胃而成病。治疗仍需宣通气分,因热自湿中而来,故单用清热药无效。方药可选用黄芩、滑石、茯苓皮、大腹皮、白蔻仁、通草、猪苓。

【医理】由于饮食失调、忧思气结等使脾胃受损、运化失职,以致湿邪内生,郁而化热。脾主肌肉四肢,脾为湿困,故周身酸痛,汗出则稍降温。但湿邪为患,病势缠绵难愈,故稍后复热。治疗仍需宣通气分,因热自湿中而来,故单用清热药无效。

八、头痛

(一) 外感头痛

1. 风寒头痛案

【原文】程文彬治一妇人,患头风,虽盛暑,必以帕蒙其首,稍止,略见风寒,痛不可忍,百药不效。盖因脑受风寒,气血两虚,气不能升,故药不效。令患者口含冷水,仰卧,以生姜自然汁少许,灌入鼻中,其痛立止(妙法)。遂与防风、羌活、藁本、川芎、甘草,数服而愈。(《名医类案》)

【译文】程文彬诊治一位妇人,患头痛,即使是盛夏,也必须用巾帕蒙住头,头痛才能稍缓解,稍微遇到风寒,就痛得不得了,用了很多药都无效。大概因头脑感受风寒,气血两虚,清阳不升,所以用药没有疗效。让患者嘴里含冷水,平卧,用生姜汁少许,灌入鼻中,头痛立即缓解了(妙法)。然后用防风、羌活、藁本、川芎、甘草治疗,服用几帖后就痊愈了。

【医理】头为高位,"伤于风者,上先受之",风寒之邪上犯于头,清阳之气受阻,气血不畅,阻遏络道而发为头痛。加之患者平素体质较弱,气血两虚,清阳不升,得不到清气滋养,则易于感受风寒之邪而发头痛,故虽盛暑,必以帕蒙其首,稍止,略见风寒,痛不可忍。程师令患者仰卧,口含冷水,以用生姜汁少许,灌入鼻中,取其性味辛温走窜,功用解表散寒,故能止痛,继以防风、羌活、藁本、川芎、甘草,祛风散寒,通络止痛,服用数剂而痊愈了。

2. 风热头痛案

【原文】张子和治南卿陈君,将赴秋试,头痛偏肿连一目,状若半壶,其脉洪大。张出视《内经》,面肿者风,此风乘阳明经也。阳明气血俱多,风肿宜汗,乃与通圣散,入生姜、葱根、豆豉同煎一大盏,服之微汗。次日以草茎入鼻中,大出血立消。(《续名医类案》)

【译文】张子和诊治南卿陈君,患者即将去参加秋试,却患了头痛,且半边头目肿胀,像半个茶壶一样大,诊其脉洪大。张子和诊查后查阅《内经》,记载有:面肿者风。辨证此患者为阳明风热头痛。阳明经为多气多血之经,风肿应该选用发汗的治疗方法,于是处方用防风通圣散,加入生姜、葱根、豆豉共同煎煮一大碗,嘱咐患者服药后微微发汗。第二天用草茎插入鼻中,刺出大量瘀血后头面部肿痛立即缓解了。

【医理】患者感受风热之邪,上犯于头,清阳之气受阻,气血不畅,阻遏络道而发为头痛。若治不及时,外邪由表入里,呈表里俱实之证,阳明为多气多血之经,热壅血瘀,遂发面肿。风肿治宜发汗,于是处以防风通圣散,加入生姜、葱根、豆豉同煎一大盏,嘱患者服后微发汗。次日以草茎入鼻中,刺出大量瘀血后头面部肿痛立即缓解了。

3. 风湿头痛案

【原文】朱丹溪治一人,因浴冷水,发热头痛脉紧。此有寒湿也,宜温药汗之,苍术、麻黄、干葛、甘草、陈皮、川芎。二剂得汗后,知病退,又与下补药,陈皮、川芎、干葛、白术、苍术、人参、木通、甘草,四剂,姜水煎服。(《名医类案》)

【译文】朱丹溪诊治一人,因洗冷水澡出现发热、头痛、脉紧。这是寒湿侵袭,应当用温药发汗解表,散寒祛湿,药用苍术、麻黄、干葛、甘草、陈皮、川芎。患者服用二剂发汗后,病情减轻,再处以陈皮、川芎、干葛、白术、苍术、人参、木通、甘草,服四剂,嘱咐用姜水煎服。

【医理】感受外邪多因起居不慎、坐卧当风、感受风寒湿热等外邪上犯于头,清阳之气受阻,气血不畅,阻遏络道而发为头痛。本例即为起居失常,浴冷水而感受寒湿,清阳受阻,寒凝血滞,湿性黏滞,湿蒙清阳,头为"清阳之府",清阳不布,气血不畅而疼痛。以温药发汗解表、散寒祛湿的方法治疗。

(二)内伤头痛

1. 肾虚头痛案

【原文】李士材治蒋少宰,头痛如破,昏重不宁。风药血药,痰血久治无功。脉之,尺微寸滑,肾虚水泛为痰也。地黄四钱,怀山药、丹皮、泽泻各一钱,茯苓三钱,沉香八分,日服四剂,两日辄减六七。更以七味丸、人参汤送,五日其痛若失。(《续名医类案》)

【译文】李士材为蒋少宰治病，患者头痛得像要破了一样，昏昏沉沉不得安宁。治风药治血药都试过，治疗了很长时间痰血仍然没有好转。为其诊脉，发现尺微寸滑，肾虚水泛而导致痰饮。处方：地黄四钱，怀山药、丹皮、泽泻各一钱，茯苓三钱，沉香八分，每天服四剂，两天后病情就减轻了六七成。再加上七味丸、人参汤送服，五天后头痛症状完全消失了。

【医理】头为神明之府、诸阳之会，脑为髓海，有赖于五脏精华之血，六腑清阳之气上注于头。患者头痛如破、昏重不宁，且治疗经过风药血药，痰血久治无功。诊脉见尺微寸滑，故辨证为肾虚水泛为痰。其病机之本为精血不足，脑失所养；标为痰蒙清窍，发为头痛。针对病因，治疗予滋补脾肾而取效。

2. 肝阳头痛案

【原文】又：天津于氏所娶新妇，过门旬余，忽然头疼。医者疑其受风，投以发表之剂，其疼陡剧，号呼不止。延愚为之诊视。其脉弦硬而长，左部尤甚。知其肝胆之火上冲过甚也。遂投以镇肝熄风汤，加龙胆草三钱，以泻其肝胆之火。一剂病愈强半，又服两剂，头已不疼，而脉象仍然有力。遂去龙胆草，加生地黄六钱，又服数剂，脉象如常，遂将药停服。（《医学衷中参西录》）

【译文】又：天津于家所娶的新媳妇，过门十多天，突然头痛。有医生诊断其是因为感受风邪所致，处方用发汗解表的药物，结果头痛突然加剧，叫喊声不断。请我为她诊视。我诊得脉弦硬而长，左部尤其明显。诊断她为肝胆之火上冲，肝阳上亢所致头痛。于是处以镇肝息风汤，加龙胆草三钱，以泻其肝胆之火。服用一帖后头痛即减轻了一大半，又服用两剂，头痛缓解，但脉象仍然有力。于是前方去龙胆草，加生地黄六钱，又服用几帖后，脉象平和如正常人，于是将药停服了。

【医理】本例患者新嫁，或有情志精神紧张，致肝气郁结，肝失疏泄，络脉失于条达拘急而头痛；其脉象弦硬而长，左部尤甚故辨证为肝胆之火上冲，肝阳上亢所致头痛。于是处以镇肝息风汤，加减龙胆草，以泻其肝胆之火。

3. 痰浊头痛案

【原文】张大复曰："偏头风之苦，病者不能自言，方亦多岐而罕效。"戊申予忽病此，正闷郁时，周叔明以饼法见寄，未服也。五月五日顾民服贴二饼，贴太阳上，一夕良已。法用南星、半夏、白芷，三味等末，烂捣生姜、葱头为饼，不服、不攻、不熏，视诸方更简便也。（《笔谈》。按：此方风痰用之。）（《续名医类案》）

【译文】张大复称："偏头痛的痛苦，患者苦不堪言，药方多而杂乱，且有效者极少"。戊申年，我忽然患了此病，正在闷郁时，周叔明建议用药饼外治并邮寄了一些给我，但我没有使用。五月五日顾民使用这样两块药饼，贴太阳穴处，一晚上头痛就缓解了。药饼成分为：法南星、半夏、白芷，三味等末，烂捣生姜、葱头为饼，不内服、不攻下、不熏蒸，看上去更简便。

【医理】饮食不节素嗜肥甘厚味、暴饮暴食，或劳伤脾胃，以致脾阳不振，脾不能运化转输水津，聚而痰湿内生，以致清阳不升，浊阴下降，清窍为痰湿所蒙；或痰阻脑脉、痰瘀痹阻、气血不畅,均可致脑失清阳、精血之充,脉络失养而痛。如丹溪所言"头痛多主于痰"。本例患者虽未记载病因及具体临床表现,但文中提到其正闷郁之时,且据所用药饼中的药物均为豁痰降逆之品,推断其为痰浊头痛。

4. 瘀血头痛案

【原文】娄全善治一老妇人,头病,岁久不已。因视其手足,有血络皆紫黑,遂用三棱针尽刺出其血,如墨汁者数盏。后视其受病之经,刺灸之,而得痊愈。即经所谓大痹为恶,及头痛久痹不去身,视其血络,尽出其血是也(三阳风热)。(《续名医类案》)

【译文】娄全善诊治一位老妇人,患头痛病多年未曾治愈。因为观察到其手足的皮下血络皆呈紫黑色,于是用三棱针刺其血络,放出数盏如墨汁般颜色深重的血。然后诊查到使其头痛的受病之经,针刺艾灸并行,头痛得以痊愈。这就是《内经》所谓大痹为恶,及头痛久痹久治不愈,可视其血络,尽出其血而愈。

【医理】老年人患头痛病久治不愈,是络行不畅、血瘀气滞、脉络失养、清窍不利而致头痛。针对其病因病机,采用尽量放出瘀血的治疗方法可治愈。

九、痿证

1. 肺热津伤案

【原文】冢宰刘紫岩因劳,下体软痛,发热痰盛,用清燥汤入竹沥、姜汁,服之热痛减半,再剂而痊愈。(《续名医类案》)

【译文】冢宰刘紫岩因过劳,双下肢疲软疼痛,伴有发热、咳嗽、痰多,用清燥汤加入竹沥、姜汁,服用后发热及下肢疼痛减半,再服用一剂就痊愈了。

【医理】患者因过劳,伤津耗气,复感受温热毒邪,高热不退,燔灼肺金,令"肺热叶焦",不能布送津液以润泽五脏,遂成四肢肌肉筋脉失养,痿弱不用。此即《素问·痿论》"五脏因肺热叶焦,发为痿躄"之谓也。

2. 湿热浸淫案

【原文】一人两足沉重不能举,六脉沉数。询之,平居痛饮,遂作湿热治。乃以四苓、三妙,加牛膝、木通、防己,数服渐减。用健步丸调理而安。(《续名医类案》)

【译文】有一名患者双下肢沉重不能抬举,双手脉按之沉数。经询问,这人平时喜欢酗酒,于是考虑为湿热浸淫,从湿热论治。处方选用四苓散、三妙丸,加牛膝、木通、防己,服用几帖后病情减轻。接着用健步丸调理而痊愈了。

【医理】患者平素起居饮食不节,过度饮酒酿湿生热,损伤脾胃,脾不能运化水湿而内生湿热,濡滞肌肉,浸淫经脉,气血不运,肌肉筋脉失养而发为痿病。此即《素问·生气通天论》所谓"湿热不攘,大筋软短,小筋弛长,软短为拘,弛长为痿"之义。

3. 脾胃虚弱案

【原文】孙文垣治徐氏子,年弱冠,肌肉瘦削,尻膝肿大,手肘肩皆肿,肿处痛热。或作风与湿痰及鹤膝鼓捶风治,病转甚。诊之,六部皆弦,其色青而白,饮食少,时当长至。曰:"此筋痿也,诸痿皆不可作风治。"病转甚者,以前药皆风剂耳。风能伤血,血枯则筋愈失养,况弦脉乃肝木所主,挽前而至,是肝有余而脾土受克,脾伤则饮食少而肌肉削也。经曰:"治痿独取阳明。"阳明者,肠与胃也。法当滋补肠胃,俾饮食日加,脏腑有所禀受,荣卫流行,气煦血濡。调养至春,君火主事之时,宗筋润而机关可利也。五加皮、薏仁、甘草、苍耳子、枸杞子、琐阳、人参、杜仲、黄柏、黄、防风,服二十剂而精神壮,腰膂健,饮食加。惟间有梦遗,去杜仲,加远志、当归,三十帖痊愈(雄按:议论极是,方未尽善)。(《续名医类案》)

【译文】孙文垣诊治徐氏的儿子,刚刚二十岁,肌肉消瘦,髋关节膝关节肿大,手及肘、肩关节皆肿,肿处痛热。有医者当作风与湿痰及鹤膝鼓捶风治疗,结果病情更加严重。孙文垣诊察到,双手六部脉皆弦,面色青白,饮食减少,应当是病程日久所致。称:"这是筋痿,所有的痿证都不可以从风论治。"病情之所以加重,是由于前面所用药物都是祛风之剂。风能伤血,血枯则筋愈失养,更何况弦脉为肝所主,综合考虑,是肝有余而脾土受克,脾伤则饮食少而肌肉无力。《内经》记载:"治疗痿证只取阳明经脉。"阳明经脉就是所说的肠与胃。治疗原则应当滋补肠胃,待饮食逐渐增加,脏腑有所禀受,荣卫通畅,气煦血濡。调养至春季,阳气生发之时,宗筋关节就可得到滋养而康复。处方:五加皮、薏苡仁、甘草、苍耳子、枸杞子、琐阳、人参、杜仲、黄柏、黄、防风,服二十帖而精神壮,腰脊健壮,饮食增加。只是偶尔有梦遗,去杜仲,加远志、当归,继续服用三十帖而痊愈(雄按:议论极是,方未尽善)。

【医理】脾胃为后天之本,气血生化之源,五脏六腑,四肢百骸赖以温煦滋养。本例患者素体虚弱,脾胃受损,脾胃既不能运化水谷以化生气血而精血不足,也不能转输精微,五脏失其润养,筋脉失其滋煦,故发为痿病。医者不知而误做风治,更加耗伤气血,使病情雪上加霜。正如《医宗必读·痿》所记载:"阳明者胃也,主纳水谷,化精微以滋养表里,故为五脏六腑之海,而下润宗筋……主束骨而利机关";"阳明虚则血气少,不能润养宗筋,故弛纵,宗筋纵则带脉不能收引,故足痿不用"。治疗当滋补脾胃,慢慢调养,缓缓图效,至翌春阳气生发,气血充足则病可向愈。

4.肝肾亏损案

【原文】陆养愚治施凤冈母,年及五旬,患四肢削而微肿,腕膝指节间肿更甚,筋外露而青。向来月事后必烦躁一二日,因而吐血或便血一二日,服凉血药丹皮、生地、芩、连之类,三剂方止。若不服药则去血必多。近来天癸既绝,血症亦减,而肢节之症作矣,史国公药酒服之无效。数年间,苍术、乌、附、羌、防,及活络诸汤,驱寒胜湿之剂皆遍服。今且饮食,便溺,动辄须人,挛痛尤不可忍。脉之,六部微涩,两尺缓弱尤甚。曰:始因过用寒凉,损其肝气,继则多用风燥,耗其肝血。肝主筋,今气血俱虚,筋失其养,故肿露而持行俱废。用人参、川芎、当归、首乌,少佐肉桂、秦艽为煎剂,以虎潜丸料,倍鹿角胶为丸,服月余而减,三月而持行如故,半年全瘳(雄按:用药未善)。(《续名医类案》)

【译文】陆养愚诊治施凤冈母亲,年近五旬,患了四肢瘦削而关节微肿,腕、膝、指间关节肿更甚,青筋暴露。平时一向月经过后必出现烦躁一二天,因而吐血或便血一二天,服用丹皮、生地、芩、连之类的凉血药,三帖后才能止住。如果不服用药物则失血过多。近段时间绝经,所以出血也减少了,但是关节肿痛发作了,史国公药酒服用无效。近几年间,苍术、乌、附、羌、防及驱寒胜湿的药物都服用遍了。到如今饮食、便溺、活动都需要人帮助,关节拘挛疼痛尤其不可忍受。诊脉见六部微涩,两尺缓弱尤甚。其病机是由于:开始因过用寒凉,损伤肝气,继则多用风燥,耗伤肝血。肝主筋,现在气血俱虚,筋失濡养,故关节肿大活动俱废。处方用人参、川芎、当归、首乌,少佐肉桂、秦艽为煎剂,以虎潜丸料,倍鹿角胶为丸,服用一个多月后病情减轻,服用三个月后行走就像平常人,半年后病就痊愈了(雄按:用药未善)。

【医理】本例患者为中老年女性,因平时月事失血过多,素体肝肾亏虚,肝血不足,肾精亏虚,肝不主筋,肾不主骨,髓枯筋痿,肌肉也随之不用,发为痿病。加之失治误治,过分用了寒凉、风燥的药物,更加耗伤肝血,而致气血俱虚、筋失濡养,所以关节肿大活动俱废。治疗当选血肉有情之品以补气养血、滋补肝肾、温经通络,使肝血旺而宗筋濡润,遂服用一个多月后就见效了。

十、消渴

(一)上消

肺热津伤案

【原文】李东垣治顺德安抚张耘夫,年四十余,病消渴,舌上赤裂,饮水无度,小便数多。李曰:"消之为病,燥热之气胜也。"《内经》云:"热淫所胜,佐以甘苦,以甘泻之,热则伤气,气伤则无润,折热补气,非甘寒之剂不能。"故以人参、石膏各二钱半,甘草生、炙各一钱,甘寒为君。启元子云:"滋水之源,以镇阳光,故以黄连三分,酒黄柏、知母、山栀各二钱,苦寒泻热补水为臣。以当归、麦冬、白芍、兰香各五分,连翘、杏仁、白芷各一钱,全蝎一个,甘辛寒和血润燥为佐。以升麻二钱,柴胡三分,藿香二分,反佐以取之。桔梗三钱,为舟楫,使浮而不下也。"名之曰生津甘露饮子。为末,汤浸蒸饼和成剂,捻作饼子,晒半干,杵筛如米大,食后每服二钱,抄在掌内,以舌舐之,随津咽下,或白汤少许送下亦可。此治制之缓也。治之旬日良愈。古人消渴,多传疮疡,以成不救之疾,此既效,亦不传疮疡,以寿考终,后以此方治消渴诸症皆验。(《卫生宝鉴》)

【译文】李东垣诊治顺德安抚张耘夫。患者四十多岁,患消渴病,症状为舌苔红且有裂纹,大量饮水,小便次数很多。李东垣称:"消渴病的病机为燥热之气胜。"《内经》记载:"燥热邪气所致者,治疗当佐以甘苦之剂,以甘味药缓泻,由于热则伤气,气伤则津伤无润,故祛热补气,除了甘寒的药物都无效。"所以用人参、石膏各二钱半,甘草生、炙各一钱,甘寒为君。启元子说:"滋水之源,以镇阳光,故以黄连三分,酒黄柏、知母、山栀各二钱,苦寒泻热补水为臣。以当归、麦冬、白芍、兰香各五分,连翘、杏仁、白芷各一钱,全蝎一个,甘辛寒和血润燥为佐。以升麻二钱,柴胡三分,藿香二分,反佐以取之。桔梗三钱,为舟楫,使浮而不下也。"名称为生津甘露饮子。为末,汤浸蒸饼和成剂,捻作饼子,晒半干,杵筛如米粒大小,饭后每次服二钱,放在掌上,以舌舐之,随津咽下,或白汤少许送下亦可。这是缓缓图效的治疗方法。治疗十天就痊愈了。古人认为消渴多会诱发疮疡,而成不治之证,这个治疗方法非常有效,也不会出现疮疡,正常寿终,后来以此方治疗消渴各症均有效。

【医理】肺主气为水之上源,敷布津液。肺受燥热所伤,则津液不能敷布而直趋下行。随小便排出体外,故小便频数量多;肺不布津则口渴多饮。正如《医学纲目·消瘅门》说:"盖肺藏气,肺无病则气能管摄津液之精微,而津液之精微者收养筋骨血脉,余者为溲。肺病则津液无气管摄,而精微者亦随溲下。"

(二) 中消

胃热炽盛案

【原文】汪石山治一妇,午逾三十,常患消渴,善饥,脚弱,冬亦不寒,(阴虚。)小便白浊,浮于上者如油。脉皆细弱缓,右脉尤弱,曰:此脾疸也,宜用甘温助脾甘寒润燥。方用参、芪各钱半,麦冬、白术各一钱,白芍、天花粉各八分,黄柏、知母各七分,煎服病除。(《古今医案按》)

【译文】汪石山诊治一名三十多岁的女患者,常患消渴,容易饥饿,脚软无力,冬季亦不怕寒冷(阴虚)。小便混浊,静置后有如油脂浮在上面。双手脉皆细弱缓,右脉尤弱,因此认为这是脾疸,胃热炽盛,消灼阴液所致。治疗宜用甘温助脾甘寒润燥之法。处方用参、芪各钱半,麦冬、白术各一钱,白芍、天花粉各八分,黄柏、知母各七分,药到病除。

【医理】胃为水谷之海,主腐熟水谷,脾为后天之本,主运化,为胃行其津液。脾胃运化失职,积热内蕴,化燥伤津,消谷耗液,发为消渴。《素问·奇病论》说:"此肥美之所发也,此人必数食甘美而多肥也,肥者令人内热,甘者令人中满,故其气上溢,转为消渴。"脾胃受燥热所伤,胃火炽盛,脾阴不足,则口渴多饮,多食善饥;脾气虚不能转输水谷精微,则水谷精微下流注入小便,故小便浑浊,上浮者如油脂;水谷精微不能濡养肌肉,故脚软无力。治当甘温助脾甘寒润燥之法,药到病除。

(三) 下消

1. 肾阴亏虚案

【原文】滑伯仁治一人,患消渴,众医以为肾虚水渴,津不能上升,合附子大丸服之。既服,渴甚,旧有目疾兼作。其人素丰肥,因是顿瘦损,仓惶请滑视之。曰:"阴阳之道,相为损益,水不足则济之以水,未闻水不足而以火济之,不焦则枯。"乃令屏去前药,更寒剂下之,荡去火毒,继以苦寒清润之剂,竟月平复。(《续名医类案》)

【译文】滑伯仁诊治一位消渴患者,大多数医家都认为是肾阴虚水竭,津不能上承,处方以附子大丸服用。患者服用后口渴更加严重,且诱发了原来的眼病。患者原本体质丰满,因此突然清瘦,家人紧张,请滑寿诊治。滑寿认为:"阴阳互为根本,相互损益,水不足则济之以水,从未听说水不足而以火济水的,不焦则枯。"于是嘱其放弃前药,改为以苦寒之剂泻下,荡去火毒,继续服用苦寒清润的药物,服用一个多月后就痊愈了。

【医理】肾为先天之本,主藏精而寓元阴元阳。肾阴亏损,虚火内生,则火因水竭益烈,水因火烈而益干,终致肾虚肺燥胃热俱现,发为消渴。如《外台秘要·消渴消中》说:"房劳过度,致令肾气虚耗,下焦生热,热则肾燥,肾燥则渴。"

2. 阴阳两虚案

【原文】孙文垣治一书办,年过五十,沉湎酒色,忽患下消之症,一日夜小便二十余度,清白而长,味且甜,少顷凝结如脂,色有油光,治半年无效。腰膝以下软弱,载身不起,饮食减半,神色大瘁。脉之,六部皆无力。经云:"脉至而从,按之不鼓,诸阳皆然。"法当温补下焦,以熟地黄六两为君,鹿角霜、山萸肉各四两,桑螵蛸、鹿胶、人参、白茯苓、枸杞子、远志、菟丝、山药各三两为臣;益智仁一两为佐,大附子、桂心各七钱为使,炼蜜为丸梧桐子大。每早晚淡盐汤送下七八十丸,不终剂而愈。或曰:"凡消者皆热症也,今以温补何哉?"曰:"病由下元不足,无气升腾于上,故渴而多饮,以饮多小便亦多也。今大补下元,使阳气充盛,熏蒸于上,口自不渴。譬之釜盖,釜虽有水,必釜底有火,盖乃润而不干也。"(《续名医类案》)

【译文】孙文垣诊治一位文秘,年过五十岁,平素沉迷于酒色,忽然患了下消之症,一天一夜小便二十余次,小便清长,尿有甜味,静置后表面凝结一层油脂,治疗半年无效。患者症状为腰膝以下软弱,直立不起,饮食减半,神色疲惫。诊脉见两手六部皆无力。《内经》记载:"脉至而从,按之不鼓,皆为阳虚证。"法当温补下焦,以熟地黄六两为君,鹿角霜、山萸肉各四两,桑螵蛸、鹿胶、人参、白茯苓、枸杞子、远志、菟丝、山药各三两为臣;益智仁一两为佐,大附子、桂心各七钱为使,炼蜜为丸梧桐子大。每早晚淡盐汤送下七八十丸,药没有全部吃完就痊愈了。有人问:"消渴病皆由热盛所致,这里为何用温补?"答曰:"本例病由肾阳不足,无以升腾于上,故渴而多饮,以饮多小便也多。今大补下元,使阳气充盛,熏蒸于上,口自不渴。就像锅上的盖子,锅里虽然有水,必须锅底有火,锅盖才能润而不干。"

【医理】肾为先天之本,主藏精而寓元阴元阳。本例患者平素沉迷于酒色,劳欲过度,肾精亏损,日久则阴损及阳,阴阳俱虚,肾失濡养,开阖固摄失权,则水谷精微直趋下泄,随小便而排出体外,故尿多味甜,静置后表面凝结一层油脂。肾阴虚,中灼脾胃,脾主肌肉四肢,脾气虚不能转输水谷精微,则水谷精微下流注入小便,故小便味甘;水谷精微不能濡养肌肉,故形体日渐消瘦,腰膝以下软弱,直立不起,饮食减半,神色疲惫。脉象六部皆无力为肾阳虚之象征。

第九章 其他常见病证

第一节 妇科病证

一、带下病

（一）带下过多

1. 脾阳虚弱案

【原文】薛立斋治一妇人，年逾六十，内热口干，劳则头晕，吐痰带下，或用化痰行气，前症益甚，饮食愈少，肢体或麻。恪服祛风化痰散，肢体常麻，手足或冷或热，日渐消瘦。薛曰："症属脾气虚弱而不能生肺，祛风之剂，复损诸经也，当滋化源。"遂用补中益气加茯苓、半夏、炮姜，十余剂，脾气渐复，饮食渐加，诸症顿愈。（《名医类案》）

【译文】薛立斋治疗一名六十多岁的老年妇女，患者自觉内热口干，稍有劳累则感觉头晕，伴见吐痰，白带增多。之前有医者用化痰行气的方法治疗，结果症状更加严重，且饮食越来越少，有时还有肢体麻木。继续坚持服用祛风化痰散之后出现肢体经常麻木，手足时冷时热，身体日渐消瘦。薛立斋诊过之后说："此证属脾气虚弱，化源不足，土不生金，导致肺气不足；而祛风的药，使诸经脉正气更虚。治疗应当滋补生化之源，应温补脾阳，培土生金。"于是采用补中益气汤加茯苓、半夏、炮姜，患者服用十余剂，脾气逐渐恢复，化生有源，食欲渐增，诸症渐愈。

【医理】脾为人体后天之本，人出生后机体脏器功能的正常发挥全有赖于脾的运化功能，脾的运化功能正常，吸收饮食物的精华，散布周身，机体各脏器才能正常发挥其功能。若脾阳虚弱，不能运化水谷，布散精微，精气不能上达于头则头晕，津液不能上承则内热口干，脾虚母病及子，则肺气虚，肺气虚失其宣发肃降功能则咳嗽吐痰，脾肺气不摄津，则妇人带下。前医治用化痰行气之法，使得脾气虚愈甚，气虚生化无源，气血不足以濡养肢体，遂出现饮食愈少，肢体麻木，脾阳虚不能温养四肢则手足或冷或热。脾失运化则纳食减少，机体日渐消瘦。治疗应当滋补生化之源，温补脾阳，培土生金，于是采用补中益气汤加味，诸症渐愈。

2. 肾阳不足案

【原文】一妇人赤白浊腰痛，四君子加当归、杜仲、续断、干姜、地榆而愈。（《续名医类案》）

【译文】有一名女性患者白带见红浑浊，伴有腰痛，以四君子汤加当归、杜仲、续断、干姜、地榆治疗后就痊愈了。

【医理】妇女带下赤白，必病久伤络而见带下见血，病久及肾，肾阳虚衰则可见腰痛肢冷，小便清长等。治疗当温补肾阳，选四君子汤加当归、杜仲、续断、干姜、地榆而愈。

3. 湿热下注案

【原文】一妇人小腹痞胀，小便时下白带，小水淋沥。此肝经湿热下注，用龙胆泻肝汤而愈。（《续名医类案》）

【译文】有一名女性患者下腹胀满，小便时白带随便而下，小便频急，淋漓不尽。这是由于肝经湿热下注所致，用龙胆泻肝汤治疗后就痊愈了。

【医理】阴器属肝经，肝经湿热下注，可见小便淋沥，甚则涩痛。男子阴囊肿胀潮湿，女子则白带量多，色黄臭秽。治疗用龙胆泻肝汤而取效。

4. 湿毒蕴结案

【原文】王某，女，37 岁。带下青色，腥臭稠粘，头胀目眩，口苦胁痛，脉来弦数，舌质红，苔黄腻。症属肝经湿火下注，拟泻厥阴之火，化膀胱之湿。龙胆草 6 克、黑栀 9 克、炒白芍 9 克、生甘草 3 克、黄芩 4.5 克、青陈皮各 3 克、茯苓 12 克、绵茵陈 15 克、柴胡 4.5 克、川草薢 9 克、炙白鸡冠花 12 克。三诊：带下不多，胁痛间或有之，脉弦，苔薄黄。再拟疏肝和营，兼清余热。炒柴胡 4 石克、丹皮 4.5 克、黑山栀 9 克、当归 9 克、制苍术 4.5 克、茯苓 12 克、炒白芍 6 克、甘草 2.4 克、薄荷、纯梗 4.5 克、郁金 6 克、炙白鸡。（《叶熙春医案》）

【医理】热甚化火成毒，与湿邪胶结而为湿毒，损伤任带二脉，秽浊下流，故带下量多；热毒蕴蒸，损伤脉络，则色青，秽臭难闻；湿浊毒热上蒸，故头胀目眩、口苦咽干。舌红、苔黄腻、脉滑数，为湿毒蕴结之征。初以龙胆泻肝汤加减以泻火化湿，次以丹栀逍遥散加减以疏肝和营，兼清余热。方中有白鸡冠花，《孙天仁集效方》谓其善治白带，也是叶氏的经验用药。

二、恶露不尽

血瘀阻滞案

【原文】一仆妇，产后恶露不尽，腹中作痛，且冒风咳嗽，呕吐，头晕，脚麻不知痛痒，亦不能转侧。与糖球子、紫苏、旋覆花、乌药、五灵脂、茯苓、川芎、当归、泽兰叶、玄胡索加砂糖，煎服而痛止，再进恶露行，咳嗽呕吐皆愈。（《孙文垣医案》）

【译文】有一名女性患者，产后恶露不尽，伴腹痛，而且伤于风寒、咳嗽、呕吐、头晕、脚麻不知痛痒、身痛不能转侧。处方用糖球子、紫苏、旋覆花、乌药、五灵脂、茯苓、川芎、当归、泽兰叶、玄胡索加砂糖，煎服后腹痛即缓解了；再次服用后，恶露顺畅，咳嗽、呕吐也都缓解了。

【医理】产后胞脉空虚，又感受外寒，寒邪乘虚入胞，与血相搏，瘀血内阻，影响冲任，血不归经，以致恶露淋漓不尽，瘀血阻络腹痛，身痛不能转侧，脚麻不知痛痒。因感受风寒，则见咳嗽、呕吐、头晕等症，治当活血化瘀，兼祛风散寒。

三、妊娠恶阻

1. 脾胃虚弱案

【原文】汪石山治一妇,形质瘦小,面色近紫,产后年余,经水不通。首夏忽病呕吐,手指麻痹,挛拳不能伸展,声音哑小,哕不出声。医皆视为风病,危之。汪诊脉皆细微近滑,(和滑为孕。)曰:"此妊娠恶阻病也。"众谓:"经水不通,安有妊理。"(琇按:产生经未行而孕者,尝屡见之)汪曰:"天下之事有常有变,此乃事之变也。脉虽细微,似近于滑,又尺按不绝,乃妊娠也。"(《名医类案》)

【译文】汪石山诊治一名妇女,患者体型瘦小,面色紫暗,产后一年多,月经尚未行过。初夏突发呕吐,伴有手指麻痹、抽筋不能伸展,声音哑小、呕吐不出声。多数医者都诊断为风病,认为病情危重。汪石山诊脉发现皆细微近滑(和滑为孕),因此说:"这是妊娠恶阻病。"众医者称:"经水不通,哪里会有妊娠的道理?"(琇按:产生经未行而孕者,经常发生)汪石山说:"凡事有常理也有异常情况,这名患者就属于异常情况。脉虽细微,但似近于滑,且尺脉按之不绝,应该是妊娠啊。"

【医理】妇人孕后经血停闭,血聚冲任养胎,冲脉气盛,冲脉隶于阳明,若胃气素虚,胃失和降,冲气挟胃气上逆,而致恶心呕吐。本患者产后1年余,月经尚未行过,且体型瘦小,面色紫暗,体质为气虚血瘀。此时妊娠后冲气挟胃气上逆,胃失和降,而发呕吐。因气血亏虚严重,不能荣养四肢,故手指麻痹,抽筋不能伸展,声音哑小,哕不出声亦为气虚之故。

2. 肝胃不和案

【原文】丹溪治一妇,孕两月,呕吐头眩。医以参、术、川芎、陈皮、茯苓,服之愈重。脉弦,左边为甚,而且弱,此恶阻病,必怒气所激。问之果然:肝气既逆,又挟胎气,参术之补,大非所宜。以茯苓汤下抑青丸二十四粒,五服稍安。脉略数,口干苦,食则口酸,意其膈间滞气未尽行,以川芎、陈皮、山栀、生姜、茯苓煎汤,下抑青丸十五粒而愈。但口酸易饥,此肝热未平,(凡肝气未平,参、术宜缓。)以热汤下抑青丸二十粒,至二十日而愈。后两手脉平和,而右甚弱,其胎必坠(右脉弱,主胎坠)。此时肝气既平,可用参、术,遂以初方参、术等补之,预防坠胎以后之虚,服一月而胎自坠,却得平安矣。(《名医类案》)

【译文】朱丹溪诊治一位妇人,孕两个月,症状为呕吐、眩晕。有医者以参、术、川芎、陈皮、茯苓治疗,服药后症状愈加严重。朱丹溪诊脉发现脉弦,而且弱,左手更加明显,这是妊娠恶阻病,必是由于患者大怒所致。问病因确实有情志原因:怒则肝气上逆,又挟胎气上冲,参术之补,远非所宜。治当清肝和胃,降逆止呕,以茯苓汤服用抑青丸二十四粒,五天后诸症稍减轻。诊脉略数,症见口干苦,食则口酸,这是由于膈间滞气尚未畅行,以川芎、陈皮、山栀、生姜、茯苓煎汤,服抑青丸十五粒,呕吐即止。仅有口酸易饥,这是由于肝热未平(凡肝气未平,参、术宜缓),以热水服抑青丸二十粒,二十天后就痊愈了。后来,此孕妇两手脉象平和,但是右手的脉象非常弱,必定会流产(注释:右侧脉象虚弱,表示胎儿会流产)。这时候肝气已经平和,可以服用人参、白术了,于是用最初的方子人参、白术等为其补益,来预防流产后可能导致的虚损,这个药方服用一个月以后,果然出现自然流产,但孕妇本人身体状况安好。

【医理】孕后本就容易冲气挟肝火上逆犯胃,加之患者大怒,肝火更盛,故呕吐眩晕。医者不知,误以为脾胃虚弱,以参、术、川芎、陈皮、茯苓治疗,导致服药后症状愈加严重。肝火上逆,因而头晕目眩,口苦咽干。治疗当治当清肝和胃,降逆止呕,以茯苓汤服用抑青丸二十四粒,五天后诸症稍减轻。诊脉略数,症见口干苦,食则口酸,这是由于膈间滞气尚未畅行,以川芎、陈皮、山栀、生姜、茯苓煎汤,服抑青丸十五粒,呕吐即止。仅有口酸易饥,这是由于肝热未平,(凡肝气未平,参、术宜缓。)以热水服抑青丸二十粒,二十天后就痊愈了。

四、痛经

1. 气滞血瘀案

【原文】吴茭山治一妇,行经时著气恼,经过半月后,得心腹腰胁痛不可忍。医作气治,以香燥止痛之剂服之,愈不安。诊其脉弦急不匀。早间行经蓄恼,乃瘀血作痛也。遂以四物入桃仁、红花、延胡索、莪术、青皮之类,数服血通,其患已矣。(《名医类案》)

【译文】吴茭山诊治一名女性患者,月经行经时生气愤怒,月经结束半个月后,患了心腹腰胁疼痛,疼痛剧烈不可忍。有医者作气分病治疗,用辛香燥烈止痛之类药物治疗,病情加重。吴诊其脉见弦急不匀。早间行经蓄积气恼,这是瘀血作痛。就以四物汤加桃仁、红花、延胡索、莪术、青皮之类,服用数剂后瘀血得以疏通,心腹腰胁疼痛痊愈。

【医理】女子经前、经时,气血下注冲任,胞脉气血充盈,气血运行不畅。本例患者月经行经时生气愤怒致肝郁气滞,瘀滞冲任,运行更加壅滞,瘀留经络,"不通则痛"。故医者单用气分药无效,只当疏肝理气、活血痛经才能取效。

2. 寒凝湿滞案

【原文】东垣治一妇,年三十余,因每洗浴后,必有冷水淋通身,又尝大惊,遂患经来时必先小腹大痛,口吐涎水。经行后,又吐水三日,其痛又倍,至六七日,经水止时方住。百药不效。(久痛。)诊其脉,寸滑大而弦,关尺皆弦大急,尺小于关,关小于寸,所谓前大后小也。(前大后小之故,恐有表邪。)遂用香附三两,半夏二两,茯苓、黄芩各一两半,枳实、元胡索、牡丹皮、人参、当归、白术、桃仁各一两,黄连七钱,川楝、远志、甘草各半两,桂三钱,吴茱萸钱半,分十五贴,入姜汁两蚬壳,热服之。后用热汤洗浴,得微汗乃已,忌当风坐卧,手足见水,并吃生冷。服三十贴痊愈。半年后,因惊忧,其病复举(新发故不用参、术)。腰腹时痛,小便淋痛,心惕惕惊悸。意其表已解,(冷水淋身之表。)病独在里,先为灸少冲(手少阴心)、劳宫(心包络)、昆仑(膀胱)、三阴交(足太阴脾),止悸定痛,次用桃仁承气汤大下之。下后用醋香附三两,醋蓬术、当归身各一两半,醋三棱、元胡索、醋大黄、醋青皮、青木香、茴香、滑石、木通、桃仁各一两,乌药、甘草、砂仁、槟榔、苦楝各半两,木香、吴茱萸各二钱,分作二十贴,入新取牛膝湿者二钱,生姜五片,用荷叶汤煎服愈。(《古今医案按》)

【译文】有一名三十多岁的女性患者,因每次洗浴后,必用冷水淋浴通身,又曾经受到过严重惊吓,于是每次月经来之前必先小腹剧痛,口吐涎水。经行时,又吐涎水三日,腹痛更剧烈,至六七日后,经水止时才能缓解。用了很多药物治疗均无效(久痛)。诊其脉,见寸脉滑大而弦,关尺脉皆弦大急,尺小于关,关小于寸,所谓前大后小也(前大后小之故,恐有表邪)。于是用香附三两,半夏二两,茯苓、黄芩各一两半,枳实、元胡索、牡丹皮、人参、当归、白术、桃仁各一两,黄连七钱,川楝、远志、甘草各半两,桂三钱,吴茱萸钱半,分为十五贴,服用时加入姜汁两蚬壳,热服。然后嘱用热汤洗浴,至得微汗,禁忌当风坐卧,手足见水,并吃生冷。服用了三十贴痊愈了。半年后,因受惊忧虑病情复发(新发故不用参、术),腰腹时痛,小便淋痛,心慌心悸。因其表已解(冷水淋身之表),病独在里,先为灸少冲(手少阴心)、劳宫(心包络)、昆仑(膀胱)、三阴交(足太阴脾),止悸定痛,再用桃仁承气汤泻下瘀血。下后用醋香附三两,醋蓬术、当归身各一两半,醋三棱、元胡索、醋大黄、醋青皮、青木香、茴香、滑石、木通、桃仁各一两,乌药、甘草、砂仁、槟榔、苦楝各半两,木香、吴茱萸各二钱,分作二十贴,加入新取牛膝湿者二钱,生姜五片,用荷叶汤煎服用而愈。

【医理】年轻女患者,无视起居,每每浴后复淋冷水,感受寒湿之邪,邪客冲任,与血搏结,以致气血凝滞不畅,经前经时气血下注冲任,胞脉气血更加壅滞,"不通则痛",故使痛经。治疗当散寒祛湿,通经活络,用药的同时,应当注意起居,嘱用热汤洗浴,至得微汗,禁忌当风坐卧,手足见水,并吃生冷。服用了三十帖而痊愈。

五、月经不调

(一)月经先期
肝郁化热案
【原文】一妇人月事未期而至,发热自汗,服清热止汗之剂,反作渴头痛,手掉身麻。此因肝经风热,用柴胡、炒芩、连、炒山栀、归、芍、生地、丹皮各一钱,参、芪、苓、术各一钱五分,川芎七分,甘草五分,二剂其汗全止,更以补中益气而愈。凡发热久者,阳气亦自病,须调补之。(《名医类案》)

【译文】有一名妇女月经经期提前,发热伴有汗出,服用清热止汗的药物后,反而口渴头痛,手臂麻木。这是因为肝经风热,用药柴胡、炒芩、连、炒山栀、归、芍、生地、丹皮各一钱,参、芪、苓、术各一钱五分,川芎七分,甘草五分,服用二帖后,汗止,再予补中益气汤,痊愈。凡是发热时间较长的,阳气也会受损,必须要调补阳气。

【医理】情志不畅,肝郁化热,热迫血行,则经期提前;热灼血枯,则经色紫红,质稠有块;肝郁经脉不畅,则乳房及少腹胀痛;肝火上扰,火邪伤津,则烦躁易怒,口苦咽干。舌红、苔黄、脉弦数,为肝郁化热之象。

(二)月经后期
1. 肾精亏虚案
【原文】一妇人素有头晕,不时而作,月经迟而少。薛以中气虚,不能上升而头晕,不能下化而经少,用补中益气汤而愈。后因劳而仆,月经如涌,此劳伤火动,用前汤加五味子一剂,服之即愈。前症虽云亡血过多,气无所附,实因脾气虚损耳。(《名医类案》)

【译文】有一名妇女平常有头晕病史,不定时发作,月经延迟而且量少。医者薛氏认为中气虚,不能上升而导致头晕,不能下化为血而导致月经量少,用补中益气汤治疗痊愈。后来因为过劳,月经如潮涌,这是因为劳伤动火,用前方加五味子,服用后则痊愈。前面的症状虽说失血过多,气无所依,实际是因为脾气虚所致。

【医理】肾虚精亏,冲任不足,血海不能按时满溢,则经期延后,量少、色淡质稀;精血亏少,无以上荣头目,则头晕耳鸣;肾虚,气化失常,带脉失约,则带下量多、清稀;肾虚外府失养,则腰膝酸软;肾虚则肾色上泛,面色晦暗。舌淡、苔薄白、脉沉细,为肾精亏虚之象。

2. 痰湿阻滞案

【原文】一妇人饮食后,或腹胀,或吞酸,服枳术丸,吞酸益甚,饮食日少,胸膈痞满,腿内酸痛,畏见风寒。又服养胃汤一剂,腿内作痛,又二剂,腿浮肿,月经不行。此郁结所伤,脾虚湿热下注,侵晨用四君、芎、归、二陈,午后以前汤送越鞠丸,饮食渐进,诸症渐愈。又用归脾、八珍二汤,兼服两月余而经行。(《名医类案》)

【译文】有一名妇女餐后有时腹胀,有时泛酸,服用枳术丸,泛酸更加严重,饮食日渐减少,胸膈痞满,下肢酸痛,怕风寒。又服用养胃汤一帖,下肢疼痛,再服两帖,下肢浮肿,月经不来潮。这是郁结导致的,脾虚湿热下注,黎明之时服用四君子加川芎、当归、二陈汤,午后以前用汤水送服越鞠丸,饮食逐渐转佳,诸证慢慢痊愈。又用归脾汤、八珍汤,同时服用两个多月,月经来潮。

【医理】痰湿壅滞冲任,气血不畅,血海不能按期满溢,则经期延后,量少,色淡,质黏稠;湿重脂满,则形体肥胖;痰湿滞于心下,气机升降失常,则头晕、心悸、脘闷呕恶。舌淡胖、苔白腻、脉滑,为痰湿阻滞之象。

六、闭经

1. 气血虚弱案

【原文】一妇年二十余,经闭二年,食少乏力。以黄连二钱,白术钱半,陈皮、滑石各一钱,黄芩五分,木通三分,桃仁十一个,炙甘草少许。(《名医类案》)

【译文】有一名二十多岁的女性患者,闭经两年,纳食少,乏力。以黄连二钱,白术钱半,陈皮、滑石各一钱,黄芩五分,木通三分,桃仁十一个,炙甘草少许治疗。

【医理】脾虚气血生化乏源,冲任气血不足,血海空虚,则月经后期量少、色淡质稀;血海枯竭,继而闭经;血虚不荣,气虚不布,则面色萎黄、倦怠无力、心悸气短。舌淡、苔薄、脉细无力,为气血虚弱之象。

2. 气滞血瘀案

【原文】俞子容治一妇,寡居,郁结成疾,经事不行,体热如炙,忽吐血若泉涌。医用止血药不效。俞以茅草根捣汁,浓磨沉香,服至五钱许,以酽醋贮瓶内,火上炙,热气冲两鼻孔,(外治法佳。)血始得降下,吐血不复作,经事乃行(吐血如泉,止而不效,他人必用血脱益气之说。今用降而愈。亦以寡居而经不行,气升而不降。治法甚奇,当玩体热如炙四字。盖吐血涌泉,当四肢冷,未有体热如炙者)。(《名医类案》)

【译文】医者俞子容治疗一位妇女,独自居住,长期郁郁寡欢导致疾病形成,闭经,身体发热如火烤一般,忽然吐血如泉涌。医生用止血药没有效果。俞子容用茅草根捣成汁,配合沉香研磨,服用五钱多,用酽醋贮存于瓶内,在火上炙烤,散发出的热气熏蒸两鼻孔(外治效果好),出血量开始下降,吐血没有复发,月经来潮(吐血如泉,止血没有疗效,其他的医生必会用血脱补气的理论,现在用降的方法就已经痊愈了。这也是因为独居而且月不行经,气机不利,不降反升。此治疗方法甚为奇特,应当着重体会"体热如炙"四个字。吐血如涌泉的患者,应该四肢欠温,不会有身热如火烤的现象)。

【医理】气滞血瘀,瘀阻冲任,血海不能满溢,则月经停闭;气机不畅,则精神郁闷、烦躁易怒;瘀阻胞脉,则乳房、小腹胀痛。舌有瘀斑、瘀点,脉沉弦或涩,为气滞血瘀之象。

3. 痰湿阻滞案

【原文】一妇年二十余,形肥,痞塞不食,每日卧至未。饮薄粥一盏,粥后,必吐水半碗。仍复卧,经不通三月矣。前番通时,黑色。脉辰时寸关滑有力,午后关滑寸则否。询之,因乘怒食而然。遂以白术两半,厚朴、黄连、枳实各一两,半夏、茯苓、陈皮、山楂、人参、滑石各八钱,砂仁、香附、桃仁各半两,红花二钱,分作十贴,每日服一贴,各入姜汁二蚬壳,间三日以神佑丸、神秘沉香丸微下之。至十二日,吐止,食渐进,四十日平复如故。(《名医类案》)

【译文】有一位二十多岁的妇女,体型偏胖,痞满闷塞不想进食,每天躺至午后一点多。进食一点点稀粥,喝完粥后,必定会吐出半碗水。然后再躺下,月经已经三个月没有来潮了。末次月经来潮时,经血色黑。早上脉象寸关滑而有力,午后关滑寸则不见滑像。询问她,因为在生气时进食而导致。于是治以白术两半,厚朴、黄连、枳实各一两,半夏、茯苓、陈皮、山楂、人参、滑石各八钱,砂仁、香附、桃仁各半两,红花二钱,分作十帖,每日服用一帖,每次服用时加入姜汁如两个蚬壳所能容纳的量,期间三日服用少量神佑丸、神秘沉香丸。到了第十二天,呕吐停止,渐渐能够进食,四十天后则恢复到往常一样。

【医理】肥胖之人多痰湿,痰湿壅阻冲任、胞宫,气血阻滞,故闭经;痰浊内蕴,清阳不升,浊阴不降,故头晕嗜睡;湿阻中焦,气机壅遏,故胸闷脘痞;湿邪下注,故带下,硅多。苔白腻、脉滑,均为痰湿内生之征。

七、崩漏

1. 血热妄行案

【原文】一妇人多怒,经行或数日,或半月即止。三年后,淋漓无期,(虚症可知。)肌体倦瘦,口干内热,(虚而协热。)盗汗如洗,日晡热甚。用参、芪、归、术、茯神、远志、枣仁、麦冬、五味、丹皮、龙眼肉、炙草、柴胡、升麻治之(归脾,补中二方合用。)获愈。此症先因怒动肝火,血热妄行,后乃脾气下陷,不能摄血归源,故用前药。若胃热亡津液而经不行,宜清胃。若心火亢甚者,宜清心。若服燥药过多者,宜养血。若病久气血衰,宜健脾胃。(《名医类案》)

【译文】有一位妇女经常发脾气,月经经期有时数天,有时半个月才停止。三年后,淋漓不尽没有期限(可以判断为虚证)。患者倦怠消瘦,口干内热(虚热并见),盗汗如水洗般,午后热甚。用人参、黄芪、当归、白术、茯神、远志、酸枣仁、麦冬、五味子、牡丹皮、龙眼肉、炙甘草、柴胡、升麻来医治(归脾汤,补中益气汤二方合用),治愈。这个病例首先因生气动肝火,血热妄行,然后因为脾虚下陷,不能摄血归源,所以用了前方。如果胃热耗伤津液而导致月经不来潮,应该清胃。如果心火亢盛,应该清心。如果服用过多的燥性药物,应该养血。如果病久导致气血衰微,应该健脾胃。

【医理】阴虚内热,热扰冲任血海,故经血非时而下,量少淋漓不止或量多势急;热灼阴血,其色鲜红;心烦潮热、咽干口燥、舌红、少苔、脉细数,均为阴虚内热之征。热盛于内,损伤冲任,迫血妄行,故经血非时而下、量多如崩,或淋漓不断;血为热灼,则血色深红、质稠;邪热上扰,则头晕面赤。舌红、苔黄、脉滑数,为血热之象。

2. 瘀滞冲任案

【原文】一老妇血崩不止,滔滔不绝,满床皆血,伏枕三月矣,腹满如孕。作虚挟痰积污血治之,用四物四两,参、术各一两,甘草五钱以治虚,香附三两,半夏半两,茯苓、陈皮、枳实、缩砂、元胡各一两,以破痰积污血,分二十贴,每贴煎干荷叶,侧柏叶汤,再煎服之,服尽良愈,不复发。(《名医类案》)

【译文】有一位老年妇女月经不停,量多,满床都是血,睡在床上三个月了,腹部胀满像孕妇一般。医生把此病证当作痰积污血来治疗,用了四物汤四两,人参、白术各一两,甘草五钱来补虚,香附三两,半夏半两,茯苓、陈皮、枳实、缩砂、元胡各一两,来破痰积污血,分为二十帖,每帖煎干荷叶、侧柏叶汤,再煎服上方,服完之后痊愈,没有复发。

【医理】瘀血阻于冲任,血不循经,则经血淋漓不断或突然下血;经血运行不畅,则血色紫黯有块;瘀阻不通则痛,则少腹痛拒按。舌黯有瘀紫、斑点,脉涩或弦涩,为血瘀之象。

3. 脾气不足案

【原文】汪石山治一妇,年逾四十,形色苍紫,忽病血崩。医者或用凉血,或用止涩,俱罔效。诊其六脉皆沉濡而缓,按之无力,以脉论之,乃气病,非血病也,当用甘温之剂,健脾理胃,庶几胃气上腾,血循经络,无复崩矣。遂用补中益气汤,多加参、芪,兼服参苓白术散,崩果愈。(《名医类案》)

【译文】医者汪石山治疗一位妇女,四十多岁,面色苍紫,突然患血崩。有的医生用凉血,有的医生用止涩药,都没有效果。汪石山诊其六脉均沉濡而缓,按之无力,按照脉象考虑,是气分病,不是血分病,应该用甘温之际,健脾理胃,或许可以胃气上腾,血循经络,没有再发生血崩。于是用补中益气汤,多加人参、黄芪,同时服用参苓白术散,血崩果然痊愈。

【医理】脾虚失于统摄,冲任不固,则经血淋漓不断;脾虚化源不越,则色淡质稀;中气不足,则气短神疲;脾主四肢,脾虚四肢失于温养,则四肢不温;脾虚中阳不振,运化失司,则纳差。面色苍白或萎黄、舌淡胖、苔薄白、脉细弱,为脾虚之象。

八、缺乳

1. 气血虚弱案

【原文】薛立斋治一妇人,产次子而无乳,服下乳药,但作胀。曰:"人乳气血所化,今胀而无乳,是气血竭而津液亡也,当补其气血,自然有乳。"乃与八珍汤,倍参、术,少加肉桂,二十余剂,乳遂生。后因劳役复竭,夫其初产有乳,再产而无,其气血只给一产耳,其衰可知。(《续名医类案》)

【译文】薛立斋治疗一位产妇,患者产下次子后无乳,服用催乳药无效,只是乳房胀而已。薛立斋说:"人乳为气血所化生,现在服药后胀而无乳,是由于气血津液衰竭,化生无源,当大补气血,才会有乳汁。"遂给予八珍汤,倍用人参白术,少加肉桂,服用二十余剂后乳汁遂生。后来因为过度劳累乳汁又断。当初初产有乳,再产次子却无乳,她的气血化生能力仅供一产,由此可知其气血津液衰竭严重。

【医理】产妇产后气血津液亏虚,使乳汁生化无源,故虽服用催乳药后也只是胀而无乳。待采用八珍汤并倍用人参白术,少加肉桂二十余剂后乳汁遂生,证实了其气血津液亏虚至衰竭的程度。

2.肝郁气滞案

【原文】少壮之妇,于生产之后,或闻丈夫之嫌,或听翁姑之谇,遂致两乳胀满疼痛,乳汁不通,人以为阳明之火热也,谁知是肝气之郁结乎!夫阳明属胃,乃多气多血之府也。乳汁之化,原属阳明,然阳明属土,壮妇产后,虽云亡血,而阳明之气,实未尽衰,必得肝木之气以相通,始能化成乳汁,未可全责之阳明也。盖乳汁之化,全在气而不在血。今产后数日,宜其有乳,而两乳胀满作痛,是欲化乳而不可得,非气郁而何?明明是羞愤成郁,土木相结,又安能化乳而成汁也。治法宜大舒其肝木之气,而阳明之气血自通,而乳亦通矣,不必专去通乳也。方名通肝生乳汤。白芍(五钱,醋炒)、当归(五钱,酒洗)、白术(五钱,土炒)、熟地(三分)、甘草(三分)、麦冬(五钱,去心)、通草(一钱)、柴胡(一钱)、远志(一钱),水煎服。一剂即通,不必再服也。(麦冬用小米炒,不惟不寒胃,且得米味一直引入胃中;而化乳愈速。)(《傅青主女科》)

【译文】有一名年轻妇女生产后,有时听到丈夫嫌弃的言语,有时听到家人对自己不满的言论,于是两乳胀满疼痛,乳汁不通,多数人以为是阳明之火热,谁知是肝气之郁结!阳明属胃,是多气多血之府。乳汁的化生,原属阳明,然而阳明属土,壮年的妇女生产后,虽说有所失血,而阳明之气并没有衰败,必得肝木之气以相通,才能化成乳汁,不可完全认为是脾胃的责任。因为乳汁的化生,全在气而不在血。如今产后多日,应当有乳汁,而两乳房胀满作痛,是要分泌乳汁却又不能排出,不是气郁又是什么呢?明明是羞愤成郁,土木相结,又怎么能化生乳汁呢。治法宜大舒其肝木之气,而阳明之气血自然通畅,乳汁也就通畅了,不一定要专门去通乳汁。处方的名字为通肝生乳汤。处方略。

【医理】情志不舒,肝气郁结,气机不畅,乳脉淤滞,致令乳汁不得出而乳汁涩少;乳汁淤积,则乳房胀硬、疼痛,乳汁浓稠;肝脉布胁肋,肝气郁滞,失于宣达,则胸胁胀闷;肝气不舒,则情志抑郁;木郁克土,脾失健运,则食欲不振;乳淤日久化热,则身有微热。舌质正常,苔薄黄,脉弦细或弦数,为肝郁气滞或化热之征。治疗法则:疏肝解郁,活络通乳。

第二节 儿科病证

一、疳积

1.乳食内积案

【原文】万密斋治一小儿五岁,腹大善食。初见之,谓其父母曰:"乳多必损胃,食壅必伤脾,腹大如是,又纵其口腹,恐肠胃乃伤,不成肠癖,必成疳也。"后果成疳,肚大青筋,以集圣丸调理而安。(《续名医类案》)

【译文】万密斋治疗一名五岁的儿童,腹部膨隆,饮食过量。第一次见到他,对他父母说:"饮食过量伤胃,长期饮食壅滞必伤脾,像他这样腹部膨隆,还纵容他过量饮食,恐怕会损伤脾胃,将来即使不病肠癖,也会变成疳积的。"后来果然患疳积,肚腹膨胀、青筋暴露。于是请万密斋诊治,予集圣丸调理而痊愈了。

【医理】患儿过量饮食导致积滞内停、壅滞气机,阻滞肠胃导致脾胃为病,属于虚实夹杂证。病久则脾胃虚甚,积滞停中,络脉瘀阻,则腹膨如鼓,青筋暴露。治疗予集圣丸调理。

2.脾胃虚弱

【原文】万密斋治朱氏子,年七岁,脾胃虚弱,食多则伤,食少则困,形瘦面黑。医者因其伤食,则与枳术保和丸以消导之。因其困倦,则与参术茯苓丸以补之。时补时消,精神日瘁,将成疳矣。万曰:"脾胃素虚,不能消谷,故食易伤也。伤食而后消导之,则脾益虚。虚而复补,脾未得实,而伤者又至矣,岂良法哉。"今专以补脾为主,内兼消导,名肥儿丸。用四君子加陈皮、青皮、木香、砂仁、山药、莲肉、使君子肉、神曲、麦芽、山楂肉,共为细末,荷叶包粳米,煮烂捣为丸,米饮下。自此不复伤食,肌肉渐肥。(《续名医类案》)

【译文】万密斋治疗朱氏七岁的儿子,此儿平素脾胃虚弱,饮食稍多则伤食,饮食减少又困乏无力,形体消瘦、面色暗黄。一般的医生因为他患伤食,给予枳术保和丸消导食积;又因其困倦,给予参术茯苓丸以补脾。时补时消,致患儿精神日渐憔悴,欲成疳积。万密斋说:"患儿脾胃素虚,不能消化吸收水谷,所以容易患伤食。但单纯消导则使脾气更虚。看见脾虚立即再补,则脾虚尚未纠正,伤食又发,此非良法。"应该以补脾为主,兼用消导,方用肥儿丸。药用四君子加陈皮、青皮、木香、砂仁、山药、莲肉、使君子肉、神曲、麦芽、山楂肉,共为细末,荷叶包粳米,煮烂捣为丸,米汤服下。从此不再患伤食,体格逐渐强壮。

【医理】患儿脾胃素虚,消化吸收能力较弱,容易为饮食所伤,而致积滞内停、壅滞气机、阻滞肠胃、饮食减少。而食少又导致营养匮乏,久之则患儿形体消瘦,神疲困倦、面色暗黄。医者单纯用消导或补益之法,则加重了脾虚之证,治当消补兼施,以补脾为主。

二、咳嗽

【原文】癸亥七月十一日,郭,男,八岁,咳而呕,胃咳也;痰涎蜜塞,喘满气短。半夏三钱、茯苓块三钱、薏仁三钱、杏仁三钱、小枳实一钱、陈皮一钱、苏梗二钱、藿香梗一钱、生姜二钱。十八日,即于前方去藿梗、苏梗加半夏二钱、苦葶苈一钱五分、苏梗二钱,再服一帖,二十日,小儿脾虚,湿重胃咳。茯苓块三钱半夏六钱、焦神曲二钱、生薏仁五钱、杏仁三钱、苏子霜一钱五分、旋覆花(包)三钱、扁豆三钱、生姜汁每次冲三小匙,小枳实一钱五分。二十二日,即于前方内去神曲加杏仁二钱,苏子霜一钱五分,广皮三钱,服十帖。(《吴鞠通医案》)

【译文】郭姓小儿八岁,咳嗽伴有呕吐。清代名医吴鞠通诊断认为是胃病引起的咳嗽,是小儿脾气虚弱,湿邪困脾导致胃气上逆导致咳嗽。因为诊断正确,所以用药治愈。处方略。

【医理】咳,有声无痰;呕,有声无物。咳而呕者即干咳而秽,欲作吐状,乃痰涎上逆刺激咽部而发生的反射,并未吐出何物,为一临床常见症状。此案是由"痰涎奎塞",闭阻气道,下行则喘满而气短,上逆则欲出而不能,刺激咽部,故见咳呕痰喘(而无嗽),用小半夏加茯苓汤降逆止咳,贯彻始终。二诊时半夏用至五钱,更加草葶子以增加祛痰降逆,化饮平喘之力,痰喘自当减轻三诊为此案精华,"脾虚湿重胃咳",乃从脾治胃该何以治脾,盖《咳论》有"脾咳不止,则胃受之"及"脾咳之状,咳则右胁下痛,阴阴引肩臂"之语,吴氏略去了脾咳的症状,而以原方合香附旋覆花汤化裁。方中枳实、旋覆花逐饮通络,苏子、杏仁降气肃肺,陈皮、半夏理气化湿,藿香、薏苡仁、扁豆利水道以开支流,兼补中土,亦补土必先疏水之理。《本草衍义》谓半夏能"祛痰、益脾、分水",用量竟至六钱综观全方,实能通理三焦,消水逐饮,涉及肺等脏腑,宣中有降,寓补于通,不寒不热,临床应用十分广泛。

第三节 皮肤科病证

一、湿疮

1. 湿热浸淫案

【原文】意庵治一人,因田间收稻,忽然,遍身痒入骨髓,用食盐九钱,泡汤三碗,每进一碗,探而吐之。如是者三,而痒释矣。(《续名医类案》)

【译文】意庵治疗一位遍身瘙痒患者,发病时其在田间收割稻谷,突发遍身瘙痒,自觉痒入骨髓,嘱其用食盐九钱,泡盐水三碗,每次服用一碗,服后探吐。像这样盐汤探吐三次后瘙痒便缓解了。

【医理】患者在收割稻谷时急性发病,考虑因禀赋不耐,又外感风湿热邪,内外合邪,两相搏结,浸淫肌肤发为本病;急性湿疮初起仅有瘙痒,治疗当以清热安抚、避免刺激为原则,故意庵以盐汤探吐法除去外邪而使患者痊愈。

2. 脾虚湿蕴案

【原文】倪仲贤治吴陵盛架阁内子,左右肩背上下患痒,至两臂头面皆然。屡以艾灼痒处,暂止且复作,如是数年。老人切其脉,曰:"左关浮盛,右口沉实,此酒食滋味所致

也。"投以清热化食行滞之剂,其痒遂止。(《续名医类案》)

【译文】倪仲贤治吴陵盛架阁的夫人,患左右肩背上下至两臂头面皆痒。多次以艾灼痒处,反反复复发作多年。倪老切其脉,称:"左手关脉浮盛,右手寸脉沉实,这是由于长期进食酒食厚腻所致。"于是给予清热化食行滞之剂,患者的瘙痒症便痊愈了。

【医理】饮食不节,过食酒食厚腻,日久伤脾,脾虚生湿,蕴积肌肤,故发病较缓,皮损潮红、瘙痒;艾灸可通经活,暂助脾运,故可暂时缓解,而后复发。脉象为脾虚湿蕴化热之象。

3. 血虚风燥案

【原文】江汝洁治一妇人,患上身至头面俱痒,刺痛起块,众医皆谓大风等症。江诊得左手三部俱细,右手三部皆微实,大都六脉俱数。经曰:"微者为虚,弱者为虚,细者气血俱虚。盖心主血,肝藏血,乃血虚无疑,肾藏精属水,其部见微,乃为水不足,水既不足,相火妄行无制,以致此疾"。经曰:"诸痛疮痒,皆属心火,右手寸脉实,实者阳也。"《脉经》曰:"诸阳为热,乃热在肺分,火克金也,且肺主皮毛,皮毛之疾,肺气主之,胸膈及皮毛之疾,为至高之疾也,右关微为实,乃火在土分,土得火则燥,肌肉之间,脾气主之,肌肉及皮毛痛痒,皆火热在上明矣。右尺微实,火居火位,两火合明,阳多阴少,治宜补水以制火,养金以伐木。若作风治,未免以火济火,以燥益燥也。"乃以生地黄、白芍各一钱,参、芪各六分,连翘、丹皮各六分,麦冬八分,柏皮、防风、甘草各四分,五味子九粒,黄连四分(配方之妙,笔难尽述)。水煎温服。渣内加苦参一两,再煎洗。十数剂而安。(《续名医类案》)

【译文】江汝洁治疗一名女性患者,患者上身至头面部均发痒,且刺痛起块,多数医者认为是大风等症。江诊察到左手脉三部俱细,右手脉三部皆微实,六脉俱数。《黄帝内经》记载:"微者为虚,弱者为虚,细者气血俱虚。心主血,肝藏血,故脉细为血虚,肾藏精属水,尺脉见微,乃为水不足,水既不足,相火妄行无制,以致患此疾。"《黄帝内经》记载:"诸痛疮痒,皆属心火,右手寸脉实,实者阳也。"《脉经》记载:"诸阳为热,乃热在肺分,火克金也,且肺主皮毛,皮毛之疾,肺气主之,胸膈及皮毛之疾,为至高之疾也,右关脉微为实,乃火在土分,土得火则燥,肌肉之间,脾气主之,肌肉及皮毛痛痒,皆为火热在上焦。右尺脉微实,火居火位,两火合明,阳多阴少,治宜补水以制火,养金以伐木。若从风论治,未免以火济火,以燥益燥也。"于是用生地黄、白芍各一钱,参、芪各六分,连翘、丹皮各六分,麦冬八分,柏皮、防风、甘草各四分,五味子九粒,黄连四分,水煎温服。药渣内加苦参一两,再煎洗。十数剂后就痊愈了。

【医理】本例女性患者的湿疮均发于头面及上身,且左手脉细数,细为气血不足,数则为热。心主血,肝藏血,故脉细为血虚,肾藏精属水,尺脉细数,为水不足,相火妄行无制。右手脉微实而数,为心火盛,火克金,皮毛之疾,肺气主之,右关脉微为实,乃火在土分,土得火则燥,肌肉之间,脾气主之,肌肉及皮毛痛痒,皆为火热在上焦。考虑患者因素体虚弱,肌肤失养,日久耗伤阴血,化燥生风而致血虚风燥,肌肤甲错,发为本病。

二、痛

【原文】横泾钱某之女,素有痞块,从腹入少腹,又从少腹入环跳之下,大腿外廉,变成大痈,脓水淋漓成管,管中有饭粒流出,真不可解,日渐狼狈,诸医束手。其父泣而告余曰:"寒俭之家,服人参已费百金,而毫无效验,惟有立而视其死耳。"余曰:"人参不可长继,祛脓填漏,外科自有正方也。"乃为合治漏之药,内服外敷,所服没药,亦有从疮口流出者,继乃渐少,胃气亦开,肌肉内生,数月之后,痂结筋舒。前此从未生育,期年怀孕生子。凡治病各有对证方药,非可以泛治之方,图侥幸也。(《洄溪医案》)

【译文】横泾姓钱的人家的女儿,向来有痞块的毛病,从腹部到少腹,又从少腹进入环跳穴之下,大腿外侧,变成大痈,脓水淋漓形成瘘管,管中有饭粒流出,真的不可思议,越来越狼狈,所有的医者都束手无策。他的父亲哭着告诉我说:"家境贫寒的人家,服用人参已花费了很多的金钱,然而却毫无效果,只有站着看她死去了。"我说:"人参不能长时间继续服用,去脓调补瘘管,外科自有正规的方法。"于是为她配伍治疗瘘管的药物,内服外用,所有服用的药粉,也有从疮口里流出来,然后逐渐减少,胃气也开了,瘘管里的肌肉也慢慢地长出来了,数月以后结痂,筋脉也舒服了。之前从来没有生育过,一年以后怀孕生子。凡是治病各自有其对证的方药,不是可以使用通用的方法,只是图侥幸罢了。

【医理】溃后若气血充足,则排脓通畅,肿消痛止;疮口过小或袋脓,则脓出而疮口四周仍坚硬不消,流脓不畅;脓血大泄,气血耗伤,体质虚弱,生肌无为则见脓水稀薄,疮面新肉不生,或体质虚弱,不易收口。

主要参考文献

1　宋·许叔微.普济本事方[M].北京：中国中医药出版社,2007.

2　宋·王执中.针灸滋生经[M].北京：中国书店出版社,1987.

3　金·张子和.儒门事亲[M].上海：上海第二军医大学出版社,2008.

4　元·罗天益.卫生宝鉴[M].北京：中国中医药出版社,2007.

5　明·江瓘.名医类案[M].北京：人民卫生出版社,1957.

6　明·薛己.保婴撮要[M].北京：中国中医药出版社,2016.

7　明·戴元礼.证治要诀[M].北京：商务印书馆,1955.

8　明·孙一奎.孙文垣医案[M].北京：中国医药出版社,2012.

9　清·魏之琇.续名医类案[M].北京：人民卫生出版社,2000.

10　清·叶天士.临证指南医案[M].上海：上海人民出版社,1976.

11　清·张乃修.张聿青医案[M].北京：人民卫生出版社,2006.

12　清·王士雄撰,石念祖绎注.王氏医案绎注[M].北京：商务印书馆,1910.

13　清·陆以湉.冷庐医话[M].北京：中医古籍出版社,1999.

14　清·俞震.古今医案按[M].沈阳：辽宁科学技术出版社,1997.

15　清·吴瑭.吴鞠通医案[M].北京：人民卫生出版社,1985.

16　清·王泰林(旭高).王旭高临证医案[M].上海：上海科学技术出版社,1965.

17　清·程杏轩.程杏轩医案[M].北京：中国中医药出版社,2009.

18　清·傅山.傅青主女科[M].太原：山西科学技术出版社,2012.

19　清·徐大椿.徐大椿洄溪医案[M].北京：人民军医出版社,2011.

20　张锡纯.医学衷中参西录[M].太原：山西科学技术出版社,2009.

21　丁甘仁.丁甘仁医案[M].北京：人民卫生出版社,2007.

22　秦伯未.清代名医医案精华叶天士医案[M].上海：上海卫生出版社,1958.

23　朱良春.章次公医案[M].南京：江苏科学技术出版社,1980.

24　包来发.李中梓医学全书[M].北京：中国中医药出版社,1999.

25　吴佩衡.吴佩衡医案[M].北京：人民军医出版社,2009.

26　柴浩然.柴浩然医论医案集[M].北京：科学出版社,2013

27　杨继洲.针灸大成[M].北京：人民卫生出版社,2006.

28　周阿高,楼建国,魏睦新,等.中医学[M].上海：上海科学技术出版社,2012.

29　李家帮,卜平,陈金水,等.中医学[M].北京：人民卫生出版社,2013.